普通高等教育中医药类"十三五"规划教材

全国普通高等教育中医药类精编教材

医学生物学

（第 4 版）

（供中医学、中西医临床医学、针灸推拿学、中药学等专业用）

U0188507

主 编

王志宏 宋 强

副主编

李 兰 张小莉 米丽华
吴 静 李 军

上海科学技术出版社

图书在版编目（CIP）数据

医学生物学 / 王志宏，宋强主编. —4 版. —上海：
上海科学技术出版社，2019.6（2023.8 重印）
普通高等教育中医药类"十三五"规划教材　全国普
通高等教育中医药类精编教材
ISBN 978 - 7 - 5478 - 4408 - 3

Ⅰ. ①医… Ⅱ. ①王… ②宋… Ⅲ. ①医学 - 生物学
- 中医学院 - 教材 Ⅳ. ①R318

中国版本图书馆 CIP 数据核字（2019）第 066799 号

医学生物学（第 4 版）
主编　王志宏　宋　强

上海世纪出版（集团）有限公司
上海科学技术出版社　出版、发行
（上海市闵行区号景路 159 弄 A 座 9F - 10F）
邮政编码 201101　　www. sstp. cn
常熟市兴达印刷有限公司印刷
开本 787 × 1092　1/16　印张 17.25
字数 380 千字
2001 年 8 月第 1 版
2019 年 6 月第 4 版　2023 年 8 月第 20 次印刷
ISBN 978 - 7 - 5478 - 4408 - 3/R · 1825
定价：45.00 元

普通高等教育中医药类"十三五"规划教材
全国普通高等教育中医药类精编教材

普通高等教育中医药类"十三五"规划教材
全国普通高等教育中医药类精编教材

普通高等教育中医药类"十三五"规划教材
全国普通高等教育中医药类精编教材

新中国高等中医药教育开创至今历六十年。一甲子朝花夕拾，六十年砥砺前行，实现了长足发展，不仅健全了中医药高等教育体系，创新了中医药高等教育模式，也培养了一大批中医药人才，履行了人才培养、科技创新、社会服务、文化传承的职能和使命。高等中医药院校的教材作为中医药知识传播的重要载体，也伴随着中医药高等教育改革发展的进程，从少到多，从粗到精，一纲多本，形式多样，始终发挥着至关重要的作用。

上海科学技术出版社于1964年受国家卫生部委托出版全国中医院校试用教材迄今，肩负了半个多世纪的中医院校教材建设和出版的重任，产生了一大批学术深厚、内涵丰富、文辞隽永、具有重要影响力的优秀教材。尤其是1985年出版的全国统编高等医学院校中医教材(第五版)，至今仍被誉为中医教材之经典而蜚声海内外。

2006年，上海科学技术出版社在全国中医药高等教育学会教学管理研究会的精心指导下，在全国各中医药院校的积极参与下，组织出版了供中医药院校本科生使用的"全国普通高等教育中医药类精编教材"(以下简称"精编教材")，并于2011年进行了修订和完善。这套教材融汇了历版优秀教材之精华，遵循"三基""五性""三特定"的教材编写原则，同时高度契合国家执业医师考核制度改革和国家创新型人才培养战略的要求，在组织策划、编写和出版过程中，反复论证，层层把关，使"精编教材"在内容编写、版式设计和质量控制等方面均达到了预期的要求，凸显了"精炼、创新、适用"的编写初衷，获得了全国中医药院校师生的一致好评。

2016年8月，党中央、国务院召开了21世纪以来第一次全国卫生与健康大会，印发实施《"健康中国2030"规划纲要》，并颁布了《中医药法》和《〈中国的中医药〉白皮书》，把发展中医药事业作为打造健康中国的重要内容。实施创新驱动发展、文化强国、"走出去"战略以及"一带一路"倡议，推动经济转型升级，都需要中医药发挥资源优势和核心作用。面对新时期中医药"创造性转化，创新性发展"的总体要求，中医药高等教育必须牢牢把握经济社会发展的大势，更加主动地服务和融入国家发展战略。为此，精编教材的编写将继续秉持"为院校提供服务、为行业打造精品"的工作要旨，在全国中医院校中广泛征求意见，多方听取要求，全面汲取经验，经过近一年的精心准备工作，在"十三五"开局之年启动了第三版的修订工作。

本次修订和完善将在保持"精编教材"原有特色和优势的基础上，进一步突出"经典、精炼、新颖、实用"的特点，并将贯彻习近平总书记在全国卫生与健康大会、全国高校思想政治工作会议等系列讲话精神，以及《国家中长期教育改革和发展规划纲要(2010—2020)》《中医药发展战略规划纲要(2016—2030年)》和《关于医教协同深化中医药教育改革与发展的指导意见》等文件要求，坚持高等教育立德树人这一根本任务，立足中医药教育改革发展要求，遵循我国中医药事业发展规律和中医药教育规律，深化中医药特色的人文素养和思想情操教育，从而达到以文化人、以文育人的效果。

同时，全国中医药高等教育学会教学管理研究会和上海科学技术出版社将不断深化高等中医药教材研究，在新版精编教材的编写组织中，努力将教材的编写出版工作与中医药发展的现实目标及未来方向紧密联系在一起，促进中医药人才培养与"健康中国"战略紧密结合起来，实现全程育人、全方位育人，不断完善高等中医药教材体系和丰富教材品种，创新、拓展相关课程教材，以更好地适应"十三五"时期及今后高等中医药院校的教学实践要求，从而进一步地提高我国高等中医药人才的培养能力，为建设健康中国贡献力量！

教材的编写出版需要在实践检验中不断完善，诚恳地希望广大中医药院校师生和读者在教学实践或使用中对本套教材提出宝贵意见，以敦促我们不断提高。

全国中医药高等教育学会常务理事、教学管理研究会理事长

胡鸿毅

2016 年 12 月

在全国中医药高等教育学会教学管理研究会教材学科组的支持下,《医学生物学》教材自 2001 年第一版、2005 年第二版、2013 年出版第三版以来,在国内多所中医药院校中使用。在此过程中,我们不断地总结经验,并与中医药院校同行之间相互交流使用信息,总体反映良好,得到了许多师生的关心、鼓励与厚爱,也收到一些学生和老师的意见与建议。我们衷心地感谢他们,因为这些鼓励和意见为我们第四版教材的修订起到重要的鞭策作用。

鉴于生命科学在 21 世纪与各学科更广泛的结合,根据国家实现中医药现代化的迫切要求,为了更好地贯彻落实《国家中长期教育改革和发展规划纲要》《医药卫生中长期人才发展规划(2011—2020 年)》和《中国本科医学教育标准-2016》培养传承中医药文明、创新中医药事业的复合型、创新型高等医药专业人才的需要。我们确立了生命科学理论和技术与中医药理论发展、临床实践相结合的指导思想和切入点,对《医学生物学》进行了部分的修订。本教材反映 21 世纪教学内容和教学改革的成果,从教材内容的选择和编写体系上,注重基础知识、实践能力、创新意识及素质教育的综合培养,为学生在知识、能力和素质协调发展上打下良好的基础,创造发挥才能的空间。

围绕中医药院校学生前期基础医学课程以及与中医药研究密切相关的问题,在不改变现有教学核心内容的基础上,以细胞功能为主线,以分子机制为视点,以遗传病临床案例为特点,适当补充前沿知识,加强基础学科与临床的联系和结合,力图保持教材内容具有基础性、科学性和前沿性,注重把握好拓宽知识、更新内容的分寸,使学生感到学有所用,激发学生学习的内在动机和热情,为后继课程打基础,为将来进行中医药现代研究作准备。

第四版《医学生物学》保持了为中医药基础理论研究加入现代科学内涵,为中医临床实践提供现代科学的研究方法,为中药现代化架起更高的研究平台,使中医药研究从整体水平向细胞水平、分子水平和基因水平深入。

　　本书可作为高等中医药院校中医学专业、中西医临床医学专业、针灸推拿学专业、中药学专业的本科生教科书，也可以作为高等中医药院校教师和从事中医药研究的科研人员进行教学科研的参考书。

《医学生物学》编委会

2019 年 2 月

第一篇　细胞生物学

第九章 细胞信号转导 ································· 96

第十章 细胞的社会联系 ····················· 106

第二篇　医学遗传学

第三篇　实 验 指 导

绪　　论

一、医学生物学的研究内容

生物学(biology)是研究生命的科学。它是研究生命的现象和本质,并探讨生物发生和发展规律的一门科学,所以也称生命科学(life science)。

生物学是近年来发展最迅速的科学,研究范围的广泛性,研究方法的先进性,研究方向的多样性,是任何一个学科所不及的。从宏观宇宙对生物体的影响,到微观人类基因组计划中碱基对的破译,无不显示生命科学取得的辉煌成就。而医学生物学正是研究人体生命现象和本质的科学。它的发展是以生物学的发展为基础的,所以说医学生物学是一门与生物学有关的基本理论、基本知识和基本实验方法的基础医学学科,其研究内容是生命的基本结构、功能、发生、发展及其探索生命的奥秘,是一名医学生必须学习的最基础的一门课程。本课程的教学目的是使学生在巩固和扩充生物学的基本知识和基本技能的基础上适当联系医学专业的需要,同时,使学生对生命科学中的新理论和新概念有所了解。

二、生物的基本特征

自然界中的物体分为两大类:一类是有生命的物体,叫作生物,如花鸟鱼虫、飞禽走兽、人、微生物等。另一类是没有生命的物体,称为非生物,如泥土、水、金属、钟乳石等。生命体具有共同的物质基础和结构基础;生物体都有新陈代谢作用;生物体都有应激性;生物体都有生长、发育和生殖的现象;生物体都有遗传和变异的特性;生物体都能适应一定的环境,也能影响环境。

第一篇

细胞生物学

第一章 细胞概述

导学

一般认为,构成生命体的所有细胞都来自同一个祖先细胞。细胞起源的第一步是无机小分子合成有机小分子,随后小分子聚会产生了 RNA,而 RNA 则具有自我复制和催化生化反应的功能。催化生成核酸、蛋白质等细胞形成基础的生物大分子。核酸、蛋白质等生物大分子具有独特的组装结构和功能,可进一步演化成细胞。细胞可自主地将水、盐、生物分子(蛋白质、核酸、脂类和糖)按照一定规律,分层次地组装成细胞内结构,细胞器和单个细胞。细胞是一个开放体系,是构成多细胞生物体结构和功能的基本单位。

地球上绝大多数生命体,从细菌到植物、动物和人类,都是由细胞组成的。细胞在生物体中具有特殊地位——结构和功能的基本单位。在这个千万生命孕育繁衍的星球上,只有类病毒和病毒属于非细胞组成的生命体,但是病毒和类病毒的代谢和繁衍具有非自主特性,不能独立于细胞之外生存,从进化角度看,细胞是从分子到人类的过程中最重要的状态。细胞生物学以完整细胞的生命活动为着眼点,从分子、亚细胞、细胞核细胞社会的不同水平来阐述生命的这一基本单位的特性。

第一节 细胞的基本特征

一、细胞是一个开放体系

一方面细胞由细胞膜包裹着,使细胞质尤其是遗传物质与细胞外环境隔离开来;另一方面,细胞的基本特征是新陈代谢,细胞膜的另一个功能是胞内外物质和信息的选择性交流,它承担着物质出入、信息交换以及与细胞外环境联络和识别等作用。细胞与细胞外界的广泛联通,使得细胞与细胞外环境以及其他细胞之间形成了相互作用、相互协调的依存关系,这就是细胞的社会属性。

细胞社会不只是细胞的集合体,它强调的是生物体内细胞之间建立了联络和连接的关系,使不同细胞能够发生协调性活动,最终构成一个统一的多细胞生物体。单细胞生物体的功能有限,随着进化,多细胞生物出现,突破了单细胞活动的既有方式,细胞的功能大幅度地扩展,细胞之间的协调和整合更加完善。细胞分化导致生物体内细胞分工更加明确,功能更加专一,出现了器官和系统,使机体能够更好地适应复杂的或变化的外部环境。因此,细胞具有独特的属性,一方面它是由界膜包围的,相对封闭的功能单位,能够自我调节和独立生存;另一方面,它又是不断与外界进行物质、能量和信息交换的开放体系。一切生命现象,诸如生长、发育、增殖、分化、遗传、代谢、应激、运动、衰老和死亡等都在细胞的基本属性中得到体现。

相对于研究亚原子事件的微观系统而言,生物是由大量分子和原子组成的宏观系统,它的代谢历程和空间结构都是有序的。热力学第二定律指出,物理和化学的变化导致系统的无序性或随机性(即熵)的增加。生物无休止的新陈代谢,不可避免地使系统内部的熵增长,从而干扰和破坏系统的有序性。现代生物学证明,在生物体中同时还存在一种使熵减少的机制。它从环境中吸取以食物形式存在的低熵状态的物质和能,把它们转化为高熵状态后排出体外。这种不对称的交换使生物体和外界熵的交流出现负值,这样就可能抵消系统内熵的增长。生物有序正是依赖新陈代谢这种能量耗散过程得以产生和维持的,它像"一只看不见的手",能把环境提供的条件有选择地进行利用,组织为系统自身,提高系统的有序度,保持特定的有序稳定状态。生命现象中的耗散导致有序性,生物体是远离平衡的开放系统。

二、细胞是一个自组装和去组装呈现动态平衡的体系

所有的细胞都由水、盐、生物大分子和多种微量有机化合物组成,但这些化学物质并不是随机地或无序地堆砌,而是按照一定规律,分层次地组装成细胞内结构、细胞器和单个细胞。再由细胞构成组织、器官和系统,以执行机体的各种复杂的功能活动。细胞结构的组装是细胞功能的最重要的基础,组装形成的特定复合物,可以是细胞结构基础和功能单位,但也有许多并不是固定结构,而只是在细胞特定的功能活动中临时性组装的产物,如 DNA 转录起始复合物、着丝粒等。

细胞结构的组装常常是自行发生的,称为自组装(self-assembly)。某些细胞内结构组装的指导信息存储在亚基中,其纯化的亚基可以在合适的体内或体外条件下自发组装成最终的结构。例如,细菌核糖体包括 55 种不同的蛋白质分子和 3 种不同的 rRNA,在试管中的合适条件下,它们可以自发形成具有合成蛋白质功能的核糖体。

某些复杂的结构如线粒体、纤毛和肌原纤维等不能发生自发组装,它们的部分装配信息来自特定的酶和蛋白质,这些因子行使模板功能并引导结构组装,但并不出现在最终的结构中,称协助组装。

有些多肽链合成后,经过蛋白质的分选,直接组装到预先形成的结构上,称直接组装,如细胞质膜组分的组装。

细胞结构的组装和去组装常常同时发生,呈现动态平衡,以此维持和更新细胞的结构体系。参与组装的亚基之间的装配和解聚是一个可逆的过程,易于调控,这也有利于避免结构形成过程中的错误。但并非所有生物大分子的组装都是可逆的,某些细胞结构在解聚成相应组分后不能自发组装。

第二节 | 细胞的起源和进化

细胞起源的过程实际上就是原始生命发生的过程,因没有办法回到几十亿年前去逐一验证这一过程中发生的关键事件,因此,此过程既复杂又难以研究。但是大自然同时也留下了众多可供

探究的线索。目前已知的理论认为,生命进化是通过化学进化实现的。在生命出现以前的远古时代,经历了元素形成(C、H、O、N、P、S、卤素和金属)及简单化合物(CH_4、CO_2、H_2O、H_2S、H_3PO_4、NH_3等)形成等过程。

一、细胞起源于无机物质

在 20 世纪 20 年代,AI Oparin 和 JBS Haldane 相继提出了生命起源的化学进化观点,早期的地球经过若干亿年的演化,原始大气中主要含有二氧化碳、氮气、氢气及少量的甲烷、氨等,几乎没有氧气,大气层呈还原状态。这些物质在雷电、紫外线和火山爆发等外界因素作用下,形成简单的有机小分子,如氨基酸、核苷酸、糖和脂肪酸。这一理论在 20 世纪 50 年代,被 SL Miller、W Groth 和 H Weyssenhoff 等的实验所证实——无机小分子可以自发合成有机小分子(NH_3、CH_4、H_2 和 H_2O 混合,利用放电、紫外线作能源可合成甘氨酸、丙氨酸)。到了 20 世纪 60 年代,随着科学家在外太空的气体云层中发现了越来越多的复杂分子,也可以推断,地球大气层形成的同时,实际上也为有机物的合成提供了良好契机。在随后的年代里,科学家利用同 Miller 类似的实验条件,合成出来几乎全部与生命起源有关的生物小分子。

二、生物大分子是细胞形成的基础

美国科学家 F Fox 发现,将各种氨基酸混合,置于 130～180℃下加热 1 个小时,或加入多磷酸后 60℃温育较长时间后,多核苷酸也能按照这种方式生成。据此科学家认为,在原始地球上形成的有机小分子经过长期的进化和选择,逐渐聚合成生物大分子。核苷酸之间通过磷酸二酯键相连接,并逐步形成线性多核苷酸,氨基酸之间能够通过肽键相连接形成多肽。生命的设计就是生物大分子核酸和蛋白质的设计,生命的标志就是自然界出现代谢着的核酸和蛋白质。

(一) 核酸

核酸是 1869 年 Miescher 从脓细胞中发现的。

1. 核酸的化学组成　核酸分为两类:核糖核酸、脱氧核糖核酸。

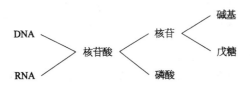

组成核酸的碱基共有 5 种：腺嘌呤(adenine, A)、鸟嘌呤(guamine, G)、胞嘧啶(cytosine, C)、胸腺嘧啶(thymine, T)和尿嘧啶(uracil, U)(图 1 - 1 - 1)。

| 腺嘌呤 | 鸟嘌呤 | 胞嘧啶 | 腺嘧啶 | 胸腺嘧啶 |

图 1 - 1 - 1　5 种嘌呤和嘧啶的分子结构

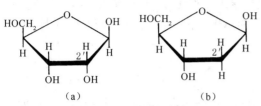

图 1-1-2　核糖(a)与脱氧核糖(b)的分子结构

DNA 分子中的戊糖是 $D-2$-脱氧核糖(即第二位碳原子上没有羟基相连),所以称之为脱氧核糖核酸。而 RNA 分子中的戊糖未脱氧(即第二位碳原子上有羟基相连),所以称为核糖核酸(图 1-1-2)。

碱基与戊糖缩合即成为核苷;根据戊糖的组成不同,核苷又可分为核糖核苷和脱氧核糖核苷。核苷的戊糖羟基与磷酸形成酯键,即成为核苷酸。组成 DNA 的核苷酸共有 4 种,即脱氧腺苷酸(dAMP)、脱氧鸟苷酸(dGMP)、脱氧胞苷酸(dCMP)和脱氧胸苷酸(dTMP);而组成 RNA 核苷酸则为另外 4 种,它们是腺苷酸(AMP)、鸟苷酸(GMP)、胞苷酸(CMP)和尿苷酸(UMP)。此外,有时磷酸可同时与核苷上的 2 个羟基形成酯键,这就形成了环化核苷酸 $3',5'$-环腺苷酸($3',5'$- cyclic adenosine acid, cAMP),同时,与核苷结合的磷酸基团可以是一个,也可以更多,如腺苷三磷酸(adenosine triphosplate, ATP)(图 1-1-3)。

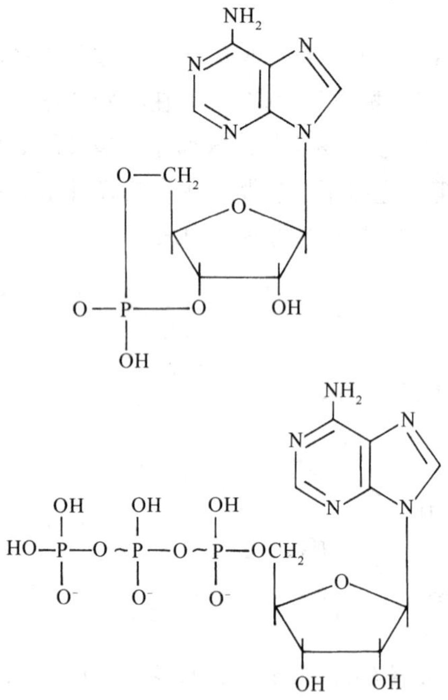

图 1-1-3　$3',5'$- cAMP 和 ATP 的分子结构

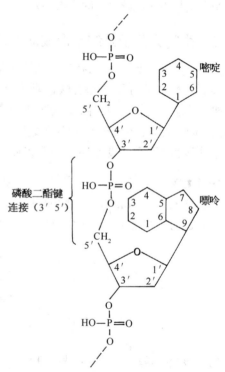

图 1-1-4　多核苷酸链中的磷酸二酯键

2. DNA 的结构与功能　组成 DNA 分子的脱氧核苷酸之间是通过磷酸二酯键连接在一起的,磷酸二酯键使上一个核苷酸脱氧核糖 3 位碳上的羟基与后一个核苷酸脱氧核糖第五位碳上的磷酸结合,这样一一相连成为一条长的多核苷酸链(图 1-1-4)。这样的长链必然有两个末端,一个是核糖的 5′ 末端,在此末端往往有磷酸相连,因而一般称为 5′ 磷酸末端;另一个是核糖的 3′ 末端,因其往往是游离羟基,所以也称 3′ 羟基末端。

DNA 的一级结构就是指核苷酸在 DNA 分子中的排列顺序。由于 DNA 分子十分巨大,最小的 DNA 分子也包含了几千个碱基对,相对分子质量在 10^6 Da 以上。

1953 年,Watson 和 Crick 提出了著名的 DNA 分子双螺旋结构模型:脱氧核糖与磷酸交替排列构成了 DNA 的主链,每个 DNA 分子由两条这样的主链组成;两条链围绕着同一个中心轴形成螺旋,但走向相反,即一条链中磷酸二酯键连接的核苷酸方向是 5′→3′,另一条链则是 3′→5′,螺旋的直径为 2 nm。由于糖与磷酸是亲水的,碱基是疏水的,因此主链在螺旋的外侧,而与戊糖相连的碱基处于螺旋的内部。同时,在双螺旋内侧,DNA 两条链中所含的碱基通过氢键形成互补的碱基对 (A═T、C≡G)(图 1-1-5),每一碱基对位于同一平面上,并垂直于螺旋轴。相邻 2 个碱基对之间旋转 36°,沿 DNA 分子长轴方向相距 0.34 nm,因此每 10 个碱基对旋转 1 圈(360°),双螺旋的螺距为 3.4 nm(图 1-1-6)。

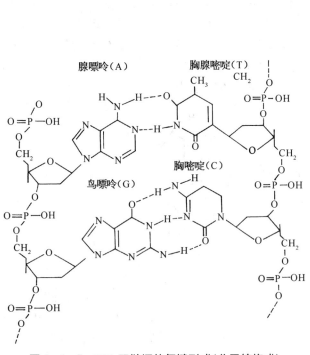

图 1-1-5　DNA 双链间的氢键形式(分子结构式)

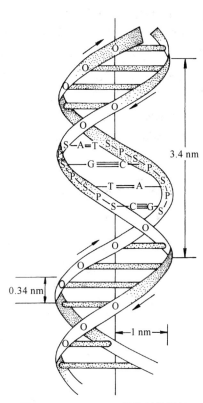

图 1-1-6　DNA 双螺旋结构图解

作为遗传信息的携带者,DNA 分子能够转录为 RNA 和翻译为蛋白质;同时,DNA 分子还能够将它所携带的遗传信息精确地复制和传递给后代细胞。此外,作为遗传的物质基础,DNA 分子中的碱基序列改变将对其所决定的蛋白质组成和功能有重要的影响,并可导致多种疾病。例如,人类的镰刀状红细胞贫血症就是因第十一号染色体上决定血红蛋白组成的 DNA 分子的一个小区段发生了单个碱基的改变(A→T),导致血红蛋白组成上的异常变化,从而引起的严重疾病。如果 DNA 的某一段碱基序列所决定的蛋白质是一种酶,那么,当该序列的组成发生变化的时候,将造成这种酶结构的改变,继而引起它所催化的代谢过程发生中断或紊乱。苯丙酮尿症是由于缺少苯丙氨酸羟化酶,导致苯丙氨酸无法正常代谢所造成的,而白化病是由于缺乏酪氨酸酶致使黑色素无法正常形成所导致的。

3. RNA 的结构与功能　与 DNA 相似,RNA 分子也是由一定数量的核苷酸彼此间通过磷酸二酯键相连而成的长链状结构,但与 DNA 相比存在着以下不同:组成 RNA 的 4 种基本核苷酸是腺苷酸(AMP)、鸟苷酸(GMP)、胞苷酸(CMP)和尿苷酸(UMP),在碱基组成中尿嘧啶代替了 DNA 分子中的胸腺嘧啶,而且其中的戊糖为核糖。同时,绝大部分 RNA 分子都是单链,在 RNA 分子的某些区域,有时可通过单链回折进行碱基互补配对,形成局部假双链结构。此外,在哺乳动物中,RNA 的含量要高于 DNA。根据 RNA 分子结构和功能的不同,可将它分为三类,即信使 RNA(mRNA)、转移 RNA(tRNA)、核糖体 RNA(rRNA)。

mRNA 约占细胞 RNA 总量的 1‰~5‰,它的分子大小变异非常大,小到只含有几百个核苷酸,大到由近 2 万个核苷酸组成。mRNA 的结构在原核生物和真核生物中有很大的差别,这里着重介绍真核生物中 mRNA 的结构特点:① 5′端有帽子(cap)结构。所谓帽子结构就是在 5′末端的第一个核苷酸都是 7′氮上甲基化的鸟苷酸,而且它是以 5′端三磷酸酯键与第二个核苷酸的 5′端相连,而不是通常的 3′,5′-磷酸二酯键(图 1-1-7);随后,在第二个核苷酸(有时还包括第三个核苷酸)核糖的第二位羧基上也甲基化,分割形成帽子 0 型、1 型、2 型。帽子结构可保护 mRNA 不被核酸外切酶水解,进入细胞质后可被核糖体小亚基识别并与之结合。② 3′端有多聚腺苷酸尾巴(3′polyadenylate tail),其长度在 20~200 个腺苷酸之间。它的存在主要与 mRNA 寿命有关,可以使mRNA 保持稳定而不易解聚,并可促使它由细胞核移入细胞质中。

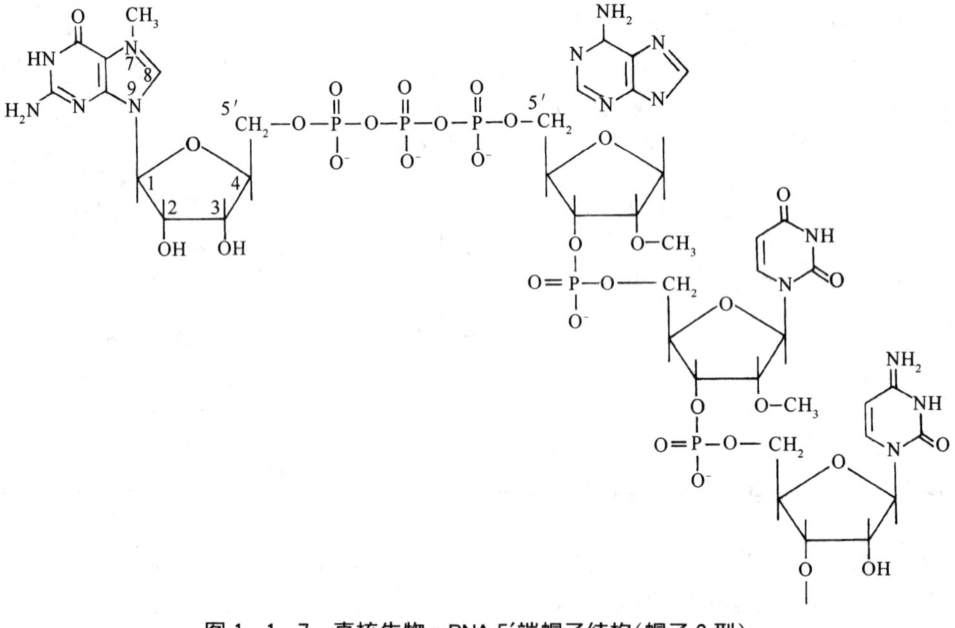

图 1-1-7　真核生物 mRNA 5′端帽子结构(帽子 2 型)

tRNA 约占细胞 RNA 总量的 5%~10%,是单链小分子,含有 73~93 个核苷酸,相对分子质量约为 25 000 Da。它在结构上的特点是:5′端总是磷酸化的,而且往往是 pG,3′端是 CCA 三个碱基,在翻译过程中被激活的氨基酸即连接于此,形成氨酰-tRNA 复合体,运输到核糖体上的mRNA 特定位点;同时,tRNA 分子中约半数的碱基互相配对形成双螺旋,其二级结构形状类似于三叶草,与 3′,5′端对应的基部环形结构称反密码环,其中间的 3 个碱基构成了反密码子;反密码子的组成决定了该 tRNA 运输氨基酸的种类(图 1-1-8)。tRNA 是氨基酸的运输工具,将氨基酸运

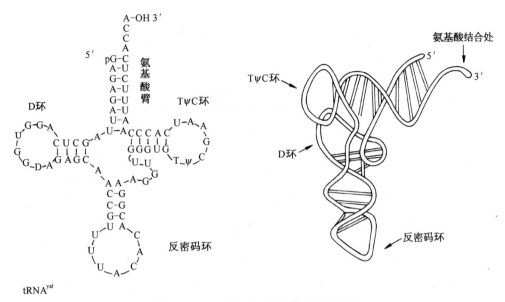

图 1-1-8 tRNA 的二级结构和三级结构

输到核糖体上,参与蛋白质的合成。

rRNA 约占细胞 RNA 总量的 80%～90%;rRNA 分子的大小一般都用沉降系数 S 表示,原核生物中的 rRNA 为 23S、16S 和 5S 三种,而真核生物中的 rRNA 为 28S、18S 和 5.8S 三种。rRNA 一般呈线形,局部也有发夹式的双螺旋结构;rRNA 与蛋白质结合共同组成了核糖体,对其行使正常功能具有重要作用。

(二) 蛋白质

蛋白质普遍存在于生物界,是生物体内含量最多的有机成分。作为生命的物质基础,它不仅是细胞、组织的结构成分,而且几乎参与机体的一切生理活动,并在其中起着关键的作用。就人体而言,干重的 45% 是蛋白质,整个生命活动就是在各具独特功能的蛋白质的相互配合下完成的。

1. 蛋白质的化学组成 蛋白质是由几十个至几百个的氨基酸组成的。氨基酸是蛋白质的基本结构单位。虽然自然界有 300 多种氨基酸,但参与组成蛋白质的只有 20 种。每个氨基酸均含有一个氨基(—NH_2)、一个羧基(—COOH)和一条侧链(—R)(图 1-1-9)。侧链的不同导致了 20 种氨基酸带电性和极性的不同。

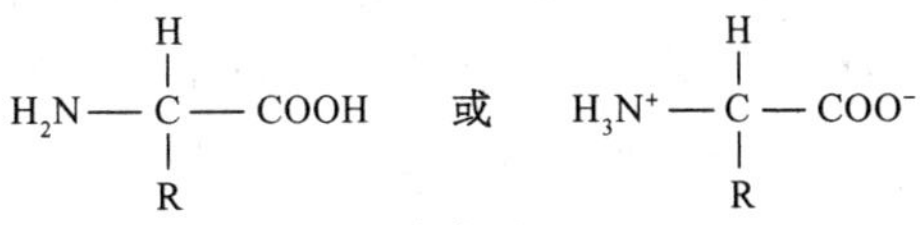

$$H_2N—\overset{\overset{\displaystyle H}{|}}{\underset{\underset{\displaystyle R}{|}}{C}}—COOH \quad 或 \quad H_3N^+—\overset{\overset{\displaystyle H}{|}}{\underset{\underset{\displaystyle R}{|}}{C}}—COO^-$$

氨基酸

图 1-1-9 氨基酸分子结构式

蛋白质就是由许多氨基酸残基通过肽键依次缩合而形成的多肽链。肽键就是一个氨基酸的 α-氨基与相邻另一个氨基酸的 α-羧基间脱水后形成的共价键(图 1-1-10)。由两个氨基酸残基缩合而成的化合物叫二肽,当氨基酸残基的数目在 10 个以上时则称为多肽。一般当其数目达到 50～100 个或以上,而且整个分子具有稳定的空间结构时才称其为蛋白质。

2. 蛋白质的分子结构 蛋白质分子的结构相当复杂,可分为一级、二级、三级和四级结构。蛋白质的一级结构指的是多肽链中氨基酸的种类、数目和排列顺序,一级结构本身虽不能直接赋予蛋白质以生理功能,但不同蛋白质的一级结构,决定着蛋白质各自特定的空间结构和功能,它是蛋

肽键
H_2O

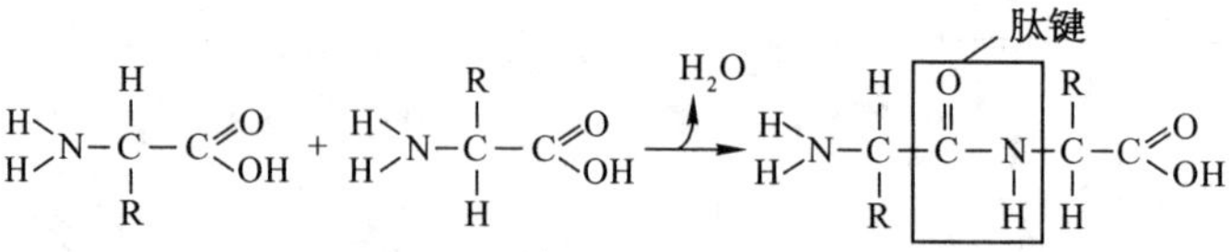

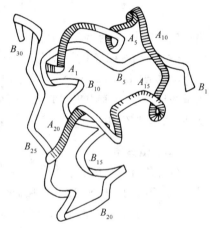

肽键 (由两个氨基酸残基缩合脱水而成)

图 1-1-10 氨基酸分子结构通式及肽键形式

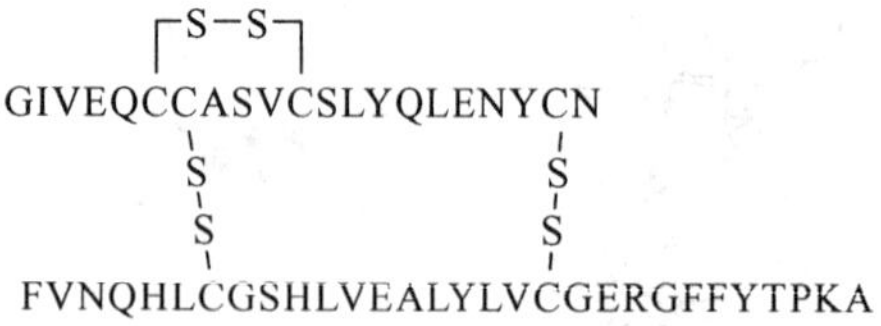

S—S
GIVEQCCASVCSLYQLENYCN
S
S
S
S
FVNQHLCGSHLVEALYLVCGERGFFYTPKA

图 1-1-11 胰岛素一级结构

白质的基本结构(图 1-1-11)。

蛋白质分子的二级结构是指肽主链原子的局部空间排布,是肽链上相邻近氨基酸残基之间主要靠氢键连接形成的局部有规律、重复的有序空间结构。它包括的基本构象单元有: α 螺旋、β 折叠、β 转角、无规则卷曲和 π 螺旋及 Ω 环等。在此基础上,蛋白质分子或蛋白质亚基中肽链的空间排布构成了蛋白质分子的三级结构,如胰岛素分子即有接近球状的三级结构(图 1-1-12)。蛋白质分子往往由几条多肽链构成,每条具有独立三级结构的多肽链即称为亚基,亚基间再排列组合成蛋白质分子的四级结构,如血红蛋白分子即包括 2 个 α 亚基和 2 个 β 亚基。

A_5
A_{10}
B_{30}
A_1
B_5
A_{15}
B_{10}
B_1
A_{20}
B_{25}
B_{15}
B_{20}

图 1-1-12 胰岛素分子构象

几千年来,中药一直是人们防病治病的重要武器,过去一直认为动物或植物在生长过程中为了适应环境变化而产生的生物碱、萜类等特殊物质才是中药的有效成分,而像蛋白质这类维持其生长的结构物质是不具药效的。随着科学技术的不断发展,随着人们对客观世界认识的不断深入和变化,人们越来越深刻地认识到普遍存在于中药中的蛋白质成分,有些是具有显著的生物活性和一定的医疗价值的。如天花粉中的天花粉蛋白有抑制绒癌和中期妊娠引产作用,并可治疗恶性葡萄胎;牛黄中的水溶性蛋白质具有收缩平滑肌和降压作用;水蛭中的蛋白质具有抗凝血作用;相思豆毒蛋白对肝癌细胞有一定程度的抑制作用;麝香的抗炎活性成分,也在近年来的实验中被证实其所含的是多肽而不是过去认为的麝香酮。同时,许多酶制剂如胰蛋白酶、菠萝蛋白酶等可治疗炎症、水肿,分解坏死组织等疾患;番木瓜中的木瓜酶可作驱肠内寄生虫药。

(三) 脂类

脂类是脂肪和类脂的总称,是一类不溶于水而易溶于有机溶剂的化合物。它广泛存在于人体内,是生物体的重要组分,是生物体不可缺少的能源物质。

1. **三酰甘油** 也称脂肪,是由一分子甘油和三分子脂肪酸组成的酯,其通式如下: 其中,R_1、R_2、R_3 代表脂肪酸的羟链,它们可能相同,也可能不同。

$$\begin{array}{l} CH_2—O—COR_1 \\ | \\ CH—O—COR_2 \\ | \\ CH_2—O—COR_3 \end{array}$$

2. **类脂**　包括磷脂、胆固醇和糖脂等,它们都是构成生物膜的重要物质,约占体重的5%。

(四) 糖类

糖类化合物在自然界分布广泛。是一切生物体维持其生命活动所需能量的主要来源,是生物体的基本结构物质之一。近年来,随着研究的深入,糖类化合物在生物体中的广泛作用日益受到了人们的重视。糖类化合物与细胞的生长和分化、细胞识别、细胞与环境之间的相互作用等方面均有着十分密切的关系。

单纯的糖类化合物常按其组分分为单糖、寡糖和多糖。单糖、寡糖或多糖链与蛋白质或脂类共价结合成糖蛋白、糖脂等糖结合物的过程称为糖基化作用。如果糖类化合物中含有了这些非糖物质,则称其为复合糖类。

生物体内大多数蛋白质都是糖蛋白,糖蛋白是由多肽链和糖链通过糖肽键相连而构成的,其含糖量约为1%~85%。例如,酶、人血清蛋白、多肽激素、膜蛋白等组分中均含有相当比例的糖蛋白。

糖脂是含有糖类残基的脂质,存在于动物体内的主要是糖鞘脂类,是动物细胞膜、内质网膜的重要成分。糖鞘脂分子包括脑苷脂和神经节苷脂两大类。脑苷脂是由神经酰胺与一个葡萄糖或半乳糖连接而成;神经节苷脂是一类结构复杂的糖脂,其分子中含有唾液酸,故为酸性糖脂。

三、细胞具有共同的起源

地球上存在的生物从其微观结构上来讲,包括前细胞结构、原核细胞和真核细胞。前细胞结构的生物是指具有生命特征的非细胞结构的有机体,它们没有生物膜及细胞器。现今地球上的前细胞结构,如病毒,它们主要由核酸包以蛋白质外壳而构成,过去一度认为病毒是从非生物到生物的过渡形式,生物大分子首先形成了病毒的结构后,再由此产生原始细胞的结构。但随着对病毒研究的深入,发现许多事实不能用这种观点去解释。例如,病毒专门寄生于细胞内,它们只有在细胞内才能表现出生命现象,脱离细胞后就不能繁殖。因此,病毒的起源不可能先于细胞。病毒的基因组与其宿主的基因组在结构特点上十分相似,有些甚至在核苷酸序列上与宿主基因组的某些区域几乎一致。此外,病毒的结构与细胞内核酸和蛋白质的复合体——核蛋白的结构也有相似之处。所有这些事实使得人们现在比较普遍地认为病毒是由细胞衍生的,是细胞内"逃脱"出来的某些基因及蛋白质的复合体。

现在已有大量的分子生物学和古微生物学方面的事实表明,原核细胞和真核细胞有共同的起源,即有共同的祖先。而且,原核细胞比真核细胞在生物进化史上更早出现。因此,真核细胞是源于远古的原核细胞,因而可以把原核细胞看作是一类比较原始的细胞。但是,原核细胞毕竟已经是一类结构相当精密的细胞,在生命起源过程中它们不可能一下子从非细胞的生命形式演化而成。

支原体可以说是现代最小最简单的细胞。支原体能独立生存,除了可以在细胞中寄生繁殖,还可以在无细胞的培养基中生长繁殖。它们多为球形,比细菌小得多,直径只有 $0.1\sim0.3~\mu m$,从体积上来说是一般细菌的1/1 000,只相当于一些病毒的大小。支原体细胞的结构极为简单,只具有作为细胞所必需的结构。支原体的外围是细胞膜,其内的细胞质中只有核糖体等亚细胞结构,数目可多达千个。支原体的基因组,为双链DNA,散布于整个细胞内,没有形成核区或拟核。在这种细胞内,含有DNA、RNA和多种蛋白质,包括上百种酶类。尽管支原体很小,但在结构和功能上与其他较为复杂的原核细胞相比不相上下。因此,它们是一类完整的生物体。

根据相关研究,一个现代的细胞要进行独立的生长和繁殖,至少需要 100 种酶。这些生物大分子进行生命活动需要拥有一个直径为 0.05 μm 的空间,再加上编码这些蛋白质的基因组,合成蛋白质的核糖体以及包围在外面的细胞膜。因此一个完整的细胞的最小直径,在理论上推测应该在0.1 μm 左右。最小的支原体的直径刚好是 0.1 μm。因此,可以把其作为原始细胞的一种模型。

作为最原始的细胞,支原体还是太复杂了。根据对现代细胞结构的研究以及对"RNA 世界"基因和基因组起源的认识,可以作一些合理的推测。

"RNA 世界"中产生了能自我复制的生物大分子,开始时这种大分子很可能是裸露的,即原始的生命还处于非细胞时期。此后,这些生物大分子被脂类膜所包围,成为一种拟膜(membrane-like)系统。初期的膜和拟膜系统都是不稳固的,容易破裂,也容易与其他拟膜发生融合。这种不稳定性使得膜内的生物大分子可以继续利用环境中的小分子元件进行自我复制,从而产生更多的类似的拟膜系统。膜的存在能为最原始的"基因"或"基因组"等生物大分子提供一定的保护,但同时又不会把它们与外界完全隔离起来。这种由脂膜及其包裹的可自我复制的生物大分子组成的膜体系就是最原始细胞的雏形。起初,这种最原始细胞的膜体系中没有蛋白质,因为蛋白质的自发形成比较困难,另外原始生物中 RNA 身兼遗传信息贮存、自我复制以及一定的催化功能为一体,使得蛋白质生命的早期蛋白质往往"派不上用场"。这样,只要有原始的膜系统加上"基因"或"基因组",就足可以形成最原始的细胞。

最原始的细胞进化首先是其内的"基因组"向复杂化和多功能化的发展,所以导致蛋白质生物合成的出现,进一步通过自组装建立起比较完善的膜系统和合成蛋白质的"机器"——核糖体,继而现代细胞系统的雏形方可显露。这种细胞可能类似现代的支原体。再发展下去,通过建立比较完善的能量代谢系统,而且基因组相对集中,形成拟核,就进化为原始的细菌类;如果此时还建立光合作用系统,就进化为原始的光合细菌,即现代蓝藻的祖先。这些原始的原核细胞已有可能留下它们的形态或活动痕迹的地质记录。

四、原核细胞到真核细胞的演化

原核细胞结构简单,种类很少,当今世界上生存着的细菌、立克次体及支原体等微生物仍属原核细胞。约在 15 亿年之前,由原核细胞又进化到一个更高级的阶段——即具有完整细胞核和含多种细胞器的真核细胞。真核细胞结构复杂,种类繁多,高等动物、植物以及人类均由真核细胞构成。

原核细胞与真核细胞的主要区别是:① 从大小来看,原核细胞一般仅有 1~10 μm,而真核细胞则为 10~100 μm。② 从遗传物质的存在方式和分布上看,原核细胞中的 DNA 分子是不与组蛋白结合的环状 DNA,而且就位于细胞质中,无核膜、核仁等构造;但真核细胞中的 DNA 分子是与组蛋白结合在一起的,而且集中于细胞核内,细胞核与细胞质之间以双层核膜为界。③ 从是否具有胞内膜系统上来看,原核细胞没有胞内膜系统,因而不存在内质网、高尔基体、溶酶体等膜性结构,没有或只有极少的细胞器;而真核细胞中的胞内膜系统非常完善,膜性细胞器丰富而发达;这些膜系承担着分泌、吸收及生物合成等多种功能。同时,真核细胞的内吞、外吐现象将胞内膜系统与细胞膜相关联。④ 从非膜性结构上看,原核细胞内没有微管、中心粒等结构,而真核细胞内有细胞骨架系统,这与真核细胞体积大,胞内各种细胞器需要有运动的轨道和桥梁是相适应的。同时,当细胞分裂时,也需要微管等细胞骨架的收缩和牵拉。此外,对另一种非膜性细胞器核糖体来说,虽然原核细胞与真核细胞中都含有这种结构,但其大、小亚基的组分在两种细胞中也是截然不同的。⑤ 原核细胞中 DNA 的含量少,复制的周期性不明显;而真核细胞中 DNA 的含量极多,大大超过编码细胞中蛋白质所需要的量,大部分 DNA 都是为基因表达担负开启与关闭等作用的"调节"DNA,而且 DNA 是在细胞增殖周期中的一定时期进行复制的。⑥ 从细胞的繁殖方式上看,原核细胞通过出芽或两分法等方式直接分裂为二,真核细胞则进行复杂的有丝分裂。⑦ 从蛋白质合成的过程上看,在原核细胞中 DNA 的复制、RNA 的转录和蛋白质的翻译是在同一地点连续进行的;而在真核细胞中,DNA 的复制及 RNA 的转录和加工在细胞核内完成之后,转录出的 mRNA,tRNA 和 rRNA 将从核内移至细胞质中,再进行蛋白质的合成。

原核细胞与真核细胞两者也存在着几个基本的共同点:它们都能独立地进行生命活动,都具有完整的细胞膜;细胞内都存在着遗传物质(DNA);在蛋白质合成中都遵循着基本相同的遗传密码;细胞在完成代谢活动中所需的某些酶系也都是基本一致的;这些共同点的存在表明了原核细胞与真核细胞之间有着发展联系。

真核细胞的起源与进化是生物学的重大课题之一,至今仍未取得一致的观点,概括起来有"共生论"和"进化论"两种说法。其争论的焦点是关于线粒体、质体、核膜、鞭毛等细胞器的起源问题。

"共生说"的根据是:① 由于共生体来源于自由生活的原核细胞,现存真核细胞的线粒体、质体仍有其独自的遗传物质 DNA、RNA 及蛋白质合成体系——核糖体、ATP、核苷酸等,这些都是自由生活细胞的遗迹。② 细胞以有丝分裂进行增殖时,线粒体、质体等也相应地分裂增殖。这些由于共生起源的细胞器至今仍保留其一定的独立性和连续性。③ 共生起源的细胞器如果在细胞中丧失,在适当条件下可以由细胞核的基因作用产生。④ 现存的有机体中仍能找到细胞器共生起源的自然存在的对应物,如绿草履虫、金藻类、绿水螅等。不少低等生物的细胞中都证明有绿藻、蓝藻和隐藻的共生体。

"进化说"的证据是:① 现存嗜氧原核细胞常有类似于线粒体的结构,它是由质膜内陷并迂回折叠的内膜系统,有呼吸功能的细菌细胞质被认为是与线粒体同源的蓝藻类(如满江红、鱼腥藻)及光合细菌的原核细胞内有重叠的片层状囊泡,其上面的光合结构,也是质膜内陷形成的。原核细胞内的呼吸和光合功能的膜相结构中,均可看作是线粒体和质体的雏形。这些细胞器是在原核细胞内渐渐进化来的,而不是共生的。② 真核细胞的分裂间期染色体(DNA)是附着在核膜内侧的,这是被保留下来的原始特征。这一事实充分证明上述模型中,假设遗传物质紧贴细胞膜是毋庸置疑的。③ 将真核细胞进行连续切片,发现核膜与内质网及质膜是连续结构,说明核膜与质膜的渊源关系。④ 有人认为,双层膜细胞器的内膜来自内陷的细胞膜:外膜与内膜具有近似性,如核膜外膜与内质网都有核糖体,外膜与内膜均略薄。从眼虫藻植物中可以观察到,内质网可以裹上叶绿体,显示了内质网有包裹其他细胞器的能力。

细胞的出现使生命有机体有了独立的特性和稳定性,从而加快了生物的进化进程。细胞的不断完善、进化,必将使生命向更高层次发展。

第三节　非细胞形态的生命体——病毒

病毒(virus)是一类个体微小,结构简单,由一个核酸分子(DNA 或 RNA)与蛋白质构成或仅由蛋白质构成(如朊病毒)的,必须在活细胞内寄生并以复制方式增殖的非细胞形态的生命体。

一、病毒的形态和结构

病毒的大小一般在 10～30 nm 之间。由核酸(DNA 或 RNA)芯和蛋白质衣壳构成,衣壳有保护病毒核酸不受酶消化的作用。各种病毒所含的遗传信息量不同,少的只含有 3 个基因,多的可达 300 个不同的基因。

病毒的形成不需要酶的参加,只要条件具备,核酸和蛋白质便可自我装配成病毒。病毒只有在侵入细胞以后才表现出生命现象。病毒的生活周期可分为两个阶段:一个是细胞外阶段,以成熟的病毒粒子形式存在;另一个是细胞内阶段,即感染阶段,在此阶段中进行复制和繁殖。感染阶段开始时,病毒的遗传物质由衣壳中释放出来,注入宿主细胞中,然后在病毒核酸信息的指导控制下,形成新的病毒粒子。

二、病毒的进化地位

病毒不具有独立进行生物合成的能力,它们是细胞的寄生物,因此在进化上病毒的出现不可能早于细胞。病毒的前身很可能是在宿主染色体外独立进行复制的质粒(plasmid)。质粒既有 DNA 型的,也有 RNA 型的。它与病毒相似之处主要在于,它具有专一的核苷酸序列作为复制的起始部位。但它又不同于病毒,不能制造蛋白质外壳,不能像病毒一样从一个细胞传递到另一个细胞。当 DNA 质粒获得了为衣壳蛋白质编码的基因时,即意味着病毒出现了。

病毒能在种间传递核酸序列,因而它在生物进化上起着重要作用。病毒核酸由于可同宿主染色体重组,所以病毒核酸就有可能连接上一小段宿主染色体,一同传递到另一种细胞或有机体中。更有甚者,病毒 DNA 整合到宿主染色体中,变成了宿主基因组的一部分,这部分 DNA 称为前病毒(provirus)。

三、蛋白质感染因子

羊瘙痒病的发现已有 200 多年的历史,羊得了这种病就会浑身发痒,不断在坚硬物质上搓擦身体,最后死亡。1982 年 S. B. Prusiner 发现羊瘙痒病的病原体是一种蛋白质,不含核酸,命名为 prion,译为蛋白质感染因子或朊病毒,它是一类传染性海绵状脑病(transmissible spongiform encephalopathies, TSE)。疯牛病,即牛海绵状脑病(bovine spongiform encephalopathy, BSE)也属于此类疾病,发现于 1986 年,是由于牛被喂以由死羊骨粉制造的饲料而被感染,病牛脑内灰质及神经元都有典型的海绵状退化,出现淀粉样蛋白沉淀,与羊瘙痒病相似。

prion 是一种结构变异的蛋白质,对高温和蛋白酶均具有较强的抵抗力。它能转变细胞内的此类正常的蛋白 PrP^C,使 PrP^C 发生结构变异,变为具有致病作用的 PrP^{Sc}(图 1-1-13)。PrP^C 存在于神经元、神经胶质细胞和其他一些细胞,属于糖磷脂酰肌醇锚定蛋白,集中在膜上的脂筏中,对蛋白酶和高温敏感。PrP^{Sc} 与 PrP^C 的一级结构相似,均由 253-4 个氨基酸组成,PrP^C 的空间结构中具有 43% 的 α 螺旋,极少的 β 折叠(3%),而

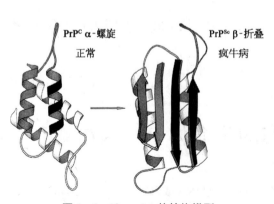

PrP^C α-螺旋 正常　　　　PrP^{Sc} β-折叠 疯牛病

图 1-1-13　prion 的结构模型

PrP^{Sc}具有34％α螺旋,43％的β折叠。动物被感染后,发生错误折叠的PrP^{Sc}蛋白堆积在脑组织中,形成不溶的淀粉样蛋白沉淀,无法被蛋白酶分解,引起神经细胞凋亡。

蛋白质感染因子的增殖既不是由于基因过分表达,也不是因翻译量增加,而是由于正常分子的构象发生转变造成的,所以亦称朊病毒。对于蛋白质感染因子引起的疾病,目前尚没有有效的治疗措施。这类蛋白具有很强的抵抗力,对抗生素和消毒剂不敏感,134～138℃持续1 h的病牛脑组织匀浆,以及10％福尔马林固定过的病羊脑组织,仍有感染性。

第二章 细胞膜

导学

细胞膜是包围在细胞外表面的一层薄膜,既将原生质与外界环境分隔开来,也是一层选择透过性屏障。细胞膜的主要组成成分是脂类、蛋白质和糖类等,它不仅能够为细胞的生命活动提供一个稳定而特异性的内环境,而且行使着物质运输、信号传递等多种复杂功能。细胞膜的流动性和不对称性是膜功能具有方向性和多种复杂膜功能得以实现的重要条件。细胞膜是胞内外物质运输的主要通路,介导物质跨膜运输的转运蛋白包括通道蛋白和载体蛋白,通道蛋白介导的是被动运输过程,而载体蛋白既可介导被动运输,也可介导主动运输过程。细胞膜的物质运输功能与生物电的形成、兴奋-收缩的偶联、葡萄糖等营养成分的吸收等均密切相关。

细胞膜(cell membrane)是包围在细胞外表面,由脂质、蛋白质和糖类组成的薄层结构。细胞膜在结构上是细胞的界膜,将原生质与外界环境分隔开来,使细胞内具有一个相对稳定的环境,并在细胞与周围环境进行物质运输、能量交换、信息传递过程中起着重要的作用。同时细胞膜为酶提供了大量的附着位点,为细胞内外的生物化学反应提供了更多的、较为固定的场所。

真核细胞内部存在由类似细胞膜的膜围绕构建的各种细胞器,细胞内的膜结构与细胞膜,统称为生物膜(biomembrane)。

第一节 | 细胞膜的结构与功能

细胞膜具有特异性的组成方式和结构特点,这是细胞膜能够完成其物质转运、能量交换、信息传递功能的基础和保证。

一、细胞膜的基本成分

细胞膜的化学成分主要包括脂类、蛋白质和糖类,还有水、无机盐和少量的金属离子。其中,脂类和蛋白质构成了膜的主体,糖类则多以复合糖的形式存在,与膜中的脂类和蛋白质分别形成糖脂和糖蛋白。一般来讲,膜的功能越复杂,蛋白质的含量越高,种类也越多。

(一) 膜脂

膜脂(membrane lipids)是细胞膜的基本组成成分,动物细胞每平方微米的细胞膜上约有5×10^6个脂分子。动物细胞膜上常见的脂质有9种,属于甘油磷脂(glycero phosphatide)、鞘脂(sphingolipid)和胆固醇(cholesterol)三种基本类型。

1. **甘油磷脂**　大多数的膜脂是含有磷酸基团的甘油酯,称为甘油磷脂或磷酸甘油酯,占整个膜脂的50%以上,是膜质的基本成分。甘油磷脂为3-磷酸甘油酯的衍生物,主要在内质网合成。磷酸相连的基团最常见的是胆碱,形成磷脂酰胆碱(卵磷脂,phosphatidylcholine, PC);其次是乙醇胺,形成磷脂酰乙醇胺(脑磷脂,phosphatidylethanolamine, PE);还有丝氨酸,形成磷脂酰丝氨酸(phosphatidylserine, PS);和肌醇,形成磷脂酰肌醇(phosphatidylinositol, PI)。

2. **鞘脂**　是一类含有鞘氨醇骨架的两性脂,为鞘氨醇的衍生物,主要在高尔基体合成。鞘氨醇一端连接着一个长链的脂肪酸,另一端连接一个极性的头部。极性头部可能是磷酸胆碱,形成鞘磷脂(sphingomyelin, SM),也可能是一个糖分子或寡糖链,形成鞘糖脂(Glycosphingolipid, GSL)。

3. **胆固醇(cholesterol)**　是真核细胞膜上的中性脂质,占整个膜脂的20%~30%,红细胞、肝细胞、有髓鞘的神经细胞膜上含有相对较多胆固醇,约占膜脂的1/3。它由4个固醇环相连在一起构成,具有刚韧性结构特点。胆固醇亲水的羟基头部紧靠磷脂极性头部,将固醇的部分固定在近磷脂头部碳氢链上,其余部分游离。

不同类型的膜脂具有不同性质的头部基团和特定的脂肪酸链,但都是双亲媒性分子。以磷脂酰胆碱为例(图1-2-1a),其头部由胆碱、磷酸和甘油组成,因胆碱和磷酸均带电荷,所以头部是亲

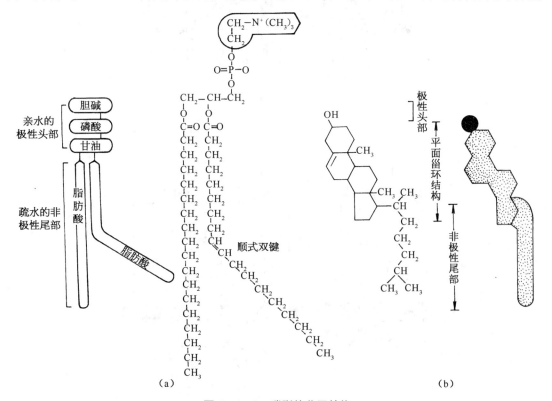

图1-2-1　磷脂的分子结构
(a)磷脂酰胆碱;(b)胆固醇

水性的极性末端;其尾部的两条脂肪酸链为疏水性的非极性末端。这种一个末端亲水,一个末端疏水的分子称为双亲媒性分子(amphipathic molecule)。它们分散于水相时,疏水尾部倾向于聚集在一起,避开水相,而亲水头部暴露在水相,可以形成具有双分子层结构的封闭囊泡自组装体系——脂质体。

(二) 膜蛋白

膜蛋白(membrane protein)是膜最重要的组分,是膜功能的主要承担者,包括内在膜蛋白、外在膜蛋白和脂锚定蛋白;其含量和种类与膜的功能密切相关(图1-2-2)。

1. **内在膜蛋白**(intrinsic membrane protein) 又称镶嵌蛋白,占膜蛋白总量的70%以上;一般来说,膜的功能越复杂,镶嵌蛋白的含量越多。其露出膜两侧的部分一般含极性氨基酸较多,属亲水性,而嵌入脂双层内的部分一般含非极性氨基酸较多,为疏水性,故内在膜蛋白也是双亲性分

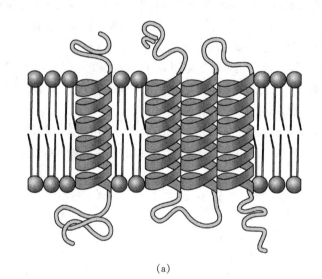

(a)

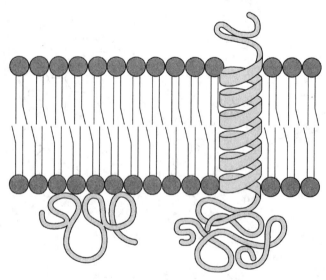

(b)

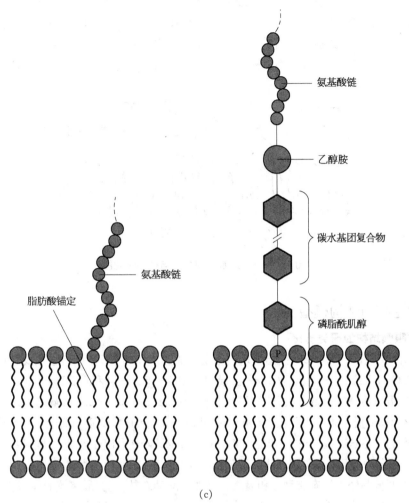

图 1-2-2 蛋白与膜的结合方式

(a) 内在膜蛋白;(b) 外在膜蛋白;(c) 脂锚定蛋白

子。内在蛋白可不同程度地嵌入脂双层;也可贯穿整个脂双层,并可能多次折返穿越脂双层,形成单次或多次跨膜蛋白。

2. **外在膜蛋白**(extrinsic membrane protein) 又称周边蛋白,占膜蛋白总量的 20%～30%,分布于细胞膜的内外表面,主要在内表面,为水溶性蛋白,它通过离子键、氢键与膜脂分子的极性头部相结合,或通过与内在蛋白的亲水区相互作用,间接与膜结合,故易于从膜上分离下来。

3. **脂锚定蛋白**(lipid-anchored protein) 又称脂连接蛋白(lipid-linked protein),是指通过共价键与膜上的脂肪酸或糖脂结合的蛋白质分子。通过结合脂肪酸插入脂双分子层中的锚定蛋白一般分布在细胞膜细胞质一侧,如与肿瘤发生相关的酪氨酸蛋白激酶的突变体 v-Src。

(三) 膜糖类

真核细胞的细胞膜上含有糖类,占膜成分的 2%～10%。细胞膜上 90% 以上的糖类以共价键形式与蛋白质(多肽链)连接形成糖蛋白,剩余的糖类共价结合到膜脂分子上形成糖脂。细胞膜上所有的糖链都分布在细胞膜的外表面,而细胞内膜上的糖链都背向细胞质一侧。糖蛋白和糖脂中的糖以较短的支链寡糖形式出现,一般每条糖链少于 15 个单糖残基,单糖的种类主要有葡萄糖、半乳糖、乙酰氨基葡萄糖、乙酰氨基半乳糖、岩藻糖、甘露糖及唾液酸 7 种。糖类分子均伸向膜的外侧面或非胞质面,在细胞表面形成细胞外被(cell coat)或糖萼(glycocalyx)(图 1 - 2 - 3)。

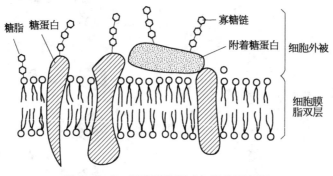

图 1 - 2 - 3　细胞膜的组成与结构示意图

二、细胞膜的结构模型

(一) 细胞膜结构的研究历史

1895 年,欧文顿(E. Overton)提出膜是由脂质组成的。1925 年,荷兰科学家戈特(E. Gorter)和格伦德尔(F. Grendel)提出脂质双分子层模型。1935 年,丹尼利(J. Danielli)和达夫森(H. Davson)提出"蛋白质-脂质-蛋白质"的片层结构模型(Lamella structure model)。1959 年,罗伯特森(J. D. Robertson)提出了单位膜模型(unit membrane model),单位膜的概念沿用至今。1972 年,美国加州大学的辛格(S. J. Singer)和尼克森(G. L. Nicolson)提出了流动镶嵌模型(fluid mosaic model),是目前最被广泛接受和认可的关于膜结构的基本观点,被称为膜生物学的"中心法则"。在其后出现的强调膜脂处于液态流动性和晶态有序性之间动态转变的"晶格镶嵌模型(crystal Mosaic model)",强调生物膜流动性的"板块镶嵌模型(plate mosaic model)""脂筏模型(lipid rafts model)"等,均被认为是对流动镶嵌模型的补充。

(二) 流动镶嵌模型的主要内容

流动镶嵌模型对细胞膜和生物膜结构的认识可归纳如下。

(1) 具有极性头部和非极性尾部的类脂分子在水环境中以疏水性非极性尾部相对,极性头部朝向水相,自发形成封闭的类脂双分子层膜系统,膜脂是组成生物膜的基本结构成分。

(2) 蛋白分子以不同方式镶嵌在脂双层分子中或结合在其表面,蛋白的类型、蛋白分布的不对称性及其与脂分子的协同作用赋予生物膜具有各自的特性与功能,膜蛋白是生物膜功能的主要决定者。

(3) 生物膜是嵌有蛋白质的脂质双分子层二维流体,大多数蛋白质和脂质分子都能够以进行横向扩散的形式运动,具有一定的流动性。而膜蛋白与膜脂之间,膜蛋白与膜蛋白之间及其与膜两侧其他生物大分子的相互作用,在不同程度上限制了膜蛋白和膜脂的流动性。

(4) 在细胞生命活动中,生物膜在三维空间上可出现弯曲、折叠、延伸等改变,处于不断的动态变化中。从而保证了诸如细胞运动、细胞增殖等各种代谢活动的进行。

三、细胞膜的基本特性

细胞膜具有不对称性(asymmetry)和流动性(fluidity)两个主要特性。

(一) 膜的不对称性

细胞膜内外两层的组分分布和功能有很大的差异,称为膜的不对称性(asymmetry)。

1. **膜脂的不对称性** 膜中脂类分子在分布上的不对称性是"相对"的,这种不对称性主要表现在内外两层脂类成分的比例有较大差异,如在红细胞膜上,磷脂酰胆碱和鞘磷脂多分布在膜的外层,磷脂酰丝氨酸、磷脂酰乙醇胺等则在膜的内层含量较多。不同类型的细胞膜中各种脂类的含量也不相同。

2. **膜蛋白的不对称性** 膜中蛋白质分子分布也具有不对称性,而且其不对称性是"绝对"的,即:一种外在膜蛋白质总是固定地分布于膜的内侧或外侧,一种内在膜蛋白质在其穿膜区段的长短、方向、位置等方面也都是不变的。

3. **膜糖类的不对称性** 膜中糖类分子的分布也是不对称的,而且与蛋白质分子的分布特性类似,其不对称性也是"绝对"的,即糖类分子全部分布在细胞膜的外侧面(非胞质面)。膜结构的不对称性是膜功能方向性的保障,使膜两侧能够具有不同的功能,是生命活动高度有序性的重要结构基础。

(二) 膜的流动性

膜的流动性(fluidity)是膜脂与膜蛋白处于不断的运动状态,包括膜脂的流动性和膜蛋白的运动性。

1. **膜脂的流动性** 在生理条件下(生理温度),膜脂分子多呈能流动具有一定形状和体积的物态,即液晶态,当温度下降至某一点时,脂分子从液晶态转变为凝胶状不流动的物态,即晶态,温度上升时,晶态又溶解为液晶态,这种变化称为相变,能引起相变的温度称为相变温度。膜脂质分子在相变温度以上时,有侧向扩散运动、旋转运动、左右摆动和翻转运动等运动方式(图1-2-4)。

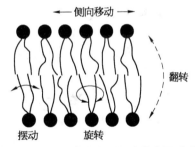

图1-2-4 膜脂分子运动的主要形式

(1) 侧向扩散运动:同一平面上相邻的脂分子沿膜平面不断侧向移动交换位置。

(2) 旋转运动:膜脂分子围绕与膜平面垂直的轴进行快速旋转。

(3) 摆动运动:膜脂分子围绕与膜平面垂直的轴进行左右摆动。

(4) 伸缩震荡运动:脂肪酸链沿着纵轴进行伸缩震荡运动。

(5) 翻转运动:膜脂分子在双分子层之间,由一层侧翻至另一层,这种运动极少发生。

(6) 旋转异构运动:脂肪酸链围绕C-C键旋转,导致异构化运动。

2. **膜蛋白的运动性** 膜蛋白分子在膜平面中进行移动的过程称膜蛋白扩散。运动形式主要有侧向移动和旋转运动两种。

(1) 侧向扩散:多数膜蛋白能在膜内侧向移动。不同的膜蛋白分子,其侧向扩散的速度有很大差别。

(2) 转动扩散:即垂直于膜平面绕自身主轴而旋转。

　　膜蛋白对膜的流动性有影响,膜嵌入蛋白的量愈多,膜的流动性愈小。膜蛋白的运动还受到细胞内部结构的控制,如红细胞膜内一种周围蛋白,形成了网架把膜蛋白的位置固定,不易扩散。

　　膜的流动性具有非常重要的生理意义,是包括物质运输、信息转导、细胞识别等许多重要膜功能得以完成的基础和保证。当膜的流动性低于一定的阈值时,许多酶的活动和跨膜运输将停止,反之如果流动性过高,又会造成膜的溶解。

　　影响膜流动性的因素较多,脂肪酸链的长短和饱和程度、卵磷脂和鞘磷脂的比例、胆固醇的含量、温度以及膜蛋白的种类和含量等均可影响膜的流动性。一般来说,脂肪酸链越短、不饱和程度越高,卵磷脂与鞘磷脂比例越大,温度越高,嵌入蛋白越少,细胞膜的流动性将越大;胆固醇具有稳定质膜的作用,即在相变温度以上限制膜的流动性,在相变温度以下防止膜流动性的突然降低。

四、细胞膜的基本功能

　　在生命的进化过程中,细胞膜的出现可视为由非细胞的原始生命演化为细胞生物的一个转折点。细胞膜的形成使生命体具有更大的相对独立性,并由此获得一个相对稳定的内环境。细胞膜的生物功能可总结如下。

　　(1) 为细胞的生命活动提供相对稳定的内环境的区域化作用。

　　(2) 为多种生化活动提供构架。

　　(3) 进行选择性的物质运输。

　　(4) 进行特异性的信号转导。

　　(5) 介导细胞间、细胞与基质间的相互联系。

　　(6) 能量转换。

第二节　细胞膜与跨膜运输

　　细胞膜将细胞的内容物完全包围,是细胞与细胞外环境之间的一道选择性通透屏障。一方面,膜的脂双层能够完美地阻止细胞中带电荷的和极性的分子的流失,包括离子、糖和氨基酸等;另一方面,膜通过一些装置来保障养分、呼吸作用中的气体、激素、废物和其他化合物进出细胞,允许细胞内外必要的物质交换。

　　细胞膜的组成和结构决定了其对跨膜运输的物质具有选择和调节功能,对维持细胞内环境的相对稳定性具有重要意义。由于组成膜主体的脂双层分子的中间部分是疏水性结构,所以脂溶性分子和小的不带电荷的分子能自由扩散通过质膜;但对绝大多数溶质分子和离子都是高度不通透的,其跨膜转运必须依靠特殊膜转运蛋白的帮助才能得以实现。

　　根据运输过程是否消耗能量及运输方向是顺浓度梯度还是逆浓度梯度,小分子物质的穿膜运输可分为扩散形式的被动运输(passive transport)和与能量偶联的主动运输(active transport)两种方式。

一、被动运输

细胞内外的各种物质浓度有差异,某一物质在细胞内外的浓度差,即浓度梯度。凡是由高到低顺浓度梯度,依靠高浓度物质的势能,不消耗细胞代谢能(分解 ATP)的经膜扩散的转运方式统称为被动运输(passive transport)。具体方式有简单扩散、通道扩散、易化扩散。

(一) 简单扩散

简单扩散(simple diffusion)也称自由扩散(free diffusing),是指脂溶性物质和一些气体分子,顺浓度梯度,直接经脂双分子层扩散的物质跨膜运输方式,是物质跨膜运输过程中最简单的一种形式。物质通过简单扩散方式跨膜运输的速率有较大的差异,其决定因素主要是通透物质的分子大小及分子在脂质中的相对溶解度,因为脂双层为疏水性结构,对于所有带电荷的分子(或离子)都是高度不通透的(图1-2-5)。一般来说,相对分子质量越小,脂溶性越强的物质通过脂双层膜的速率越高。脂溶性物质如醇、苯、甾类激素以及 CO_2、O_2、NO 等均可通过膜进行顺浓度梯度的跨膜简单扩散。水分子因为分子小,且不带电荷,故也可进行简单扩散。

非脂溶性物质或亲水性物质,如氨基酸、糖和金属离子等借助跨膜蛋白的帮助顺浓度梯度或顺电化学浓度梯度,不消耗 ATP 进入细胞膜内的运输方式称为协

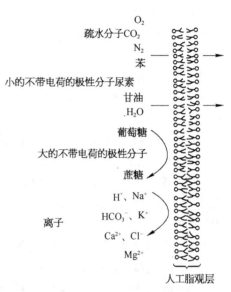

图1-2-5 人工脂双层对不同分子或离子的相对通透性

助扩散(facilitated diffusion)。根据运输过程中介导蛋白的种类和作用的差异,该运输方式又分为通道蛋白协助扩散和载体蛋白协助扩散,担负此功能的膜转运蛋白主要包括通道蛋白(carrier protein)和载体蛋白(channel protein)两种类型。在各种膜结合蛋白中,膜转运蛋白约占 15%。作为膜转运蛋白的通道和载体蛋白对溶质的转运机制有所不同。

(二) 通道蛋白介导的协助扩散—通道扩散

由通道蛋白介导的协助扩散可称为通道扩散(channel diffusion)。通道蛋白有离子通道(ion channel)、孔蛋白(porin)和水孔蛋白(Aquaporin, AQP)三种类型。目前发现的通道蛋白普遍存在于细胞的质膜以及细胞内膜上,且大部分通道蛋白都是离子通道。

通道蛋白在协助扩散过程中不与被转运物质结合,而是形成贯穿膜的亲水性通道,特异性溶质分子顺浓度梯度从中穿过并完成跨膜运输。而且物质经过通道蛋白的运输速度较快,比载体蛋白介导的物质转运速度可高出 1 000 倍以上,而且没有饱和值。但通道蛋白对所转运离子具有高度选择性,其选择性主要取决于通道的直径、形状和通道内部带电荷氨基酸的分布情况,只有大小和带电荷情况都适宜的离子才能通过。例如,K^+ 通道只允许 K^+ 通过,而 Na^+ 不能通过。离子的跨膜电化学梯度为驱动其跨膜转运的动力。通道蛋白多数是在有特异性刺激时才开放的,如电压闸门离子通道、配体闸门离子通道、应力闸门离子通道等(图1-2-6),即通道的开启和关闭受跨膜电位梯度、配体分子、应力变化的控制。

1. **配体门通道** 表面受体与细胞外的特定物质(配体 ligand)结合,引起门通道蛋白发生构象

变化,结果使"门"打开,又称离子通道型受体。N 型乙酰胆碱受体是由 4 种不同的亚单位组成的 5 聚体($\alpha_2\beta\gamma\delta$),其中的两个 α 亚单位是同两分子乙酰胆碱(ACh)相结合的部位。ACh 门通道具有 3 种状态:开启、关闭和失活。当受体的两个 α 亚单位结合 ACh 时,引起通道构象改变,通道瞬间开启,膜外 Na^+ 内流,膜内 K^+ 外流。使该处膜内外电位差接近于 0 值,形成终板电位,然后引起肌细胞动作电位,肌肉收缩。即是在结合 ACh 时,ACh 门通道也处于开启和关闭交替进行的状态,只不过开启的概率大一些(90%)。ACh 释放后,瞬间即被乙酰胆碱酯酶水解,通道在约 1 毫秒内关闭。如果 ACh 存在的时间过长(约 20 毫秒后),则通道会处于失活状态。

环核苷酸门通道:环核苷酸门通道分布于化学感受器和光感受器中,与膜外信号的转换有关。如气味分子与化学感受器中的 G 蛋白偶联型受体结合,可激活腺苷酸环化酶,产生 cAMP,开启 cAMP 门控阳离子通道(cAMP - gated cation channel),引起钠离子内流,膜去极化,产生神经冲动,最终形成嗅觉或味觉。

2. 电位门通道(voltage gated channel) 是对细胞内或细胞外特异离子浓度发生变化时,或对其他刺激引起膜电位变化时,致使其构象变化,"门"打开。如神经肌肉接点由 ACh 门控通道开放而出现终板电位时,这个电位改变可使相邻的肌细胞膜中存在的电位门 Na^+ 通道和 K^+ 通道相继激活(即通道开放),引起肌细胞动作电位;动作电位传至肌质网,Ca^{2+} 通道打开引起 Ca^{2+} 外流,引发肌肉收缩。

3. 机械门通道 细胞可以接受各种各样的机械力刺激,如摩擦力、压力、牵拉力、重力、剪切力等。细胞将机械刺激的信号转化为电化学信号最终引起细胞反应的过程称为机械信号转导(mechanotransduction)。内耳毛细胞顶部的听毛是对牵拉力敏感的感受装置,听毛弯曲时,毛细胞会出现短暂的感受器电位。从听毛受力而致听毛根部所在膜的变形,到该处膜出现跨膜离子移动之间,只有极短的潜伏期。

4. 孔蛋白 存在于革兰阴性细菌的外膜以及线粒体外膜上,跨膜区域由 β 折叠片层形成柱状亲水性通道。孔蛋白与离子通道不同,选择性很低,且能通过较大的分子,如线粒体外膜的孔蛋白允许相对分子质量小于 5 000 Da 的分子通过。

5. 水通道 长期以来,普遍认为细胞内外的水分子是以简单扩散的方式透过脂双层膜,且速度较慢。对于一些与水吸收关系密切的组织,其在执行功能(如肾脏近曲小管对水的重吸收、唾液的形成、眼泪的形成等)时,仅仅依靠简单扩散肯定是难以满足需要的,后来,科学家 Agre 发现细胞膜上存在与水运输有关的疏水性跨膜蛋白,被命名为水通道蛋白。每个水通道蛋白由 4 个亚基组成,为四聚体。每个亚基均为 6 次跨膜的镶嵌蛋白,并可单独形成一个供水分子运动的中央孔,该孔道在转运中能够有效阻止 H^+ 的通过,表现出对水分子的特异通透性。磷酸化能使 AQP 的活性增强,而通过调节基因表达,促进 AQP 的合成,通过膜泡运输改变膜上 AQP 的含量,如血管升压素(抗利尿激素)对肾脏远曲小管和集合小管上皮细胞水通透性调节。因此,水孔蛋白是一个高度特异性的亲水通道,只允许水而不允许其他小分子溶质或离子通过。最典型的例子就是人肾近曲小管在完成对原尿中水的重吸收作用过程中,大量水分子通过水孔蛋白被重新吸收而再利用,因此尽管正常成年人一日原尿的产生量为 180 L,但最后排出的尿液只有约 1 L。

(三) 载体蛋白介导的协助扩散—易化扩散

载体蛋白(carrier protein)是膜上与特定物质运输有关的多次跨膜蛋白,几乎存在于所有类型的生物膜上。载体蛋白特异性很强,仅能与特定的溶质分子结合,然后通过其自身构象的变化完

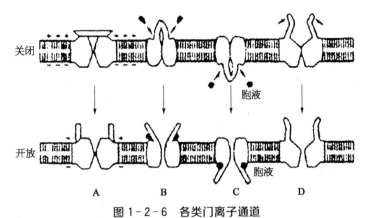

图 1-2-6　各类门离子通道

A：电位门通道；B、C：配体门通道；D：压力激活通道

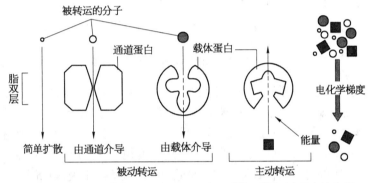

图 1-2-7　通道蛋白和载体蛋白在介导膜物质转运过程中的作用

成被转运物质的跨膜运输。不同部位的生物膜通常含有适应该部位膜功能的特异性载体蛋白，因此载体蛋白的种类在不同部位的膜上往往差异较大，体现着膜的功能特征。载体蛋白介导的运输过程可以是顺浓度梯度转运的被动运输，也可以是逆浓度梯度转运的主动运输(图 1-2-7)。

1. 载体蛋白介导的协助扩散的特点和原理　凡是溶质分子借助载体蛋白，通过空间构象的变化，顺浓度梯度，不消耗代谢能进行物质的跨膜运输称为易化扩散(facilitated diffusion)，如果是逆浓度梯度转运的运输过程称为主动运输。

载体蛋白的最显著特点是专一性强，载体蛋白对所能转运的物质分子具有高度选择性，通常只能转运特异类型的溶质分子。如葡萄糖载体蛋白上有葡萄糖的结合位点，并可通过自身构象的改变将葡萄糖释放到膜的另一侧。载体蛋白另一特点是对被转运物质的转运方向是可逆的，其方向决定于物质的跨膜浓度梯度。载体蛋白仅在膜局部分布而并非在全膜均匀分布，其介导的转运过程还具有饱和性，当载体蛋白所有结合部位均被占据时，载体蛋白即处于饱和状态。载体蛋白与溶质的结合还可被溶质类似物竞争性地抑制，也可因与非竞争性抑制剂结合使其构象发生改变而不能与溶质分子结合。

2. 单向载体蛋白与葡萄糖、氨基酸的协助扩散　葡萄糖载体蛋白是红细胞膜上重要的载体蛋白，含量占膜蛋白总量的 5%，其相对分子质量为 55 kDa，是一种含有 12 次跨膜 α 螺旋的内在膜蛋白，其含有的一些极性氨基酸残基形成了与葡萄糖结合的位点，并通过构象的改变完成葡萄糖的协助扩散。该载体蛋白通过其两种构象状态交替改变完成葡萄糖转运功能的，在第一种构象状态下,葡萄糖先结合于载体蛋白朝向膜非胞质面的一侧,并因此引起载体蛋白构象的改变;此时葡萄糖的结合位点朝向膜内,并将葡萄糖释放到胞质溶胶中;载体蛋白的构象随即再次改变并回到转运过程的初始状态。这种构象的变化是可逆过程,红细胞依靠葡萄糖载体蛋白的工作不断将葡萄糖转运入细胞。因为葡萄糖进入细胞后迅速代谢,浓度降低,因此可继续由胞外运入细胞内。有些情况下,其转运方向也可以是由胞内向胞外,如肝细胞可以合成葡萄糖并通过载体蛋白的介导将其运输至胞外(图1-2-8)。

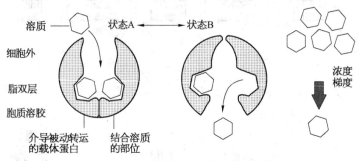

图1-2-8　载体蛋白介导的协助运输

质膜上膜转运蛋白的数目通过膜泡在生物膜之间的穿梭运输而受到调控。膜转运蛋白都是整合于高尔基体成熟面膜泡的膜上、然后被运输到质膜的。因此,膜运输蛋白可以停留在细胞内的膜泡上,在受到某种信号调控时被送到质膜表面,这是一个上膜的过程。相反,位于质膜的运输蛋白也可以通过胞吞被收回入细胞,随即被送到溶酶体途径实施降解。例如,血管升压素与肾脏集合管的主细胞质膜上的受体结合后可增加水通道蛋白的表达和上膜,阻断血管升压素与其受体结合可增加水通道的内吞。血管升压素就这样通过改变膜上水通道的数量实现对原尿中水分重吸收的调控。

二、主动运输

与被动运输不同,主动运输(active transport)是由载体蛋白所介导的物质逆电化学梯度或浓度梯度进行的跨膜转运方式。根据能量来源的不同,可将主动运输分为由 ATP 直接提供能量(ATP驱动泵)、ATP 间接提供能量(协同转运或偶联转运蛋白)和光驱动泵 3 种基本类型。

(一) ATP 驱动泵与主动运输

在三种能量来源形式的主动运输中,最常见的是 ATP 驱动泵。ATP 驱动泵将 ATP 水解生成 ADP 和无机磷(Pi),并利用释放的能量将小分子物质或离子进行跨膜转运,因此 ATP 驱动泵通常又被称为转运 ATPase。根据转运 ATPase 的结构和功能特性,ATP 驱动泵可分为 4 类: P 型泵、V 型泵,F 型质子泵和 ABC 超家族。前三种转运离子,后一种主要转运小分子。

Na^+-K^+ ATP 泵是一种典型的 P 型泵,由于其水解 ATP 使自身形成磷酸化的中间体而称为 P 型泵。Na^+-K^+ ATP 酶就是一种逆浓度梯度运输 Na^+ 和 K^+ 的载体蛋白,其上有 Na^+ 和 K^+ 的特异性结合位点,可以通过 ATP 分解供应能量,依靠其构象的变化泵出 Na^+、泵入 K^+,对于维持细胞内外的钠、钾浓度梯度具有重要作用。

1 个 Na^+-K^+ ATP 酶分子包括 2 个 α 亚基和 2 个 β 亚基,α 亚基为大亚基,是一个多次跨膜蛋白,具有 ATP 酶活性,而且在其胞质面和非胞质面分别具有 3 个 Na^+ 结合位点和 2 个 K^+ 结合位点,是 Na^+-K^+ ATP 酶的主要功能基团。该酶蛋白催化的 Na^+、K^+ 转运的主要过程为:在胞质面的 3 个 Na^+ 结合位点与 Na^+ 结合,刺激 ATP 水解,解离下来的磷酸根与酶蛋白结合使之磷酸化,并导致酶蛋白构象改变,Na^+ 释放至胞外;与此同时暴露出了位于非胞质面的 2 个 K^+ 结合位点,K^+ 的结合使酶蛋白去磷酸化,构象再次改变,K^+ 被释放至胞质内,酶蛋白构型恢复原状,完成 Na^+-K^+ ATP 酶工作的一个周期——水解 1 个 ATP 分子,输出 3 个 Na^+,输入 2 个 K^+(图 1-2-9)。Na^+ 依赖的磷酸化和 K^+ 依赖的去磷酸化有序地交替进行,

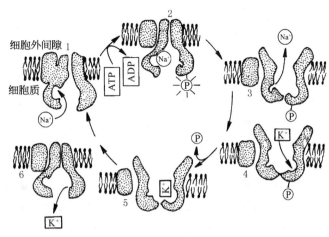

图 1-2-9　Na^+-K^+ ATP 酶工作过程

1. Na^+ 结合到膜上;2. 酶磷酸化;3. 酶构象变化,Na^+ 释放到细胞外;4. 酶与膜外侧的 K^+ 结合;5. 酶去磷酸化;6. 酶构象恢复原始状态,K^+ 释放到细胞内(引自 Alberts 等)

每秒钟 Na^+-K^+ ATP 酶构象可发生约 1 000 次变化。Na^+-K^+ ATP 酶不仅直接参与了维持了细胞内外的 Na^+ 和 K^+ 浓度梯度,而且在调节细胞容积、维持渗透压、产生和维持膜电位、间接为某些物质吸收提供驱动力、为蛋白质合成及糖酵解等代谢活动提供必要条件等方面均有着重要的意义。

(二)协同转运蛋白与主动运输

除了前面介绍的只运送一种物质进行单一运输的载体蛋白外,另一些载体蛋白则可以进行一种物质的运输依赖于另一种物质的同时运输,两个运输过程相偶联的偶联运输(coupled transport 或 cotransport)。若两种物质由同向载体蛋白介导,运输方向相同,则称为同向协同运输(symport);若两种物质由反向载体蛋白介导,运输方向相反,则称为反向协同运输(antiport)。这种载体蛋白对一种物质进行主动运输时,依赖另一种物质的电化学梯度所储存的能量。这方面最重要和典型的例子就是,大多数动物细胞必须从细胞外液中摄取葡萄糖,细胞外葡萄糖浓度相当高,由葡萄糖载体蛋白执行单一运输而被动地运入;但是,肠腔和肾小管腔中葡萄糖浓度是低的,肠道和肾脏的上皮细胞从肠腔和肾小管管腔中摄取葡萄糖则需要偶联运输来完成。由于细胞外 Na^+ 浓度较高,Na^+ 有倾向于顺浓度梯度内流的趋势,葡萄糖或氨基酸在 Na^+ 内流过程中总是被一起带入细胞,即实现了葡萄糖或氨基酸由 Na^+ 跨膜梯度驱

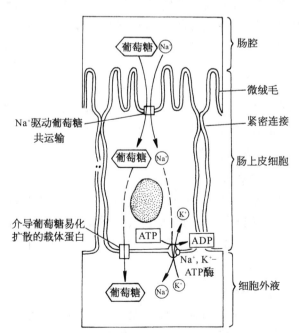

图 1-2-10　葡萄糖由 Na^+ 跨膜梯度驱动的同向协同运输

动的同向协同运输。进入细胞内的 Na^+ 被 Na^+-K^+ ATP 酶泵出,从而使 Na^+ 跨膜梯度得以维持;葡萄糖或氨基酸的运入速率与 Na^+ 跨膜梯度成正比;因此葡萄糖或氨基酸运入细胞的能量,即偶联运输的能量实际是由 Na^+-K^+ ATP 酶消耗 ATP 间接提供和维持的。葡萄糖同向协同的偶联运输常见于小肠上皮细胞(图 1-2-10)。

最常见的逆向协同运输是与 Na^+-Ca^{2+} 和 Na^+-H^+ 交换载体蛋白。心肌细胞膜上的 Na^+-Ca^{2+} 载体蛋白的功能是当 3 个 Na^+ 顺浓度梯度进入细胞时,1 个 Ca^{2+} 逆浓度梯度被排出细胞外,造成心肌细胞内的低钙浓度,这是细胞向外环境释放 Ca^{2+} 的一种重要方式。心肌细胞质基质游离 Ca^{2+} 浓度的升高会引发心肌收缩,该转运蛋白的逆向跨膜转运 Ca^{2+} 能减弱心肌收缩强度。

Na^+-H^+ 载体蛋白的功能是当 Na^+ 顺浓度梯度入胞时,H^+ 逆浓度梯度输出,这是细胞代谢过程中产生的过量 H^+ 被排出、维持细胞正常 pH 的一种重要方式。上述逆向协同偶联运输的能量均间接来源于 Na^+-K^+ ATP 酶工作所消耗的 ATP。许多细胞中还有一种阴离子交换载体 $Cl^--HCO_3^-$ 交换器,与 Na^+-H^+ 交换载体类似,在胞内 pH 增加时,它的活性也增高,从细胞内排出 HCO_3^-,并交换 Cl^- 进入细胞,引起细胞 pH 下降。

第三节 细胞膜与膜泡运输

真核细胞对蛋白质、多核苷酸、多糖等大分子与颗粒性物质的运输机制不同于小分子溶质和离子,在转运过程中,物质包裹在脂双层膜包被的囊泡中,因此称为膜泡运输(vesicular transport)。这种运输方式,常常可同时转运一种或一种以上数量不等的大分子甚至颗粒性物质,因此也称为批量运输(bulk transport)。膜泡运输涉及生物膜的断裂与融合,是一个耗能的过程,属于主动运输。根据运输方向,膜泡运输可分为胞吞作用和胞吐作用。

一、胞吞作用

当被摄入物质附着于细胞表面,被局部质膜包围,然后膜融合形成细胞内的小膜泡,泡内包含着被摄入物质,此过程为胞吞作用(endocytosis)。根据所形成的小膜泡的大小及内容物不同,而分为吞噬作用,胞饮作用两种方式。

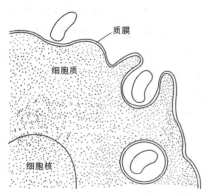

图 1-2-11 吞噬作用

(一) 吞噬作用

吞噬作用(phagocytosis)内吞的物质是固体(如细胞碎片、入侵的细胞等),形成的膜泡较大,称为吞噬泡,它内移至胞质后,可由溶酶体与其结合而进行消化、分解、清除(图 1-2-11)。

(二) 胞饮作用

胞饮作用(pinocytosis)内吞的物质是含大分子的液体溶质,形成的膜泡较小,称为胞饮小泡(图 1-2-12)。胞饮作用是非选择性吸收,它在吸收水分的同时,把水分中的物质一起吸收进来,如各种盐类和大分子物质甚至病毒。

(三)受体介导的胞吞作用

细胞的胞吞作用根据其作用机制的不同可分为批量内吞(bulk-phase endocytosis)和受体介导的内吞(receptor mediated endocytosis, RME)两类。批量内吞是非特异性的摄入细胞外物质,如培养细胞摄入辣根过氧化物酶。细胞表面的内陷是发生非特异性内吞部位。

受体介导的胞吞作用是一种专一性很强的选择浓缩机制,既可保证细胞大量地摄入特定的大分子,同时又避免了吸入细胞外大量的液体。低密度脂蛋白、运铁蛋白、生长因子、胰岛素等蛋白类激素、糖蛋白等,都是通过受体介导的胞吞作用进行的。

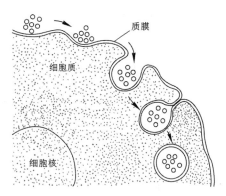

图 1-2-12 胞饮作用

受体介导过程中,一些特定的大分子结合到专一的细胞表面受体,引起受体移动,聚集到质膜一定部位,并向内凹陷,其膜的内侧面形成有刺毛状衣被结构,称为有被小窝(coated pits)。结合于特定细胞表面受体的这些大分子经有被小窝内陷,最终从膜上脱落下来,形成覆盖有衣被的有被小泡。形成的有被小泡在几秒钟内即脱去其包被,形成无被小泡,可再与其他无被小泡融合形成较大的膜泡,称为胞内体。受体介导的内吞具有高效性、高度特异性,其内吞速度比批量胞吞作用快得多,能使细胞大量、专一地摄入和消化特定的大分子,即使这些大分子胞外浓度很低,也能被选择吞入,同时又避免了吸入大量细胞外液体,可使细胞有选择地吞入大量浓集专一的大分子、激素、转铁蛋白及低密度脂蛋白(LDL)等重要大分子(图 1-2-13)。

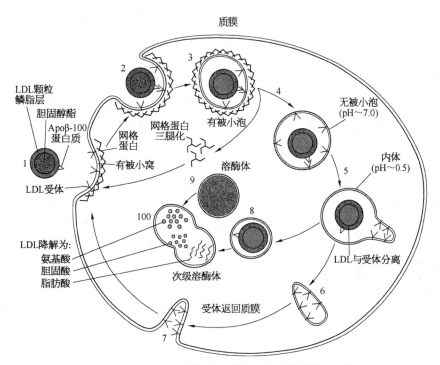

图 1-2-13 LDL 通过受体介导的胞吐作用进入细胞

二、胞吐作用

与细胞的胞吞作用相反,胞吐作用(exocytosis)是将细胞内的分泌泡或其他某些膜泡中的物质通过细胞膜运出细胞的过程。有些大分子物质通过形成小膜泡从细胞内部逐渐移至细胞表面,膜泡与细胞膜相融合,将内容物排出细胞外,也称胞吐作用。细胞内不能消化的物质和合成的分泌蛋白都是通过这种途径排出的。这种细胞的分泌活动分为两种:组成型分泌和调节型分泌。

(一)组成型外排途径

组成型的外排途径(constitutive exocytosis pathway)是指细胞具有将高尔基体反面管网区分泌的膜泡向细胞膜流动并与之融合的稳定过程。在此过程中,运输小泡持续不断地将分泌小泡中的蛋白质释放到细胞外,不需要信号触发。这种分泌活动存在于所有类型的细胞中,组成型外排的物质运输不需要分选信号,从内质网经高尔基体到细胞表面的物质运输是自动进行的。

其作用在于不断向细胞膜供应、更新膜蛋白和膜脂类,确保细胞分裂前细胞膜的生长;向细胞外分泌可溶性蛋白,成为膜外周蛋白、细胞外基质组分、营养成分或信号分子。在粗面内质网中合成的蛋白质除了某些有特殊标志的蛋白质驻留在内质网或高尔基体中或选择性地进入溶酶体和调节型分泌泡外,其余的蛋白质均沿着粗面内质网→高尔基体→分泌泡→细胞表面这一途径完成其转运过程。

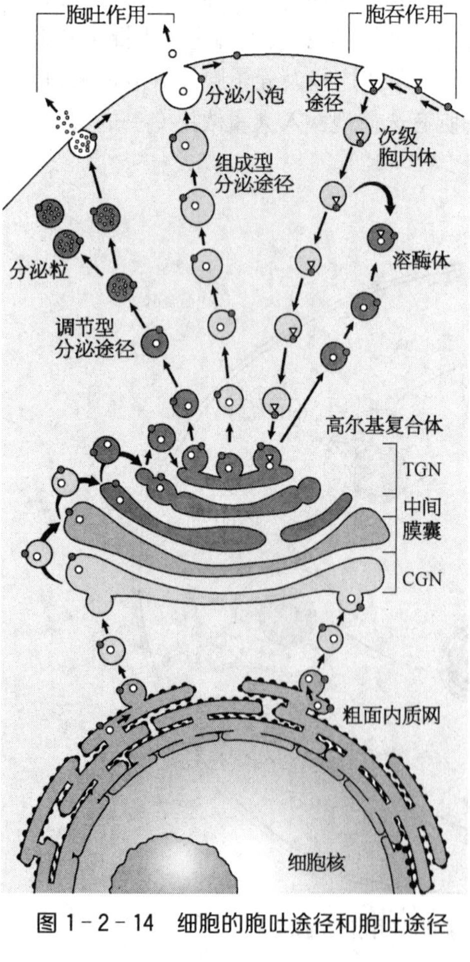

图 1-2-14   细胞的胞吐途径和胞吐途径

(二)调节型外排途径

调节型的外排途径(regulated exocytosis pathway)存在于特化的分泌细胞,如内分泌细胞。在调节型外排途径中,分泌小泡成群聚集在质膜下,只有在细胞外部信号的诱导下,质膜产生胞内信号后小泡才与质膜融合,分泌内含物。所以,这种分泌活动又称诱导型分泌。在这些特化的分泌细胞内,合成一些特殊的产物,如激素、黏液、消化酶等,这些产物的蛋白分选信号存在于蛋白本身,由高尔基体反面管网区上特殊的受体选择性地包装为运输小泡,当细胞在受到胞外信号刺激时,分泌泡与质膜融合并将内含物释放出去。

细胞的胞吞和胞吐作用过程是一个连续的快速的膜移动、膜重排、膜融合过程(图1-2-14),都要消耗代谢能,从这一点讲,也是一种主动运输。因此,任何抑制能量代谢的因素均影响内吞和外排的膜泡运输。

细胞内膜性结构的细胞器彼此有一定的联系,并且可以相互转变。如内质网的膜与核膜相连,高尔基复合体的膜与内质网膜又有密切联系。活细胞的膜系统是处于一种积极的动态平衡状态,即细胞的膜性成分可以更新,可以相互转移。这种细胞膜性结构中膜性成分的相互转变和转移的现象称为膜流(membrane flow)。

第三章　细胞核

导学

生物机体具有的各种生命活动依赖于细胞的完整结构。细胞是生命物质在漫长的演化过程中所形成。自然界中最早出现的细胞结构简单,只有核糖体等少数几种细胞器,没有真正独立的细胞核,只有一个被称为拟核的 DNA 存在的区域,这类细胞称为原核细胞。而构成人体以及高等生物机体的细胞,由于进化地位较高,随着复杂的胞内膜系统的出现,细胞内具有了真正独立的细胞核,这类细胞称为真核细胞。细胞核的出现,使得遗传物质 DNA 被聚集在特定的空间区域,保证了遗传信息的转录和翻译过程在细胞不同的空间区域进行,提高了细胞的代谢效率。

细胞核是真核细胞与原核细胞的根本区别所在。原核细胞中没有真正的细胞核(称为拟核)。有的真核细胞中也没有细胞核,如哺乳动物成熟的红细胞等极少数细胞。细胞核是细胞的控制中心,在细胞的代谢、生长、繁殖、分化中起着重要作用,是细胞内遗传物质储存、复制及转录的主要场所。任何有核细胞一旦失去了核,便失去了其固有的生命功能,就很快趋于死亡。

细胞核的形态、大小、数量及在胞质中的位置均因细胞类型的不同而变化。细胞核的形态大多与细胞的形态相适应,球形和立方形细胞的核为圆形,柱状和菱形细胞的核为卵圆形,细而长的肌细胞的核呈杆状等。一般真核细胞中只有一个核,但肝细胞、肾小管上皮细胞和软骨细胞中可见双核;肌细胞和破骨细胞中细胞核的数目可达上百个;哺乳动物成熟的红细胞中没有细胞核。核的大小在不同的生物和不同生理状态下有所不同,高等动物细胞核直径为 $5\sim10\ \mu m$,核的大小通常用核质比表示:

核质比 ＝细胞核(体积)/ 细胞质(体积)

细胞核的形态在细胞周期各阶段不同,一般将其分为分裂间期和分裂期两个阶段。间期可见到细胞核的全貌,称为间期核。通常所说的细胞核均指间期核,其结构包括核膜,染色质,核仁与核基质四部分(图 1 - 3 - 1)。

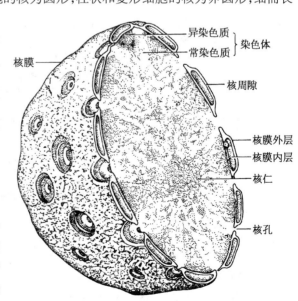

图 1 - 3 - 1　电镜下细胞核立体结构模式图

第一节 核膜与物质运输

核膜(nuclear membrane)包围核质,使细胞核成为细胞中一个相对独立的体系,形成了核内特殊的微环境,对稳定核的形态和化学成分起着十分重要的作用。它的特殊功能之一是把核酸,尤其是 DNA 集中在细胞核中。核膜为不对称的双层膜,是细胞内膜系统的一部分。同时,核膜又是选择性渗透膜,起着控制核和细胞质之间的物质交换的作用,单糖、二糖、氨基酸、染料、核苷、核苷酸、鱼精蛋白、组蛋白、RNA 酶以及 DNA 酶等小分子物质,可以自由通过核膜,但是,对某些离子(如 Na^+)有一定的屏障作用,可是不属于主动运输过程。大分子和小颗粒物质的交换:高分子如 γ球蛋白、白蛋白等进出细胞核要由核孔通过。此外染色体定位于核膜上,有利于解旋、复制、凝缩、平均分配到子核,当细胞分裂开始之初,染色体的聚集开始于核膜,然后由外向内发展。核被膜具有某些生物合成的功能。核膜还参与细胞核的融合过程,在外层核膜表面附着核糖体可以进行蛋白质的合成。

一、核膜与核纤层

核膜主要由蛋白质和脂类组成,蛋白质为65%～75%,所含酶类与内质网极为相似,所不同的是内质网的酶浓度高于核膜。核膜所含脂类也与内质网中的相似,如都含有不饱和脂肪酸、胆固醇和三酰甘油等,由此可见,核膜与内质网关系密切。

电镜下,核膜是多孔状的双层平行排列的单位膜,有内外两层核膜、核周隙、核孔复合体及核纤层等结构(图1-3-2)。

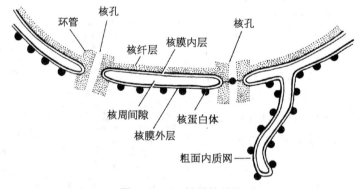

图1-3-2 核膜的结构

(一) 外核膜

外核膜(out nuclear membrane)面向胞质,较内核膜厚,多在4～10 nm,表面附有颗粒状核糖体,形态结构和生化性质与粗面内质网相似,并与之相连,因此所谓核膜实际上是包围核物质的内质网的特化部分,有利于核膜与内质网的物质交流及核膜的更新。外核膜的外表面存在网状分布的中间纤维,参与细胞核在细胞质中的定位。

（二）内核膜

内核膜(inner nuclear membrane)面向核质,表面无核糖体附着,光滑平整。但内表面有一层电子密度高的蛋白质细丝附着,称核纤层。

核纤层纤维直径为 10 nm 左右,纤维纵横排列整齐呈纤维网络状,厚度随不同细胞而异,为30～100 nm。核纤层外与中等纤维相连,内与核基质连接,构成贯穿于细胞核和细胞质的统一网架结构体系,位于内核膜与染色质之间。内核膜上含有核纤层纤维蛋白 B 受体,可为核纤层蛋白 B 提供结合位点,从而使核纤层附着于内核膜上,将核膜固定,稳定核的形态,同时使核膜具有一定的强度。核纤层可与核内染色质的特定区段结合。核纤层与核膜、染色质及核孔复合体在结构上有密切联系,为它们提供结构支架,起介导作用。因此,间期细胞中的核纤层具有维持细胞核形态的作用;而在细胞分裂期,核纤层通过磷酸化与去磷酸化过程参与核膜的崩解与重组。

（三）核周隙

核周隙(perinuclear space)是位于内外核膜之间的腔隙,宽度为 20～40 nm,可随细胞的生理和病理状态而变化,内含有多种蛋白质和酶。核周隙与细胞质中的内质网腔是相通的,它不仅是核质与胞质之间物质交换的重要通道,也是核与质之间的生理缓冲地带。

二、核孔复合体与物质运输

核膜上由于内外核膜彼此融合而成的孔状结构,称为核孔(nuclear pores)。核孔直径为 40～150 nm,大多为 50～70 nm。核孔的数目与细胞的种类和代谢状态有关,在分化程度低、功能旺盛以及核仁大的细胞中,核孔数目较多。

电镜下,核孔并非简单的孔洞,而是由蛋白质以特定方式构成的复合结构,称为核孔复合体(nuclear pore complex, NPC)(图 1-3-3)。

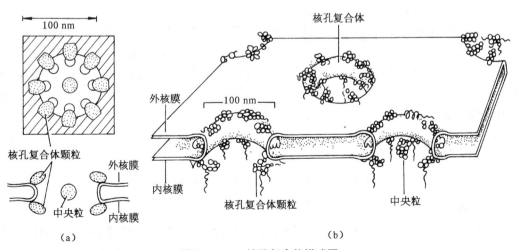

图 1-3-3　核孔复合体模式图

(a) 顶面观和中心垂直切面。"中心颗粒"在有些孔中可以看到,而在另一些孔中看不到。虽然这些颗粒可能是孔的组成部分,但人们往往认为它们是正在运送物质过孔时被拍摄的大复合体;(b) 一小块核膜的三维图像

关于核孔复合体的结构,近几年提出的捕鱼笼式核孔复合体模型较受关注。该模型认为由胞质环(cytoplasmic ring)、核质环(nuclear ring)、辐(spokes)和中央栓(central plug)等结构成分构成

核孔复合体。胞质环和核质环分别与外核膜和内核膜相连,组成核孔复合体的胞质面和核质面,环上分别对称地连有伸向胞质和核内的8条纤维;核内纤维末端形成一个8个颗粒构成的终末环,这样由核质环、核内纤维和终末环形成核篮(nuclear cage)的结构,类似"捕鱼笼"(fish-trap);辐连接胞质环与核质环构成核孔的壁,并由核孔边缘伸向中心。颗粒状或棒状的中央栓由跨膜蛋白组成,位于核孔中央,对核孔复合体在核膜上的锚定有一定作用(图1-3-4)。

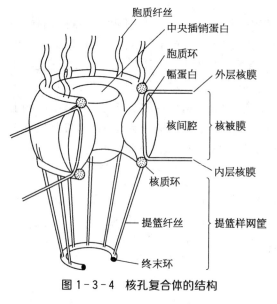

图1-3-4 核孔复合体的结构

核孔复合体在核选择性的物质转运中起重要作用,是细胞核和细胞质之间的双向物质运输通道。细胞核中转录加工形成的RNA、组装完成的核糖体大、小亚基前体通过核孔复合体运送到胞质;细胞核中DNA复制、RNA转录所需的各种酶,经核孔复合体从细胞质运送到细胞核内。因此,核孔复合体可以看作是一种特殊的跨膜运输蛋白复合体,并且是一个双功能、双向性的亲水性核质交换通道。

第二节 染色质与基因

染色质(chromatin)是间期细胞核内能被碱性染料染色的物质,是细胞内遗传物质的载体。染色质呈丝状,它们在核内的螺旋程度不一,螺旋紧密的部分染色较深,螺旋疏松的部分染色较浅,在光镜下染色质呈现颗粒状,不均匀地分布于细胞核中。染色体(chromosome)是在细胞有丝分裂时,染色质细丝高度螺旋化形成的较粗的棒状和杆状结构。染色质和染色体是同一物质在细胞分裂间期和分裂期的不同形态表现。

一、染色质的 DNA 和蛋白质

染色质的化学成分主要是DNA和蛋白质,此外有少量的RNA。

(一) DNA

DNA是染色质中重要的化学成分,携带有大量遗传信息。同种生物细胞内DNA的结构和含量恒定。一般来说,DNA的含量随生物的进化程度增加而增加,但也有例外。真核细胞中DNA碱基序列可分为3种类型。

1. 单一序列(unique sequence) 又称非重复序列,在一个基因组中一般只有一个拷贝,在人类基因组中占60%~65%,包含绝大多数结构基因。结构基因一般指负责编码蛋白质氨基酸序列的基因。

2. **中度重复序列**（moderately repetitive sequence）　在人基因组中占 20%～30%，有 10^4～10^5 个拷贝，一般是非编码序列，大部分中度重复序列与基因表达的调控有关，包括调控 DNA 复制的起始，促进或终止转录等，它们可能是与 DNA 复制和转录的起始、终止等有关的酶和蛋白质因子的识别位点。也有一些是具有编码功能的基因，如 rRNA 基因和 tRNA 基因等。这类重复序列往往构成序列家族出现在基因组的许多位置上，有些同单一序列间隔排列。

3. **高度重复序列**（highly repetitive sequence）　这些重复序列的长度为 6～200 碱基对，高度重复序列在基因组中重复频率高，拷贝数可达 10^5 以上，在基因组中所占比例随种属而异，占 10%～60%，在人基因组中约占 10%，多分布在染色体的着丝粒区和端粒区，大多组成异染色质。

（二）蛋白质

构成染色质的蛋白质可分为组蛋白（histone）和非组蛋白（non-histone）

1. **组蛋白**　是染色质蛋白含量最高的一种，总量约与 DNA 相当。组蛋白相对分子质量较小，含精氨酸和赖氨酸等碱性氨基酸特别多，两者加起来约为所有氨基酸残基的 1/4，故属碱性蛋白质。组蛋白与带负电荷的双螺旋 DNA 结合成 DNA-组蛋白复合物。组蛋白与 DNA 结合阻止 DNA 聚合酶进入 DNA 复制起点，从而抑制 DNA 的复制，结合组蛋白的 DNA 也抑制 RNA 聚合酶的转录。

组成染色质的组蛋白有 5 种，即 H_1、H_2A、H_2B、H_3 和 H_4 组蛋白。除 H_1 外，其他 4 种组蛋白组成核小体的核心颗粒，没有种属和组织特异性，特别是 H_3 和 H_4 在进化上高度保守。例如，豌豆和牛在进化上分歧有 3 亿年，但 H_4 的 100 个氨基酸残基中仅有 2 个不同。H_1 组蛋白可将相邻的核小体包装成染色质丝，相对分子质量较大，约含 220 个氨基酸残基，有一定的种属和组织特异性，进化上较不保守。

2. **非组蛋白**　是染色质中除组蛋白以外所有蛋白质的统称，属酸性蛋白质，富含带负电荷的天冬氨酸、谷氨酸等酸性氨基酸。非组蛋白种类繁多，功能各异，与组蛋白相比，数量很少。非组蛋白具有种属和组织特异性，能识别染色体上高度保守的特异 DNA 序列并与之结合，故又称序列特异性 DNA 结合蛋白（sequence-specific DNA - binding protein）。因此，非组蛋白在染色体的构建、基因复制的启动、基因转录的调控方面具有重要的作用。

染色质中的 RNA 含量很低，不同物种中含量变化较大，是染色质的正常组分，还是新合成的各类 RNA 前体，尚无定论。

二、染色体的结构

人的体细胞中有 46 条染色体，即 46 个 DNA 分子，约 6×10^9 bp，总长 174 cm，这么长的 DNA 分子如何存在于细胞核中？显然，DNA 分子必定经过高度有序的折叠和包装过程，这对基因准确地复制和表达是非常重要的。目前普遍认为染色质纤维由若干个核小体排列成串，进一步折叠、压缩，包装成染色体。

（一）核小体

核小体（nucleosome）是染色质中 DNA、RNA 和蛋白质组装形成的一种致密结构形式，是染色质的基本结构单位。核小体由核心颗粒（core particle）和连接区 DNA（linker DNA）两部分组成，电镜下呈念珠状。核心颗粒由组蛋白 H_2A，H_2B，H_3 和 H_4 各两分子构成核小体的盘状核心结构（又称核心组蛋白），长度约 140 bp 的 DNA 超螺旋链缠绕组蛋白八聚体 1.75 圈；连接区包括两相邻核心颗粒间约 60 bp 的连接 DNA 和位于连接区 DNA 上的组蛋白 H_1。H_1 组蛋白在核小体核心 DNA

进出处与连接 DNA 结合,具有稳定 DNA 的作用。组蛋白与 DNA 之间的相互作用主要是结构性的,基本不依赖于核苷酸的特异序列。

如果每个核小体的 DNA 分子长度平均以 200 个碱基对计算,那么平均每个 DNA 分子的全长大约形成 60 万个核小体,将每个 DNA 分子所构成的全部核小体称为"核小体串"。一串一串的核小体形成了直径 10 nm 的细丝,电镜下清晰可见。200 bp 的核小体 DNA 长度约为 70 nm (3.4 nm×200),核小体核心的直径约为 10 nm,由于核小体的形成,DNA 的长度压缩了 7 倍(图 1-3-5)。核小体组成的串珠状纤维是染色质的一级结构。

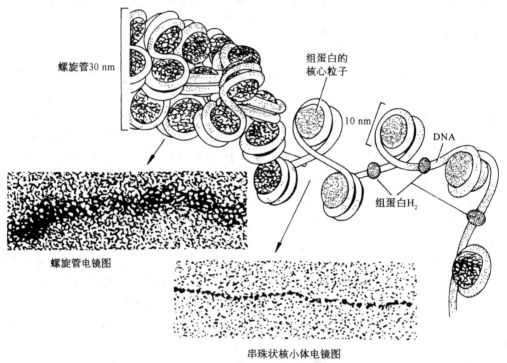

图 1-3-5 核小体结构图解

(二) 螺线管

电镜下观察经温和处理的细胞核,可见直径为 30 nm 的染色质纤维,实际上是核小体串螺旋形成的中空的线状结构,称为螺线管(solenoid)。组蛋白 H_1 位于螺线管的内侧,组蛋白 H_1 有一球状中心和两个氨基酸臂,前者与自身核小体核心的特异位点结合,后者与相邻的核小体八聚体结合,是螺线管形成和稳定的关键因素。

螺线管是由核小体螺旋化形成,每 6 个核小体绕一圈,长度压缩 6 倍,也将 DNA 的长度压缩了 42 倍。直径 30 nm 的螺线管是染色质的二级结构。

(三) 染色质的高级结构

从螺线管到染色质的高级结构究竟怎么演化的还不十分清楚。目前得到广泛认可的有多级螺旋模型(multiple coiling model)和染色体支架-放射环模型(scaffold-radial loop structure model)。

多级螺旋模型认为染色质的三级结构为超螺线管(super-solenoid),是螺线管进一步螺旋化形成的直径为 0.4 μm 的圆桶状结构,DNA 分子的长度压缩 40 倍,是染色体包装的三级结构。超螺线管进一步螺旋折叠形成直径 1~2 μm、长度 2~10 μm 的结构——染色单体(chromatid),是染色质包装的四级结构,DNA 分子的长度压缩 5 倍。一个 DNA 分子被最终包装成染色单体,总长度压缩了 8 400 倍(图 1-3-6)。

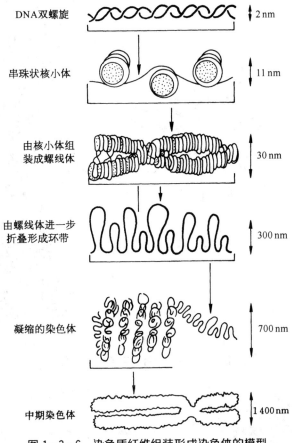

DNA双螺旋　　2 nm

串珠状核小体　　11 nm

由核小体组装成螺线体　　30 nm

由螺线体进一步折叠形成环带　　300 nm

凝缩的染色体　　700 nm

中期染色体　　1 400 nm

图 1-3-6　染色质纤维组装形成染色体的模型

染色体支架-放射环模型认为染色质上的非组蛋白组成染色体支架,姐妹染色单体的非组蛋白支架在着丝粒处相连,构成染色体的框架。螺线管一端与支架结合,另一端沿支架纵轴向周围呈环状迂回,最后回到支架,即折叠成放射环,或称袢环。在染色体的横切面上有 18 个袢环,称为微带(miniband),是染色体的三级结构。每个袢环的 DNA 含有 315 个核小体,长约 63 000 bp。染色单体是染色体的四级结构(图 1-3-7)。

三、常染色质和异染色质与基因激活

间期细胞核内的染色质,根据形态特征和染色性能,分为常染色质(euchromatin)和异染色质(heterochromatin)。

常染色质是指间期核内染色质纤维折叠压缩程度低,即螺旋化程度低,处于伸展状态,用碱性染料染色时着色浅的那些染色质,多分布于核的中央,少量伸入到核仁内。构成常染色质的 DNA 主要是单一序列 DNA 和中度重复序列 DNA(如组蛋白基因和 tRNA 基因),在一定条件下可进行复制和转录,调控细胞的代谢活动。常染色质并非所有基因都具有转录活性,处于常染色质状态只是基因

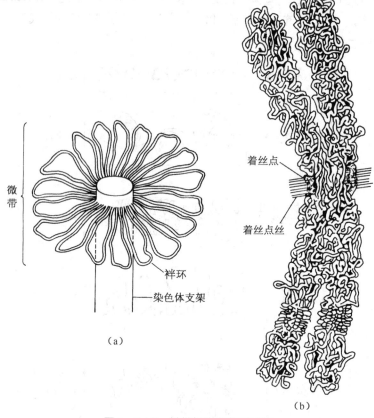

着丝点

着丝点丝

微带

袢环

染色体支架

（a）

（b）

图1-3-7 微带与染色体模式图

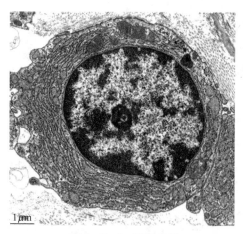

1μm

图1-3-8 常染色质

转录的必要条件,而不是充分条件(图1-3-8)。

异染色质是指间期核内碱性染料染色时着色较深,高度螺旋化,盘曲比较紧密的染色质纤维丝。异染色质多分布于核内膜的边缘,核孔的周围,部分与核仁结合,成为核仁相随染色质的一部分。与常染色质相比,异染色质是转录不活跃部分。分化程度高的细胞,核内异染色质的含量多。

异染色质分为结构异染色质和兼性异染色质两种类型。结构异染色质是指各类细胞在整个细胞周期内处于凝集状态的染色质,多定位于着丝粒区、端粒区。兼性异染色质是在一定细胞类型或在生物一定发育阶段凝集,并丧失转录活性的异染色质。兼性异染色质在胚胎细胞中的含量较少,而在高度特化的细胞中的含量较多,说明在细胞的分化过程中,较多的基因逐渐以凝聚状态而关闭。如雌性哺乳动物含一对X染色体,其中一条始终是常染色质,但另一条在胚胎发育的第16～18日变为凝集状态的异染色质,该条凝集的X染色体在间期形成染色深的颗粒。

常染色质和异染色质在结构、位置和功能上有明显的区别,但两者的区分不是绝对的,两者的化学本质是相同的,因此常染色质和异染色质只是染色质的不同存在状态,而且两种状态在一定条件下可以相互转化。

对绝大多数细胞而言,在特定阶段具有转录活性的记忆只占基因总数的 10% 以下,90% 以上的基因在转录上是不活跃的。根据染色质上基因转录活性的不同可将染色质分为活性染色质和非活性染色质。活性染色质是指具有转录活性的染色质。活性染色质的核小体发生构象改变,具有疏松的染色质结构,从而便于转录调控因子与顺式调控元件结合和 RNA 聚合酶在转录模板上滑动。活性染色质具有 DNase I 超敏感位点(DNase I hypersensitive site),每个活跃表达的基因都有一个或几个超敏感位点,大多位于基因的启动子区域,100~200 bp,可能是 RNA 聚合酶、转录因子或调控因子的结合位点;活性染色质很少有组蛋白 H_1 与其结合;活性染色质的组蛋白乙酰化程度高,乙酰化一般是活性染色质的标志;活性染色质的核小体组蛋白 H_2B 很少被磷酸化;活性染色质中核小体组蛋白 H_2A 在许多物种很少有变异形式;组蛋白 H_3 的变种 $H_{3.3}$ 只在活跃转录的染色之中出现;非组蛋白 HMG14 和 HMG17 只存在于活性染色质,且在进化中高度保守,平均 10 个核小体中就有 1 个与 HMG14 和 HMG17 结合。非活性染色质是指不具有转录活性的染色质。

第三节　核　仁

核仁(nucleolus)是真核细胞间期核中最明显的结构,多为圆球形,光镜下为均质无包膜、折光性强的海绵状球体。核仁的大小、形状、数目随生物的种类、细胞类型和细胞代谢状态而变化。蛋白质合成旺盛、活跃生长的细胞,如分泌细胞、卵母细胞的核仁大,可占总核体积的 25%,蛋白质合成能力不活跃的细胞,如肌肉细胞、精子,其核仁很小,甚至没有。核仁通常位于核的一侧,也可移到核膜边缘。

在细胞周期中,核仁是一个高度动态的结构,在有丝分裂期间表现出周期性的消失与重建。细胞分裂时核仁消失,分裂结束后两个子细胞分别产生新的核仁。核仁随细胞周期的变化而变化,即形成—消失—形成,称为核仁周期。

一、核仁的超微结构

(一)核仁的化学组成

核仁的主要成分是蛋白质,占核仁干重的 80%,种类有 100 余种,如核糖体蛋白、组蛋白、非组蛋白、RNA 蛋白酶、DNA 蛋白酶等多种酶类。核仁中 RNA 的含量约占干重的 10%,DNA 的含量约占核仁干重的 8%。另外,核仁中还存在微量脂类。

(二)核仁的超微结构

在电镜下观察,核仁属于非膜相结构,呈较高电子致密度的海绵状球形,包括纤维中心(fibrillar component, FC)、致密纤维组分(dense fibrillar component, DFC)及颗粒组分(granular, GC)三个不完全分割的区域。

1. **纤维中心**　在电镜下,纤维中心是近似圆形、浅染的低电子密度区域,rRNA 基因—rDNA 存在的部位。特定染色体区域伸入核仁形成 DNA 袢环,其上的 rDNA 高速转录成 rRNA,参与核仁的形成。一个 rDNA 襻环称为一个核仁组织者(nucleolus organizer),10 个 rDNA 襻环称为核仁组织区(nucleolus organizer regions, NORs),实际上,在细胞核中往往形成一个较大的核仁。

在间期细胞核中分布于核仁中的染色质称为核仁相随染色质(nucleolus associated chromatin),分为两种,其中包围在核仁周围的异染色质称为核仁周围染色质(perinucleolar chromatin),伸入核仁内的常染色质称为核仁内染色质(intranucleolar chromatin),其上含有rDNA。

2. 致密纤维成分 在核仁中,致密纤维成分的电子密度最高,由原纤维丝组成,其内含有正在转录的 rRNA、核糖体蛋白等。

3. 颗粒成分 通常位于核仁的周围,是处于不同成熟阶段的核糖体亚基前体颗粒,由 RNA 和蛋白质组成。代谢旺盛的细胞中,颗粒成分是核仁的主要结构,核仁往往较大。

核仁基质为核仁中的一些无定形物质,电子密度低,与核基质相互沟通。核仁的颗粒成分、纤维中心、致密纤维成分 3 种基本结构均存在于核仁基质中。

二、核仁的功能

核仁的主要功能是进行 rRNA 的合成和核糖体大、小亚基的组装。真核细胞中,除 5SrRNA 外,其余的 rRNA 都在核仁中合成。核糖体蛋白质在细胞质中合成后运送到核仁中,与其内的 rRNA 结合形成核糖核蛋白复合体,而后经加工分别形成核糖体的大、小亚基,然后通过核孔进入胞质,结合成核糖体,作为蛋白质的合成场所。

在电镜下可以看到 rRNA 基因转录的形态学特征。核仁内染色质上含有 rRNA 基因,这段 rDNA 核心的中央部分形成长轴纤维,沿着此方向出现一系列重复的箭头状结构,每个箭头状结构代表一个 rDNA 的转录单位,长度约 13 nm,两个箭头之间的裸露部分称为间隔片段,不具有转录功能,箭头的尖端是 rRNA 基因的转录起点,箭头的基部则为转录的终点,一个转录单位上约有 100 多个 RNA 聚合酶,从起点向终点转录 rRNA,随着 RNA 链的逐渐加长,形成了明显的箭头状结构(图 1 - 3 - 9)。

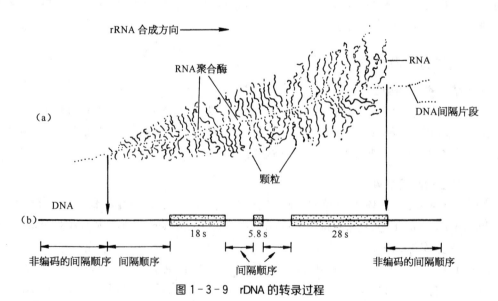

图 1 - 3 - 9 rDNA 的转录过程

人类细胞单倍体基因组中约含有 200 个 45S rRNA 基因,串联成簇排列在 13 号、14 号、15 号、21 号和 22 号染色体的短臂上。人类核仁内转录的 45S rRNA,长约 13 kb,经过剪切、加工、修饰而成 3 种 rRNA,即 28S rRNA(约 5 kb)、18S rRNA(约 2 kb)和 5.8S rRNA(约 0.16 kb),其余 6 kb 在核内降解。18S rRNA 同约 33 种核糖体蛋白形成 40S 核糖体小亚基,28S rRNA、5.8S rRNA 和来自核质的 5S rRNA 与约 49 种核糖体蛋白质形成 60S 核糖体大亚基。核糖体大、小亚基只有运送到细胞质中,才能组装成完整的核糖体,避免在核中就开始翻译蛋白质,使真核细胞的转录和翻译在不同的时空进行。

第四章 核糖体

导学　　核糖体是由 rRNA 和蛋白质组成的一种颗粒状细胞器,是细胞合成蛋白质的重要场所。核糖体普遍存在于原核细胞和真核细胞的细胞质内,许多核糖体附着在内质网的膜表面,称为附着核糖体,还有一些不附着在膜上,成游离状态,分布在细胞基质内,称游离核糖体。

核糖体(Ribosome)是由 50 多种蛋白质和 rRNA 分子组成的颗粒状细胞器,是细胞合成蛋白质的重要场所。1953 年 Robinson 和 Brown 用电镜观察植物细胞发现了这种颗粒结构。1955 年 Palade 在动物细胞中也观察到类似的结构,称之为"Palade 颗粒"。1958 年,Roberts 根据其富含核苷酸的特点,将这种蛋白颗粒命名为核糖核蛋白体,简称核糖体或核蛋白体。核糖体普遍存在于原核细胞和真核细胞的细胞质内,核仁、核基质、核外模、线粒体基质中都存在着核糖体,甚至于最简单的细胞支原体中也存在核糖体。然而,非细胞形态的病毒和哺乳动物成熟的红细胞中并没有核糖体。

第一节 | 核糖体的类型与结构

真核细胞核糖体的沉降系数为 80S(表 1-4-1),而线粒体、叶绿体以及原核细胞核糖体的沉降系数为 70S。在真核细胞中,很多核糖体附着在内质网的膜表面,称为附着核糖体。还有一些不附着在膜上,成游离状态,分布在细胞基质内,称游离核糖体。

表 1-4-1　真核细胞核糖体的组成

来　源	沉降系数	分子质量(kDa)	rRNA		蛋白质总数	rRNA/蛋白质
			种类	核苷酸数		
大亚基	60S	3 000	28S	5 000	45(45~50)	55/45
			5.8S	160		
			5S	120		
小亚基	40S	1 500	18S	2 000	33(30~40)	45/55

在电镜下,核糖体是一种电子密度较高的圆形或椭圆形致密小颗粒,直径为 25～30 nm。每个核糖体包含大、小两个亚基,它们组合在一起形成一个完整的核糖体,质量数百万道尔顿。大亚基侧面观略呈圆锥形,在一侧深处有 3 个凸起,称为中心突、柄和嵴。小亚基侧面观略呈弧形,可分为头部、基部和平台三部分。当大小亚基结合时,两者凹陷的部位相互对应,于是在结合面上形成一个空隙,可以允许一条 mRNA 分子通过。(图 1-4-1)小亚基提供了与 tRNA 与 mRNA 密码子精确匹配的阅读框,而大亚基催化肽键的合成将氨基酸连接在一起形成多肽链。核糖体大小亚基常游离于细胞基质中,当小亚基结合 mRNA 后,大亚基才与其结合,形成完整的核糖体。此外,在大亚基的中央还有一与其底面相垂直的中央管,在蛋白质合成时,新合成的多肽链经中央管释放出来,以保护多肽链不受蛋白质水解酶的分解。

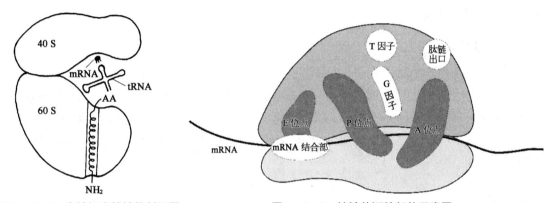

图 1-4-1　真核细胞核糖体剖面图　　　　图 1-4-2　核糖体活性部位示意图

核糖体上具有一系列的活性位点,参与提供蛋白质合成过程中所需要的酶与空间构象,以保证翻译过程的高效进行。其中包含 4 个 RNA 分子结合位点(图 1-4-2):其中一个位点与 mRNA 结合,另外 3 个位点与 tRNA 结合,包括 A 位点(aminoacyl site),P 位点(petidyl site)和 E 位点(exit site);以及 GPT 酶位点(G 因子)和肽基转移酶位点(T 因子)。具体功能如下:

(1) A 位点:也称氨酰基位点或受位,主要在大亚基上,与氨酰 tRNA 结合。

(2) P 位点:也称肽酰基位点或供位,主要在大亚基上,与延伸中的酰肽 tRNA 结合,是肽酰基- tRNA 移交肽链后,tRNA 被释放的部位。

(3) E 位点:肽酰转移后与即将释放 tRNA 结合位点。

(4) 鸟苷三磷酸酶位:鸟苷三磷酸酶又称 GTP 酶,简称 G 因子,可水解 GTP,为催化肽酰基- tRNA 由 A 位移位到 P 位提供能量。

(5) 肽基转移酶位:肽基转移酶简称 T 因子,位于大亚基上,其作用是在肽链合成过程中催化氨基酸之间形成肽键。

第二节　核糖体的功能

核糖体的主要功能是参与蛋白质的生物合成。核糖体在蛋白质合成体系中相当于装配工厂的作用,能促进 tRNA 携带的活化氨基酸缩合成肽。在合成蛋白质时,核糖体大、小亚基聚在一起,构成一个完整的核糖体结构,多个核糖体被 mRNA 串联在一起高效地进行蛋白合成。这种具有特殊功能与形态结构的核糖体与 mRNA 的聚合体称为多聚核糖体(polyribosome)。游离于细胞质的多聚核糖体为螺旋状或花簇状几何体。多聚核糖体中单个核糖体的数目取决于 mRNA 的长度,一般有 3～6 个,有的多到几十个甚至上百个。例如,鸡胚肌细胞合成肌球蛋白的 mRNA 分子上有 60 个单体。

蛋白质的生物合成是一个复杂的过程,经过遗传信息模板 DNA 在 RNA 聚合酶的作用下,按照 A—T、G—C 的碱基互补配对原则,形成 mRNA,这个过程称为转录。然后,以 mRNA 为模板,在 tRNA、酶等多因素的参与下,经活化的氨基酸装配成多肽链,这个过程称为翻译。由此可见,蛋白质合成的决定因素在于 DNA,具体过程发生于核糖体上。遗传信息就是按照这种规律进行有效传递的,这个规律就是"中心法则"。

一、遗传密码

遗传信息蕴藏在 DNA 分子的 4 种碱基的不同组合中,通过转录传递到 mRNA 分子中。mRNA 也是由 4 种碱基组成,每三个相邻的碱基决定了合成的多肽链中一种氨基酸,称为三联体密码(triplet codon)或密码子(codon)。在 1966 年,与 20 种氨基酸相对应的 64 种密码子已全部发现,所有 64 种密码子总称遗传密码(genetic codon),其中,起始密码子为 AUG,终止密码子为 UAA、UAG 和 UGA(表 1-4-2)。

表 1-4-2 遗传密码表

第一个核苷酸	第二个核苷酸				第三个核苷酸
	U	C	A	G	
U	苯丙氨酸	丝氨酸	酪氨酸	半胱氨酸	U
	苯丙氨酸	丝氨酸	酪氨酸	半胱氨酸	C
	亮氨酸	丝氨酸	——终止密码	——终止密码	A
	亮氨酸	丝氨酸	——终止密码	色氨酸	G
C	亮氨酸	脯氨酸	组氨酸	精氨酸	U
	亮氨酸	脯氨酸	组氨酸	精氨酸	C
	亮氨酸	脯氨酸	谷氨酰胺	精氨酸	A
	亮氨酸	脯氨酸	谷氨酰胺	精氨酸	G
A	异亮氨酸	苏氨酸	天冬酰胺	丝氨酸	U
	异亮氨酸	苏氨酸	天冬酰胺	丝氨酸	C
	异亮氨酸	苏氨酸	赖氨酸	精氨酸	A
	甲硫氨酸	苏氨酸	赖氨酸	精氨酸	G
G	缬氨酸	丙氨酸	天冬氨酸	甘氨酸	U
	缬氨酸	丙氨酸	天冬氨酸	甘氨酸	C
	缬氨酸	丙氨酸	谷氨酸	甘氨酸	A
	缬氨酸	丙氨酸	谷氨酸	甘氨酸	G

遗传密码具有以下特征:

1. **密码子的方向性** 密码子的阅读方向是与 mRNA 的合成方向或者 mRNA 的编码方向一致,即 $5' \rightarrow 3'$。例如,$5'-UUG-3'$ 与 $5'-GUU-3'$ 是不能等同的,前者代表亮氨酸,后者代表缬氨酸。

2. 密码子的简并性(兼并性)　由表1-4-2可以看出,许多氨基酸可以由一个以上的三联体密码编码,如 CUC、CUA、CUG、CUC 都编码亮氨酸。这种由几种密码子编码同一种氨基酸的现象称为密码子的简并性(degeneracy)。为同一种氨基酸编码的不同密码子,互为同义密码子(synonymous codon)。此外,一个密码子可以有两种作用,如 AUG 既是起始密码子,又是甲硫氨酸的密码子。

3. 密码子的通用性　从病毒、原核细胞到真核细胞在蛋白质的生物合成中都使用同一套遗传密码,即三联体码,这就是遗传密码的通用性。

4. 密码子是不重叠、无标点符号的　密码子的阅读顺序应当是从 mRNA 的 $5' \rightarrow 3'$ 方向连续进行,每次 3 个碱基,一个接一个,既不重叠,也不间隔。

二、氨酰-tRNA 的合成

由于 mRNA 的密码子不能直接识别氨基酸,所以氨基酸必须现予相应的 tRNA 结合形成氨酰-tRNA,才能运到核糖体上。tRNA 以其反密码子来辨认 mRNA 的密码子,通过碱基互补形成氢键连接,将相应的氨基酸转运到核糖体上,进行蛋白质的合成。

在氨酰-tRNA 合成酶催化下,氨基酸上的羧基与 ATP 反应,形成一种高能中间产物——氨酰-腺苷酸。

$$氨基酸 + ATP + 酶 \rightarrow [酶 \cdot 氨基酸 \cdot AMP] + PP$$

同样在氨酰-tRNA 合成酶催化下,氨酰-腺苷酸的羧基结合到特定的 tRNA $3'$-CCA 的 A 残基上,先与形成氨酰-tRNA。

$$[酶 \cdot 氨基酸 \cdot AMP] + tRNA \rightarrow 氨基酸 \cdot tRNA + AMP + 酶$$

氨酰-tRNA 合成酶具有高度特异性,它既能识别特定的氨基酸,又能识别特定的 tRNA,从而将特定的氨基酸转移给特定的 tRNA。每一种氨基酸至少有一种氨酰基-tRNA 合成酶,但 tRNA 的种类却多达数十种。因此,就可能出现同一种氨基酸与不同 tRNA 结合的现象,这些能携带同一种氨基酸的不同 tRNA 称为同功 tRNA(isoacceptor tRNA)。

三、蛋白质合成

蛋白质合成又称为蛋白质翻译,将整个蛋白合成过程分为 3 个阶段:肽链合成的起始,肽链的延伸和肽链合成的终止与释放。

(一)肽链合成的起始

在蛋白质翻译的起始阶段,起始因子(initiation factors, IF)结合到核糖体小亚基上,帮助其与 mRNA 相结合。在起始因子 IF3 的作用下,核糖体 30S 小亚基附着于 mRNA 的起始信号部位,第一个氨酰-tRNA 在起始因子 IF2 和 GTP 作用下连接到 30S 小亚基上,起始因子 IF1 起辅助作用,形成 30S 起始复合体。

30S 起始复合体一经形成,IF3 即行脱落,50S 大亚基随之与其结合进而形成大亚基、小亚基、mRNA 等共同构成的复合体——多聚核糖体。此时,甲酰甲硫氨酰-tRNA 占据了核糖体的 P 位,空着的 A 位准备接受下一个氨酰-tRNA。

（二）肽链的延伸

起始复合物形成，随后起始肽链的延伸过程。在肽链的延伸过程中涉及两种延长因子（elongation factor，EF），分别称为 EF-T 和 EF-G（真核细胞为 EF-1 和 EF-2）。EF-T 的作用是与氨酰-tRNA 和 GTP 结合形成一种复合物，并将它们带到核糖体上，EF-G 的作用主要是帮助肽酰-tRNA 由核糖体的 A 位移向 P 位。此外，肽链的延长尚需 GTP 供能以加速翻译过程。

当起动复合体形成后，甲酰甲硫氨酰-tRNA 结合在核糖体的 P 位，A 位空着。在 EF-T 和 GTP 的共同参与下，按 A 位 mRNA 密码子所决定的第 2 个氨酰-tRNA 进入 A 位。

当氨酰-tRNA 进入 A 位后，P 位和 A 位均被占据。在肽基转移酶的作用下，将 P 位上的 tRNA（起始后的第 1 次延长时为甲酰甲硫氨酰-tRNA；第 2 次及以后的延长时为肽酰-tRNA）所携带的甲酰甲硫氨酰基（或肽基）转移给 A 位上新进入的氨酰-tRNA 的氨基酸上，即由 P 位上的氨基酸提供羧基，与 A 位的氨基酸的氨基结合，脱去 1 分子水，形成肽键。

P 位上卸下氨基酸的 tRNA 离开核糖体，而 A 位的 tRNA 负载的不再是一个氨酰基，而是一个二肽酰基（或多肽酰基）。然后，在 EF-G 和 GTP 的作用下，核糖体沿 mRNA$5'\rightarrow3'$ 方向相对移动一个密码子的距离，使下一个密码子能准确地定位于 A 位处。在此过程中，携带二肽的 tRNA 从 A 位转位至 P 位，而位于 P 位的 tRNA 转运至 E 位。处于 E 位的脱氨酰-tRNA 离开核糖体。在转位的过程中，新空出的 A 位又可接纳新的氨酰-tRNA，开始新的延伸循环过程，肽链逐渐延长。

（三）肽链合成的终止与释放

当核糖体沿 mRNA 移动而使 mRNA 的终止密码子（UAA、UGA、UAG）中的任何一个出现在 A 位时，由于它不能被任何氨酰-tRNA 的反密码子识别，于是肽链合成终止。核糖体上有终止因子或释放因子（releasing factor，RF）能识别这些终止密码子，当其在 A 位上与终止密码子结合后，也能激活肽基转移酶，使肽酰-tRNA 之间的酯键被水解切断，于是多肽链便从核糖体及 tRNA 上释放出来，而后经一定的加工修饰形成具有一定空间结构的蛋白质分子。此时的核糖体也与 mRNA 分离，并解离为大、小两个亚基，可重新投入另一次肽链的合成过程。

以上是在单个核糖体上的蛋白质合成过程。事实上，细胞内蛋白质的生物合成是由多聚核糖体合成的。当一个个核糖体先后从同一个 mRNA 的起始密码子开始移动，一直到终止密码子时，每个核糖体可独立合成一条多肽链，所以这种多聚核糖体可以在一条 mRNA 链上同时合成多条相同的多肽链，这就大大提高了蛋白质合成的效率。

细胞内核糖体合成的蛋白质，从功能上可以分为结构蛋白和外输蛋白（分泌蛋白）两大类。结构蛋白主要由游离核糖体合成，多分布于细胞质基质，如供细胞本身生长代谢所需要的酶、组蛋白、肌球蛋白、核蛋白体蛋白等。外输蛋白主要由附着核糖体合成，这些蛋白质合成后大多从细胞分泌出去，如免疫球蛋白、肽类激素、消化酶等。不过，这种划分不是绝对的，如某些结构蛋白（溶酶体酶蛋白，膜嵌蛋白等）是由附着核糖体合成的。

在真核细胞内，由核糖体合成的蛋白质必须被精确地分选并定向转运到细胞核、线粒体、内质网、溶酶体、过氧化物酶体等各个部位，才能保证生命活动的正常进行。

第五章　细胞内膜系统

导学

真核细胞在进化上一个显著特点是形成了发达的细胞内膜系统,将细胞内环境分隔成许多功能不同的区室。这些区室既有各自独立的结构和功能,又有密切的联系。它们的膜结构通过蛋白质分选和膜泡运输可以实现相互转换。细胞内膜系统包括细胞核、内质网、高尔基体、溶酶体、内体等五类膜性细胞器,广义上有时也把线粒体和过氧化物酶体等膜性细胞器归为内膜系统。不同的膜性细胞器功能不一样,细胞内合成的蛋白质需要定向转运到这些膜性细胞器内,从而执行其功能。如果转运异常就会引起相应的疾病。

在真核细胞中,存在着许多由膜包被而形成的细胞器,其中内质网、高尔基体、溶酶体、细胞核和内体等五类膜性细胞器组成一个在结构、功能或发生上具连续性的膜系统,称为内膜系统(endomembrane systems)。广义的内膜系统概念也包括线粒体、过氧化物酶体等细胞内所有膜结构的细胞器。

在所有真核细胞中,细胞核是最主要的细胞器,一般位于细胞的中央,有两层膜结构,其外膜与内质网膜相连。内质网是相互连接的扁状囊、小囊泡和小管构成的连续膜系统,位于细胞核的外侧。核糖体附着在内质网膜的胞质侧,这类内质网称为糙面内质网。那些没有核糖体附着的内质网被称作光面内质网。高尔基体靠近细胞核,但在内质网外侧,接受来自内质网的蛋白质和脂质,对它们进行修饰和分选运输。溶酶体是含有水解酶的囊泡,它是由高尔基体分泌而来,能够降解废旧的细胞器和细胞通过内吞作用摄入的大分子和颗粒。内体是由内吞作用产生的具有分选作用的细胞器,它能向溶酶体传递从细胞外摄取的物质。过氧化物酶体是单层膜的小细胞器,含有许多降解脂质和消除有毒分子的氧化反应中所需的酶。线粒体是由双层膜包围的细胞器,是真核细胞氧化的主要场所(图1-5-1)。

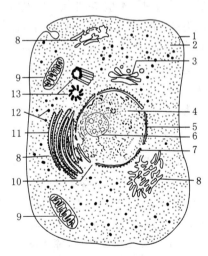

图1-5-1　细胞中的膜性细胞器

1. 细胞膜;2. 细胞质;3. 高尔基体;4. 常染色质;5. 异染色质;6. 核仁;7. 核膜;8. 内质网;9. 线粒体;10. 核孔;11. 附着核糖体;12. 游离核糖体;13. 中心粒

第一节 内质网

内质网（endoplasmic reticulum，ER）在细胞内膜系统中占有中心地位，占细胞内膜系统的50%左右，内质网广泛存在于除哺乳动物红细胞以外的所有真核细胞的细胞质内。

一、内质网的两种基本类型

内质网是由单位膜围成的一些形状大小不同的小管、小泡及扁囊状结构，相互连接形成一个连续的三维网状膜系统。内质网依其膜表面有无核糖体附着而分为粗面内质网和光面内质网，两种内质网组成一个膜系统。两种类型内质网的比例在不同活性的细胞中有所不同。例如，分泌大量蛋白质的细胞含有大量的粗面内质网。

（一）粗面内质网

粗面内质网（rough endoplasmic reticulum，rER），又称颗粒内质网（granular endoplasmic reticulum，gER），形态上多为单层单位膜围成的板层状排列的扁囊，少数为小管和小泡。粗面内质网膜表面附有颗粒状核糖体，且膜与细胞核的核膜相连，核膜的胞质面上也有核糖体。粗面内质网腔中常含有一些低电子密度或中等电子密度的物质，是其合成的蛋白质产物。粗面内质网的数量常与细胞类型、功能状态以及分化程度密切相关。通常，在合成分泌蛋白的细胞中粗面内质网发达，如胰腺外分泌细胞粗面内质网在胞质中密集排列，形成同心层板状结构。实验证明，在细胞分泌活动旺盛时，粗面内质网数量增加，静止期则减少。此外，分化较完善的细胞，粗面内质网亦发达；而未成熟或未分化好的细胞（如干细胞、胚胎细胞等）与相应的正常成熟的细胞相比，则不发达。在分化程度不同的肿瘤细胞中也是如此，如在实验性大鼠肝癌中。凡分化程度高、生长慢的癌细胞，其粗面内质网较发达；反之则很少。因此，粗面内质网的发达程度可作为判断细胞分化程度和功能状态的一种形态学指标。

（二）光面内质网

光面内质网（smooth endoplasmic reticulum，sER），又称无颗粒内质网（agranular endoplasmic reticulum，aER），形态上多为彼此连通的分枝小管或小泡，小管直径50～100 nm，很少扁囊，膜表面无核糖体附着，故光滑而无颗粒。在一些特化的细胞中光面内质网比较丰富，如胃壁细胞、皮脂腺细胞、横纹肌细胞及分泌甾体类激素的细胞都富含光面内质网。一般说来，细胞内粗面内质网丰富者，则光面内质网的量就少，反之亦然。但肝细胞例外，两类内质网都丰富，有时两者相互转化（图1-5-2）。

二、粗面内质网参与蛋白质的修饰与加工

粗面内质网由于附着有核糖体，因此，它的主要功能与核糖体的作用相关，主要参与蛋白质的生物合成、修饰与加工、蛋白质转运等。在粗面内质网上合成的蛋白质，通常会运输到高尔基复合体进行进一步加工、修饰和转运到细胞内的相应功能部位。因此，一些向细胞外分泌的蛋白质、膜

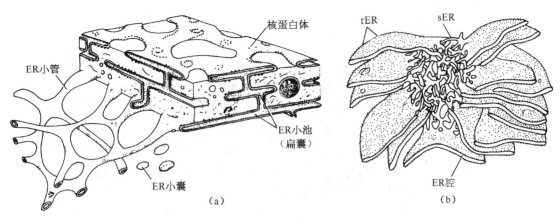

图 1-5-2　内质网的立体结构模式图

(a) ER 的 3 种形态；(b) ER 的两种类型

嵌蛋白及溶酶体的酶等蛋白均在粗面内质网合成。

(一) 蛋白质的合成

大多数进入内质网的蛋白质在多肽链尚未完全合成之前就穿越内质网膜,这就要求合成蛋白质的核糖体附着在内质网上。关于核糖体附着在内质网上的机制,研究得比较深入的是 1975 年 (Bloble)提出的信号假说(signal hypothesis)。该假说认为:① 游离核糖体首先由 mRNA 上特定的信号密码翻译合成一段含 15～30 个疏水氨基酸组成的短肽——信号肽(signal peptide);② 在细胞基质中存在着信号识别颗粒(signal recognition particle, SRP),SRP 既能识别露出核糖体之外的信号肽,又能识别粗面内质网膜上的 SRP 受体。SRP 能识别信号肽并与之结合,此时 SRP 占据了核糖体的 A 位,阻止了携带氨基酸的 tRNA 进入核糖体,使蛋白质合成暂时停止;③ SRP 与内质网表面的 SRP 受体结合;④ SRP 与其受体结合后,核糖体与贯穿内质网膜的通道蛋白移位子 (translocator)结合,移位子通道开放,信号肽引导新生肽链穿过,同时 SRP 与其受体解离;⑤ 新生肽链的合成继续进行,并通过通道蛋白移位子进入内质网腔,内质网腔中的信号肽酶切除信号肽。一旦蛋白质的羧基端通过内质网膜,蛋白质便释放入内质网腔。(图 1-5-3)

(二) 蛋白质的修饰与加工

新生的多肽链进入内质网腔之后,要经过各种不同的修饰、蛋白质折叠和多亚基的装配等加工之后,才能运输到其他的部位。

1. **蛋白质糖基化**　蛋白质的糖基化(glycosylation)是指单糖或寡糖与蛋白质共价结合形成糖蛋白的过程。粗面内质网上合成的蛋白质大多需要进行糖基化,形成糖蛋白。新合成的蛋白质在酶的催化下,在肽链特定的糖基化位点连接上寡糖链,形成糖蛋白,使蛋白质能抵抗消化酶的作用、赋予蛋白质传导信号的功能、蛋白质能正确折叠。寡糖链一般连接在 4 种氨基酸上,分为两类:一类是 N-连接的糖基化(N-linked glycosylation),寡糖与天冬酰胺残基的 NH_2 连接,与天冬酰胺直接结合的糖都是 N-乙酰葡糖胺。它起始于内质网,再转移至高尔基体完成;另一类是 O-连接的糖基化(O-linked glycosylation),寡糖与蛋白质的丝氨酸、苏氨酸和酪氨酸(或胶原纤维中的羟脯胺酸与羟赖氨酸)残基侧链上的 OH 连接,与靶蛋白直接结合的糖是 N-乙酰半乳糖。O-连接的糖基化主要在高尔基体中进行。

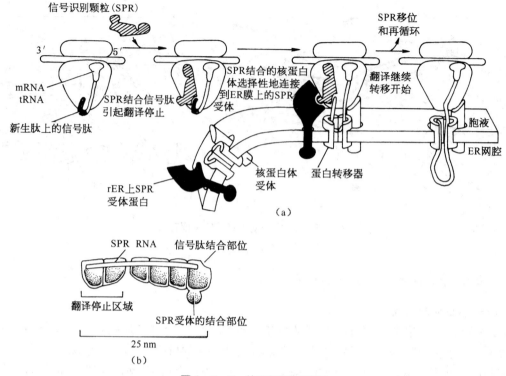

图 1-5-3　信号假说示意图

(a) 示意图；(b) SRP 结构

2. 新生多肽链的折叠与组装　内质网中有一种蛋白二硫键异构酶(protein disulfide isomerase, PDI)，它附着在内质网膜腔面上，催化半胱氨酸上游离巯基(SH)形成二硫键(S—S)并产生正确折叠的构象。

内质网中还有一种属于 Hsp70 家族成员的分子伴侣 Bip(binding protein)，它能识别没有正确折叠的蛋白质以及没有完成最后寡聚体组装的蛋白质亚基，依靠与这些多肽链暴露出的氨基酸序列反应(正常折叠情况下不外露)，防止这些蛋白质凝聚，并帮助它们正确折叠或组装。一旦这些蛋白质形成正确构象或完成装配，便与 Bip 分离，进入高尔基体。

(三) 蛋白质的转运

由附着核糖体合成的蛋白质，在粗面内质网腔中完成糖基化，并且正确折叠、装配的蛋白质胞内运输主要有两条途径：第一条途径是以运输泡的形式进入高尔基体，在高尔基体中进一步修饰、加工后以分泌颗粒的形式被胞吐到细胞外，这是分泌蛋白最常见的分泌形式。第二条途径是含有分泌蛋白的膜泡从内质网上脱落下来形成浓缩泡，通过胞吐作用分泌出胞外。这条途径仅见于某些哺乳动物的胰腺外分泌细胞。上述两种途径的共同点是所有分泌蛋白的胞内运输过程都是以膜泡形式与细胞质基质隔离而进行转运的。

三、光面内质网的功能

光面内质网的功能比较复杂，常随细胞种类的不同呈现多种不同的功能。

1. 脂质和固醇的合成与运输　合成大部分的三酰甘油、磷脂和胆固醇。其中的磷脂主要是卵磷脂(磷脂酰胆碱),磷脂合成的每一步需要的酶都在光面内质网的膜上。

肾上腺皮质细胞、睾丸间质细胞和卵巢黄体细胞光面内质网发达,含有合成胆固醇的全套酶系和使胆固醇转化为皮质激素(如肾上腺激素、雄性激素和雌性激素)的酶类。皮脂腺细胞光面内质网也发达,可以分泌脂肪性物质。

2. 糖原的分解　肝细胞的一个重要功能是维持血液中葡萄糖水平的恒定,这一功能与葡萄糖-6-磷酸酶的作用密切相关。光面内质网的葡萄糖-6-磷酸酶将葡萄糖-6-磷酸水解生产葡萄糖和无机磷,释放游离的葡萄糖进入血液,供细胞之用。

3. 解毒作用　由肠道吸收的外源性毒物或药物以及机体代谢自生的内源性毒物,均由肝细胞中的光面内质网通过氧化、甲基化、结合等方式,使毒性降低或去毒后排泄。

4. 肌肉的收缩　在骨骼肌和心肌的肌纤维中,光面内质网围绕在每条肌原纤维的周围,形成一个十分精致的网络状结构系统称肌质网。当肌纤维的兴奋传到肌质网时,引起肌质网释放 Ca^{2+} 到肌微丝之间,Ca^{2+} 激活 ATP 酶,使 ATP 转变为 ADP 并释放能量,激发肌丝的滑行,引起肌肉收缩。当肌纤维松弛时,肌质网又重新获得 Ca^{2+}。因此,光面内质网在肌纤维中通过摄取和释放 Ca^{2+} 参与肌肉的收缩活动。

5. 水和电解质代谢　在哺乳动物胃底腺壁细胞质中,因细胞膜内陷形成细胞分泌小管。在分泌小管的周围可见很多管泡状的光面内质网。这些光面内质网将血浆中的 Cl^- 传递到细胞内分泌小管的膜上,Cl^- 可与胞质中由碳酸解离的 H^+ 在膜上结合产生 HCl,排出细胞外。

6. 胆汁的生成　胆汁的主要成分为胆盐和胆红素。90%的胆盐来自小肠上皮重吸收,再循环入肝,其余 10%则由干细胞的光面内质网合成。胆红素原是非溶性颗粒,它们自血液入肝细胞内,经光面内质网上的葡萄糖醛酸转移酶的作用,称为水溶性的结合胆红素,而利于排出细胞外,进入毛细胆管形成胆汁。

四、内质网中的质量监控系统

在粗面内质网腔内,不正确折叠的蛋白质、二聚的或多聚的蛋白质装配不适当时,就会与内质网中的伴侣蛋白结合并相互作用而被扣留在内质网中,直到形成正确折叠。否则,错误折叠的蛋白会被运输到内质网外的细胞质基质中,这个过程称为"逆转运",即通过转运蛋白从它们进入内质网腔的路线返回。一旦进入细胞质基质,这些错误折叠的蛋白就会被蛋白质降解装置所降解,这个过程称为质量控制(quality control)。用这种方法,内质网腔控制着运往高尔基体的蛋白质的质量。

但有时质量控制会对机体产生有害效应。如一种常见遗传病囊性纤维化就是因为基因突变产生一种轻微折叠错误的质膜 Cl^- 通道蛋白,尽管这个变异蛋白如能运达质膜也能正常行使功能,但它仍被扣留在内质网内,不能到达上皮细胞表面。患者细胞有异常的轻微的 Cl^- 外流,从而引起患者肺充血和感染。

第二节 | 高尔基体

1898 年,意大利学者高尔基(Camillo Golgi)用银染的方法,在光镜下观察猫头鹰和猫的神经细胞时发现。高尔基体(Golgi body)又称高尔基器(Golgi apparatus)或高尔基复合体(Golgi complex),只存在于真核细胞中,其数目在不同细胞内不同。通常在分泌功能旺盛的细胞内高尔基体数目较多,可见高尔基体围成环状和半杯状,如杯状细胞、胰腺外分泌细胞、唾液腺细胞等。而肌细胞、淋巴细胞中,高尔基体比较少见。高尔基体在细胞内的分布位置取决于细胞的类型。例如,在神经元中高尔基体一般围绕细胞核分布;在胰腺外分泌细胞内高尔基体位于细胞和顶部上方和细胞游离端之间;肝细胞的高尔基体多位于细胞核与毛细胆管间的区域。

一、高尔基体的形态结构与极性

(一) 高尔基体的形态结构

在光学显微镜下,大多数脊椎动物细胞中高尔基体呈网状结构。在电子显微镜下,高尔基体是一种较为复杂的膜性细胞器,由重叠的扁平囊和一群小囊泡、大囊泡三部分共同构成。

1. 扁平囊(saccules) 是高尔基体的主体,一般由3～8个呈弓形或半球形扁平囊泡排列层叠在一起。其凸面朝向细胞核,称之为顺面(cis face)或形成面(forming face),凹面朝向细胞膜,称反面(trans face)或成熟面(mature face)。相邻的扁平囊间距离20～30 nm,每个扁平囊腔宽15～20 nm,内含中等电子密度物质。扁平囊的中央部分较平,其上有孔,可与相邻的扁平囊或其周围的小泡、小管相连通。

2. 小囊泡(vesicles) 是一些直径30～80 nm的球形小泡,膜厚约6 nm,其内容物较透明,多集中分布于扁平囊形成面与内质网之间。一般认为它们是由粗面内质网"芽生"而来,载有粗面内质网合成的蛋白质转运至扁平囊中,故又称为运输小泡(transitional vesicle)。电镜下可见到运输小泡与扁平囊形成面融合,从而使扁平囊膜成分和内容物不断得到补充。

3. 大囊泡(vacuoles) 直径100～500 nm,膜厚约8 nm,多见于扁平囊的末端或成熟面。一般认为,大囊泡是由扁平囊周围或局部呈球状膨大而后脱落形成,并带有扁平囊所含有的分泌物质。大囊泡有对所含分泌物继续浓缩的作用,故又称浓缩泡(condensing vacuole)或分泌泡(secreting vacuole)。

(二) 高尔基体是具有极性的细胞器

高尔基体在形态结构、化学组成以及功能上均显示出一定的极性。在形态结构方面,高尔基体可分成几个功能独立的区域,这些区域沿着纵轴从最靠近粗面内质网的顺面到另一端的反面排列。顺面最外层由相互连接的管状网络组成,称为顺面高尔基网(cis - Golgi network, CGN),其主要功能是区分应运输回内质网的蛋白和应进入高尔基体的蛋白。高尔基体主体部分由一系列大的扁平囊组成,这些扁平囊分为顺面、中间和反面膜囊。高尔基体的另一端反面含有不同的管网和小泡,称为反面高尔基网(trans - Golgi network, TGN),也具有分选功能。蛋白质在TGN被隔离成不同类型的小泡,面向质膜或细胞内不同的目的地(图1-5-4)。生化实验表明,成熟面的膜较形成面的膜含有更多的酶,能促使分泌物的浓缩、成熟。高尔基体的顺面扁囊(形成面)、中间扁囊、和反面扁囊(成熟面)三个室中含有不同的酶,对从内质网进入的蛋白质进行加工和修饰上都有各自不同的功能。

二、高尔基体对蛋白质的加工

高尔基体的主要功能是参与细胞的分泌活动,对内质网合成的多种蛋白进行加工、分类和包

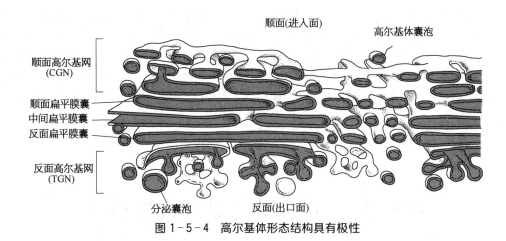

图1-5-4 高尔基体形态结构具有极性

装,并将它们分门别类地运输到细胞的特定部位或分泌到细胞外。

(一)高尔基体的糖基化作用

1.蛋白质的糖基化 高尔基体在糖蛋白和糖脂的糖链组装上起着关键作用。在内质网合成的蛋白质大多已经进行了糖基化,但需要进一步加工。蛋白质在内质网中的糖基化主要是 N-连接的糖基化,而在高尔基体中的糖基化主要是 O-连接的糖基化,即将糖链转移到多肽链的丝氨酸、苏氨酸或羟赖氨酸的羟基的氧原子上。无论是在内质网内的糖基化,还是高尔基体内的糖基化,单糖连接到寡糖链上的顺序是由特异的糖基转移酶的空间排列来决定的。

2.蛋白聚糖的合成 高尔基体也是合成蛋白聚糖的位点。如动物细胞外基质中的透明质酸(是一种氨基聚糖)、植物细胞壁中的半纤维素和果胶。

(二)前体蛋白的水解

有些分泌蛋白从内质网刚合成出来是较大分子的前体蛋白,这些前体蛋白被运输到高尔基体通过蛋白水解作用,形成成熟的分泌蛋白。如前胰岛素原形成胰岛素的过程。胰岛素是在胰岛 B 细胞合成的,刚从内质网合成的多肽链在 N-端有信号肽,称前胰岛素原。随后在内质网的信号肽酶的作用下,切除信号肽,成为含 84 个氨基酸残基的胰岛素原。运到高尔基体区室内,通过蛋白酶水解作用,形成由51 个氨基酸残基组成的成熟胰岛素(图1-5-5)。

三、高尔基体与细胞的分泌活动

20 世纪 70 年代初,Caro 用 ³H-亮氨酸对胰腺的腺泡细胞进行脉冲标记,实验显示了分泌性蛋白在细胞内的合成与转运过程是通过高尔基体来完成的。后来的研究进一步发现,多种细胞膜上的膜蛋

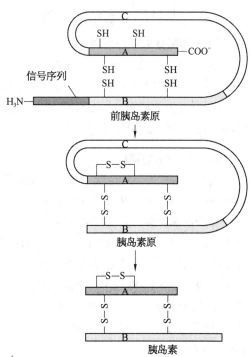

图1-5-5 胰岛素分子的加工成熟

白、溶酶体中酸性水解酶以及胶原等胞外基质成分,对其分选和定向运输过程也是通过高尔基体完成的。在内质网合成的蛋白质通过对其的修饰、加工,使得不同蛋白质带上了可被高尔体膜上专一受体识别的分选信号,被运到反面高尔基网(TGN)进行分选、浓缩,形成不同去向的运输和分泌小泡:① 溶酶体酶的运输小泡,以有被囊泡的形式被转运到溶酶体;② 细胞膜蛋白和分泌到细胞外蛋白的运输小泡以有被囊泡的形式运向细胞膜或被分泌到细胞外;③ 以分泌小泡的形式暂时储存于细胞质中,在需要的情况下,再被分泌到细胞外。

第三节 溶酶体与过氧化物酶体

溶酶体(lysosome)是单层膜包裹多种酸性水解酶的囊泡状细胞器,其主要功能是行使细胞内的消化作用,对细胞生理、病理过程以及细胞分化和衰老都起着重要的作用。溶酶体广泛存在于动、植物细胞内。目前已知溶酶体中的酸性水解酶达 60 多种,可以作用于所有的生物大分子,将其水解为小分子物质。溶酶体的酶包括:磷酸酶类、硫酸酯酶、蛋白酶、核酸酶、脂酶、糖苷酶等,反应最适 pH 为 5 左右,pH 大于 7 时失去活性。酸性磷酸酶是溶酶体的标志酶。

在溶酶体膜上镶嵌有质子泵,可将胞质中的 H^+ 泵入溶酶体的基质内,以保持内部的酸性环境;溶酶体膜的蛋白高度糖基化,防止被自身的水解酶消化。溶酶体膜内镶嵌着特殊的转运蛋白,这种蛋白能将溶酶体消化水解的产物运出溶酶体,以供给细胞的利用或排出细胞外。

一、溶酶体的形态结构与类型

(一)溶酶体的形态结构

溶酶体是由一层厚约 6 nm 的单位膜围成的球形或卵圆形囊状结构,常见直径在 0.2~0.8 μm 之间。不同来源的溶酶体其形态、大小不同,甚至所含酶的种类也不同。溶酶体是一种动态的细胞器,在不同类型的细胞中形态有所不同,而且在同一类细胞的不同发育阶段往往也不同,这主要与溶酶体处于不同生理功能阶段相关。

(二)溶酶体的类型

根据溶酶体处于其生理功能的不同阶段,可分为初级溶酶体(primary lysosome)、次级溶酶体(secondary lysosome)和残质体(residual body)。

1. *初级溶酶体* 是指溶酶体中只含有水解酶,不含底物。从本质上讲,初级溶酶体是刚刚从反面高尔基网(TGN)上形成的新生溶酶体,其中的水解酶处于无活性状态,形态上与高尔基体的分泌小泡相似。在数量上,初级溶酶体在不同类型的细胞中有较大差异。一般认为,中性粒细胞、巨噬细胞、肝细胞等细胞中,该类溶酶体较多。

2. *次级溶酶体* 是指初级溶酶体与底物结合的溶酶体,是一种将要或正在进行消化作用的溶酶体(图 1 - 5 - 6)。根据底物的来源不同分为异噬性溶酶体(heterolysosome)和自噬性溶酶体(autolysosome)。

(1)异噬性溶酶体:溶酶体内底物为外源性物质,即细胞经吞噬、内吞作用所摄入的细胞外物

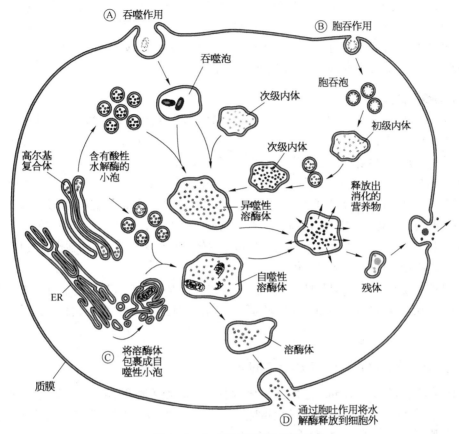

图 1-5-6　次级溶酶体的形成

质,如异物、细菌及坏死性组织碎片等。异噬性溶酶体实际上是初级溶酶体与内吞泡融合后形成的。

(2) 自噬性溶酶体:底物来自细胞内,因而底物是一种内源性物质。如破损或废旧、衰老的细胞器,过剩的储藏颗粒等。这种溶酶体广泛存在于正常细胞内,起到"清道夫"的作用,作为细胞内细胞器及其他结构更新的正常途径。

3. 残质体　在电子显微镜下,残质体呈现为电子密度较高、色调较深的物质,在次级溶酶体到达末期阶段时,还残留一些未被消化和分解的物质,并保留在溶酶体内,形成残质体。常见的残质体有含铁小体、脂褐素和髓样结构等。

二、溶酶体的功能

溶酶体的主要功能是消化作用,其消化底物的来源有两种途径。① 胞吞作用:消化的是通过胞吞作用摄入的细胞外的物质;② 自体吞噬作用:消化的是细胞内的废旧细胞器或细胞内过剩的合成物。

(一) 溶酶体的自噬作用

由于生理或病理原因引起衰老、损伤的细胞器、过量储存的糖原等,可被细胞自身的膜(如内质网或高尔基体的膜)包裹,形成自噬体(autophagosom),然后自噬体的膜与溶酶体融合,产生自噬性溶酶体。

自噬作用(autophagy)是溶酶体对细胞自身结构的消化降解作用。自噬作用主要清除细胞内受损伤的细胞结构、衰老的细胞器以及不需要的生物大分子等,有利于细胞器的更新。自噬作用的结果是溶酶体酶将细胞需消化的部分结构消化成小分子物质,如氨基酸、核苷酸、糖及脂肪酸等,当细胞合成新的大分子或形成新的细胞器时可重新利用。

(二) 溶酶体的异噬作用

由胞吞途径摄入的物质以内吞泡形式转运至早期内体并被分选。在酸性环境中,小泡膜上的受体与结合的配体解离,然后集中到早期内体的管状区,从这些小管上出芽的小泡将摄取的物质运至晚期内体,晚期内体与初级溶酶体融合,形成了异噬性溶酶体。

溶酶体对外源性异物的消化过程称为异噬作用(heterophagy)。细胞外物质(如作为营养成分的大分子颗粒物质、细菌、病毒等)经吞噬作用或胞饮作用进入细胞,形成吞噬体或吞饮体,它们与初级溶酶体相融合后称为异噬性溶酶体。异噬性溶酶体内的各种大分子在水解酶的作用下,被分解为小分子物质,小分子通过溶酶体膜上的载体蛋白转运到细胞质中,供细胞代谢使用。未被消化的物质残留在溶酶体中,形成残质体。

溶酶体的异噬作用对机体起到防御功能。动物的肝、脾和其他血管通道中有几种吞噬细胞,用以清除抗原抗体复合物及吞噬的细菌、病毒等入侵,同时也不断清除衰老、死亡的细胞和血管中的颗粒物质。

三、过氧化物酶体及其与溶酶体的区别

过氧化物酶体(peroxisome)也称过氧化酶体、过氧化氢体、微体(microbody),是 1954 年 Rhodin 在小鼠肾小管上皮细胞中发现的小细胞器,以后研究发现,它普遍存在于动植物细胞,特别常见于肝细胞、肾上皮细胞、支气管纤毛上皮细胞等。

过氧化物酶体是真核细胞直接利用分子氧的细胞器,内含有多种氧化酶和过氧化氢酶。现在已知有 40 多种酶,但尚未发现在一种过氧化物酶体中含有全部 40 多种酶。虽然在各种组织细胞内酶的总数和种类不尽相同,但大致上可划分为两类,即氧化酶、过氧化氢酶。① 氧化酶:约占总酶量的一半。各种氧化酶作用的具体底物不同,但共同特征是氧化底物的同时,能将氧还原成过氧化氢。② 过氧化氢酶:约占过氧化物酶体蛋白总量的 40%。它的作用是将过氧化氢还原成水。其中过氧化氢酶普遍存在是过氧化物酶体的标志酶。

(一) 过氧化物酶体的形态结构

过氧化物酶体是由一层单位膜包裹的球形或卵圆形小体,直径约 0.5 μm,内含一种或几种氧化酶类。小体中央常含有电子密度较高,呈规则的结晶状结构,称类核体(nucleoid),类核体为尿酸氧化酶的结晶。人类和鸟类的过氧化物酶体不含尿酸氧化酶,故没有类核体。在哺乳动物中,只有在肝细胞和肾细胞中可观察到典型的过氧化物酶体。如大鼠每个肝细胞中有 70~100 个过氧化物酶体。

(二) 过氧化物酶体与溶酶体的区别

过氧化物酶体和初级溶酶体的形态与大小类似,但过氧化物酶体中的尿酸氧化酶等常形成晶格状结构,因此可作为电子显微镜下识别的主要特征。此外,两种细胞器在成分、功能及发生方式等方面也有很大的差异(表 1-5-1)。

表 1-5-1 过氧化物酶体与溶酶体的区别

特 征	溶 酶 体	过氧化物酶体
形态大小	多呈球形,直径 $0.2\sim0.8\,\mu m$	球形,直径约 $0.5\,\mu m$
内含酶的种类	酸性水解酶	氧化酶类
pH	5.0 左右	7.0 左右
是否需要 O_2	不需要	需要
功能	细胞内的消化作用	多种功能
标志酶	酸性磷酸酶	过氧化氢酶
发生	酶在粗面内质网合成,经高尔基体出芽形成	酶在细胞质基质中合成,经组装和分裂发生

(三) 过氧化物酶体的功能

1. 使毒性物质失活 各种过氧化物酶体的功能有所不同,但过氧化物酶体氧化多种底物,催化过氧化氢生成并使其分解的功能却是共同的。在氧化底物的过程中,氧化酶能使氧还原成为过氧化氢,而过氧化氢酶能把过氧化氢还原成水。过氧化物酶体可使相应作用底物以氧为受氢体,通过两步反应将底物氧化,过氧化氢为中间产物,其最终被过氧化氢酶分解(图 1-5-7):① 氧化酶的作用底物(RH_2)如尿酸、L-氨基酸、D-氨基酸等作为供氢体而被氧化、产生中间产物 H_2O_2,过氧化氢对细胞有毒性。② 由过氧化氢酶分解 H_2O_2 而解毒,反应过程中供氢体($R'H'_2$)为甲醇、乙醇、亚硝酸盐或甲酸盐等小分子。因此,过量饮酒造成的酒精中毒,约有一半是经过过氧化物酶体的氧化分解来解毒的。所以过氧化物酶体在肝、肾细胞内主要的功能是防止产生过量的过氧化氢,以免引起细胞中毒,对细胞起着保护作用。

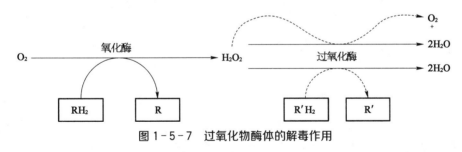

图 1-5-7 过氧化物酶体的解毒作用

2. 对氧浓度的调节作用 过氧化物酶体与线粒体对氧的敏感性是不一样的,线粒体氧化所需的最佳氧浓度为 2% 左右,增加氧浓度,并不提高线粒体的氧化能力。过氧化物酶体的氧化率是随氧张力增强而成正比地提高。因此,在低浓度氧的条件下,线粒体利用氧的能力比过氧化物酶体强,但在高浓度氧的情况下,过氧化物酶体的氧化反应占主导地位,这种特性使过氧化物酶体具有使细胞免受高浓度氧的毒性作用。

3. 脂肪酸的氧化 动物组织中有 25%~50% 的脂肪酸是在过氧化物酶体中氧化的,其他则是在线粒体中氧化的。另外,由于过氧化物酶体中有与磷脂合成相关的酶,所以过氧化物酶体也参与脂的合成。

4. 含氮物质的代谢 在大多数动物细胞中,尿酸氧化酶(urate oxidase)对于尿酸的氧化是必需的。尿酸是核苷酸和某些蛋白质降解代谢的产物,尿酸氧化酶可将这种代谢废物进一步氧化去除。另外,过氧化物酶体还参与其他的氮代谢,如转氨酶(aminotransferase)催化氨基的转移。

（四）过氧化物酶体的发生

研究表明,过氧化物酶体的发生有两条途径:一是细胞内已有的过氧化物酶体经分裂而产生子代过氧化物酶体;二是在细胞内重新发生。过氧化物酶体重新发生包括 3 步:① 内质网出芽衍生出前体膜泡,然后过氧化物酶体的膜蛋白掺入,形成过氧化物酶体雏形。② 在细胞质基质中合成的过氧化物酶体蛋白具有 PTS1 和 PTS2 分选信号(见第七章),在细胞质基质中和过氧化物酶体的膜上均有 PTS 受体。需要进入过氧化物酶体的蛋白首先与细胞质基质中的 PTS 受体结合,该 PTS 受体再与过氧化物酶体膜上的 PTS 受体结合,从而将过氧化物酶体蛋白转运至过氧化物酶体中。③ 成熟的过氧化物酶体经分裂产生子代过氧化物酶体。

第六章　线　粒　体

导学

生活于自然界的一切生物都需要能量来维持其生命活动,如生物合成、肌肉收缩、神经传导、体温维持、细胞分裂、主动运输、生物发光等生理活动都要消耗能量,地球上维持生物生命的能量归根结底来源于太阳光能。各种植物和一些有光合能力的细菌从太阳光中摄取能量,通过光合作用在将无机物转化为有机物的过程中,将光能转化为化学能储存于有机物中。包括人类在内的各种动物则以植物的有机物为原料,通过氧化分解等化学反应来获取能量,以维持有机体的生命活动。动物细胞中实现这一能量转换的结构就是线粒体。

线粒体(mitochondrion)是高等生物细胞内一种重要的细胞器,它具有复杂的亚微结构和能量转换系统,通过氧化磷酸化作用为细胞生命活动提供能量。细胞生命活动所需能量的80%都是由线粒体提供,因此,线粒体被人们喻为细胞的"动力工厂"。

第一节　线粒体与细胞的能量转换

线粒体普遍存在于除哺乳动物成熟红细胞以外的真核细胞中,是细胞内一种重要的膜性细胞器,是细胞进行生物氧化和能量转换的主要场所。

一、ATP 是细胞的直接能量来源

细胞是一个独立的生命结构体,细胞内各种复杂的膜性与非膜性结构各司其职,各尽其能,并且相互配合、协调有序地完成细胞诸如新陈代谢、生长发育、分化增值等等活动,所有这些生命活动的完成都需要消耗能量。ATP 是生物细胞的直接能量来源,也可以说 ATP 是维持细胞生命活动的能量"货币"。

ATP 全称是三磷酸腺苷酸,它是活细胞内的一种游离核苷酸,由腺嘌呤、核糖与 3 个分子磷酸组成,分子中后两个磷酸基团聚合时所形成的化学键不是普通的化学键,这些键的键合形式都比较活泼,很容易被水解而断裂,释放出较多的自由能,因此称为高能磷酸键,用"～"表示。含有高能

磷酸键的化合物就称为高能磷酸化合物。实际上细胞内还有 GTP、CTP、UTP 等高能磷酸化合物,但作为细胞能源物质最直接也是最重要的当属 ATP。

ATP 在细胞的产能和需能过程中起着重要的桥梁作用,机体在物质氧化的某些过程所释放出的大量自由能,往往是先形成 ATP 这种高能磷酸化合物,再由 ATP 水解引起高能磷酸键断裂,释放出大量自由能供给需能反应。所以 ATP 是能量的转运者,不是能量的储存者。维持细胞生命活动所需 ATP 主要由细胞内的线粒体通过氧化代谢合成。

二、线粒体中的氧化代谢

线粒体是活细胞生物氧化产生能量的主要结构。人们对于线粒体的研究已有 100 多年的历史。早在 1850 年光镜下就已经观察到不同动物细胞的细胞中有小颗粒结构的存在。1890 年德国学者 Altman 通过较系统研究,将其命名为 bioblast。1898 年 Benda 将其命名为线粒体(mitochondrion)。1900 年 Michaelis 用詹纳斯绿 B(Janus green B)通过活体染色证明线粒体是具有氧化还原能力的结构。

(一) 线粒体的基本特征

细胞中的线粒体光镜下观察通常呈细线状、颗粒状或短杆状,还有呈圆形、哑铃形、星形等,其形态多种多样。线粒体形态因细胞的种类和生理状态不同而有差异(图 1-6-1)。如肝细胞和脂肪细胞的线粒体多为球状,肾小管上皮细胞和成纤维细胞的线粒体多呈环状等。

线粒体直径一般为 $0.5\sim1.0\ \mu m$,长度为 $1.5\sim3.0\ \mu m$。个别的还可见到巨大线粒体,如骨骼肌细胞中的线粒体长度可达 $8\sim10\ \mu m$。细胞类型和生理状态的不同,渗透压、pH 和温度的改变,都可引起线粒体形态、大小的变化。

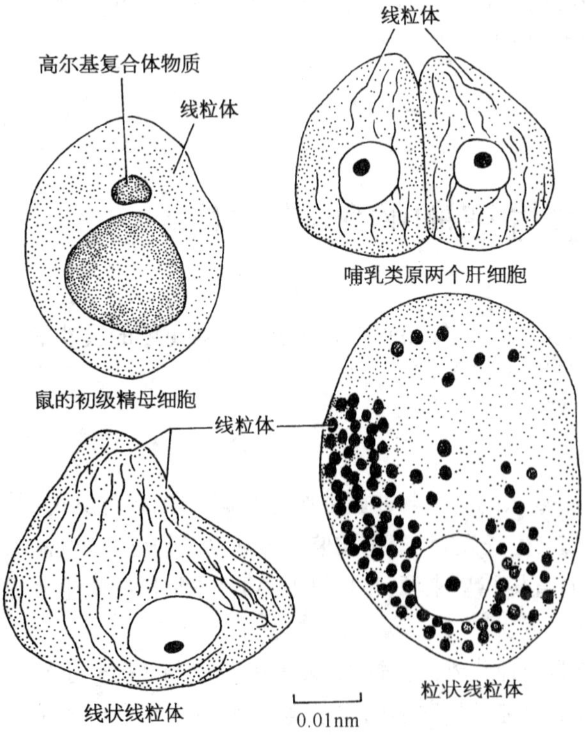

线粒体的数目在不同类型的细胞中差异很大。哺乳动物成熟的红细胞中无线粒体,正常细胞中线粒体有 $1\ 000\sim2\ 000$ 个,精子中线粒体较少,约 25 个。线粒体的数目多少与细胞的生理功能密切有关。一般来说,新陈代谢旺盛、需要能量较多的细胞,线粒体的数目就较多,如心肌细胞、肝细胞、骨骼肌细胞、肾小管上皮细胞等;反之,新陈代谢较低,需要能量较少的细胞,线粒体的数目就较少,如淋巴细胞、精子细胞。当细胞处于病变、体温过高或细胞基质酸性过高的环境下,线粒体易溶解或因过度膨胀破裂而使其数目减少。在同一类型细胞中,线粒体的数目是相对稳定的,若功能发生变化,其数量也会发生变化,如腺细胞在分泌活动旺盛时,线粒体数目增多,运动员肌细胞内的线粒体比不运动的人的肌细胞内的线粒体多。

图 1-6-1 光镜下线粒体的形态

　　线粒体在细胞内通常是均匀分布在胞质中,如肝细胞,但也因细胞形态和类型的不同而存在差别。线粒体通常分布于细胞生理功能旺盛的区域和需要能量较多的部位。如蛋白质合成活跃的细胞,线粒体被包围在粗面内质网中;分泌活动旺盛的细胞,线粒体总是分布在分泌物合成的区域;肌细胞中线粒体沿肌原纤维规则排列;肠上皮细胞中线粒体分布在两极;肾小管细胞中当主动运输功能活跃时,线粒体就大量集中于质膜的内缘;精子细胞的线粒体集中于鞭毛区;处于分裂的细胞,线粒体均匀地集中在纺锤丝的周围。

　　细胞中线粒体的寿命大约为1周,无论是处于增殖还是高度分化的细胞中线粒体都在自我增殖。线粒体的增殖方式存在争议,一般认为是通过已有的线粒体的分裂形成,有以下几种形式:① 间壁分离,分裂时先由线粒体内膜向中心皱褶,形成间壁,最后外膜在间壁处一分为二,将线粒体分成两个,常见于鼠肝和植物分生组织中。② 收缩后分离,分裂时通过线粒体中部缢缩并向两端不断拉长,整个呈哑铃型,最后分裂为两个。③ 出芽分裂,见于酵母和藓类植物,先从线粒体上长出小芽,脱落后长大,发育为线粒体。

(二) 线粒体与氧化代谢有关的结构

　　线粒体的化学组分主要是由蛋白质、脂类、水分等组成。蛋白质占线粒体干重的65%～70%,分为可溶性和不溶性蛋白,可溶性的蛋白质主要包括基质中的酶和膜的外周蛋白,不溶性蛋白质为膜镶嵌蛋白,也有一些是酶蛋白。线粒体的脂类只占干重的20%～30%,多数是磷脂,占总脂的3/4以上。在组成上线粒体膜与细胞其他膜结构的明显差别是含丰富的心磷脂和少量的胆固醇。此外,线粒体还含有DNA、维生素和各种无机离子。在电镜下观察,线粒体是由两层单位膜围成的封闭囊状结构,两层膜套叠形成囊中之囊,主要由外膜、内膜、膜间腔和基质腔组成(图1-6-2)。

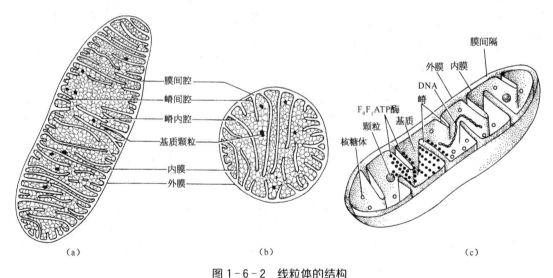

图 1-6-2　线粒体的结构
(a) 纵切面;(b) 横切面;(c) 线粒体立体结构

　　1. 外膜(outer membrane)　是包围在线粒体外表面的一层单位膜,厚6～7 nm,平整光滑,与内膜不连接。外膜含有多种运输蛋白,它们构成脂类双分子层上水溶性物质可以穿过的通道。分离的外膜用磷钨酸负染时,可见外膜上有排列整齐的筒状圆柱体,中央有直径2～3 nm的小孔,相对分子质量在10 000 Da以内的物质分子可以自由通过,包括一些小分子的多肽。外膜上还分布参与肾上腺素氧化、色氨酸降解、脂肪酸链延长的特殊酶类,单胺氧化酶可以催化各种胺类氧化物,被视为外膜的标志酶。这表明外膜可对那些将在线粒体基质中进行彻底氧化的物质先行初步分解。

2. **内膜**(inner membrane) 位于外膜的内侧,也是由一层单位膜组成,厚5~6 nm。内膜将线粒体内部空间分为两部分,由内膜包围形成的空间称为内腔,内含有基质(matrix),又称基质腔(matrix space);内膜与外膜之间的腔隙则称为外腔。内膜中蛋白质的含量非常丰富,约占70%,脂类的含量相对低,并且脂质中富含心磷脂(cardiolipin),胆固醇则较少,导致内膜通透性很低,相对分子质量大于150 Da的物质就不能通过。但内膜有高度的选择通透性,借助膜上的载体蛋白控制内、外腔间的物质交换。内膜上还有参与电子传递、氧化磷酸化、的酶,内膜的标志酶是细胞色素氧化酶,它是组成呼吸链的成分之一。

内膜向线粒体内部突伸形成很多褶襞性的结构称为嵴(cristae),嵴是线粒体富有标志性的结构。嵴的出现大大增加了内膜的表面积,这对线粒体进行高速率的生化反应是极为重要的。嵴与嵴之间的间隙,称为嵴间腔(inter-cristal space),外腔伸入嵴内的部分称为嵴内腔(intercristae space)。线粒体嵴的形态、嵴的数目以及嵴的排列则与细胞种类、细胞本身所处的生理状态有密切关系。一般需要能量较多的细胞,胞内线粒体数量多,线粒体内嵴也多;需要能量较少的细胞,其线粒体数量少,嵴也少。如心肌细胞代谢率高、耗能多,线粒体嵴较多;相反,代谢率低的肝细胞和小肠上皮细胞嵴就疏少。在病理情况下,线粒体嵴的形态往往明显减少。

在内膜和嵴膜的基质面上有许多带柄的小颗粒,称为基粒(elementary particle)。基粒与膜面垂直而规则排列,可将呼吸链电子传递中释放的能量用于使ADP磷酸化生成ATP,是ATP的重要形成部位,

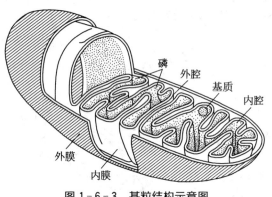

其化学本质就是ATP合成酶,因此基粒也称ATP酶复合体。基粒由头部、柄部和基片三部分组成。头部与柄部相连凸出在内膜表面,柄部则与嵌入内膜的基片相连。头部也称F_1偶联因子,是由5种多肽构成的复合体,是偶联磷酸化(ADP磷酸化生成ATP)的关键部位。柄部是对寡霉素敏感蛋白(oligornycin-sensitivity conferring protein, OSCP),其作用是调控质子通道。基片嵌入内膜中,为疏水蛋白(HP),又称F_0偶联因子,构成质子通道,是偶联磷酸化抑制剂寡霉素或二环己基亚胺(DCCD)作用的部位(图1-6-3)。

图 1-6-3 基粒结构示意图

3. **膜间腔**(intermembrane space) 是外膜与内膜之间封闭的腔隙,体积较小,宽为6~8 nm。但在细胞活跃呼吸条件下,该腔隙可扩大。膜间隙中充满无定形液体,内含许多可溶性酶、底物和辅助因子。膜间隙中的酶多为催化核苷磷酸化的激酶,标志酶是腺苷酸激酶,其功能为催化ATP分子末端磷酸集团转移到AMP生成ADP。

4. **基质腔**(matrix space) 由内膜包围形成的空腔,充满电子密度较低的可溶性蛋白和脂类等基质成分。基质蛋白中富含酶类,三羧酸循环、脂肪酸氧化、氨基酸分解和蛋白质合成等有关的酶以及核酸合成酶系,还含有线粒体DNA、线粒体mRNA和tRNA及其线粒体核蛋白体。此外,基质中还含有一些较大的致密颗粒,直径为30~50 nm,称为基质颗粒(matrical granule),内含有钙、镁、磷等元素。基质颗粒可能具有调节线粒体内离子环境的功能。

线粒体是细胞中含酶种类最多的结构之一,已经发现的酶就达120多种,组成三羧酸循环酶

系、脂肪酸氧化酶系、氧化磷酸化酶系等,分布于线粒体的各个结构组分中,尤其以内膜和基质中含酶最为丰富,这也决定了线粒体是细胞中物质氧化代谢的主要场所。

三、呼吸链与电子传递

细胞生命活动所需能量(ATP)90%以上是由线粒体提供。线粒体能将细胞中的糖类、脂肪、蛋白质等能源物质氧化分解,能量释放与转换伴随着氧化分解过程同步实现,最终在线粒体内生成ATP,为细胞生命活动提供直接能量。所以线粒体是细胞内各种能源物质氧化释放能量并进行能量转换的最终场所。在线粒体内能源物质所含的化学能通过一系列酶的催化作用所引起的电子传递和氧化磷酸化,转变为ATP的高能磷酸键,再经ATP的去磷酸化过程,释放能量为细胞生命活动所用。

1. 细胞氧化　细胞氧化(cellular oxidation)或生物氧化(biological oxidation)是指细胞内依靠酶的催化,氧将各种供能物质(糖类、脂类、蛋白质)氧化分解而释放能量的过程。由于细胞氧化过程中,要消耗 O_2 并放出 CO_2 和 H_2O,故又称细胞呼吸(cellular respiration)。

细胞氧化是发生在细胞内的一系列非常复杂的生化反应过程,为了便于描述和理解将细胞氧化分为酵解、乙酰辅酶A生成、三羧酸循环、电子传递和氧化磷酸化4个阶段。机体内的糖类、脂肪、蛋白质等供能物质首先要经过消化作用,降解为葡萄糖、脂肪酸、氨基酸等才能进入到细胞内开始细胞氧化过程。酵解是在细胞质中进行,反应过程不需要氧,故称为无氧酵解。例如,葡萄糖由于它不能直接进入线粒体,在细胞质中先酵解生成丙酮酸。1个葡萄糖分子在酵解酶系的作用下,分解为2分子丙酮酸,同时通过底物水平磷酸化形成2分子ATP。

丙酮酸进入线粒体后,在内膜的丙酮酸脱氢酶系作用下,进行脱氢、脱羧并与辅酶A结合,生成乙酰辅酶A(乙酰CoA)(图1-6-4)。基质中乙酰辅酶A与草酰乙酸缩合成含有3个羧基的柠檬酸,经过一系列氧化脱羧的酶促反应,柠檬酸最后降解成草酰乙酸,草酰乙酸又可与乙酰辅酶A缩合形成柠檬酸,即进入柠檬酸循环;由于柠檬酸含有3个羧基,所以又称三羧酸循环(tricarboxylic acid cycle, TCA)。三羧酸循环是供能物质彻底氧化的共同代谢途径。每循环一次氧化分解1个分子的乙酰基,所产生的 CO_2 通过膜排出线粒体外,产生的氢则由受氢体NAD(烟酰胺腺嘌呤二核苷酸)或

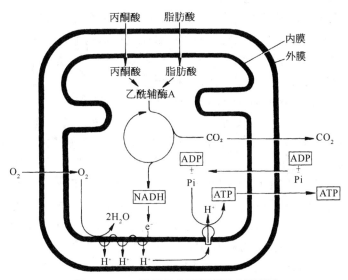

图1-6-4　线粒体主要代谢反应示意图

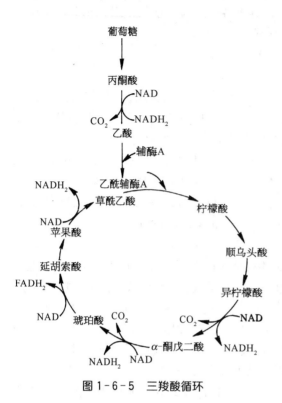

图 1-6-5 三羧酸循环

FAD(黄素腺嘌呤二核苷酸)所接受(图 1-6-5),并将其传递到线粒体内膜的呼吸链上,经过电子传递和氧化磷酸化的作用,葡萄糖被彻底氧化,分解为 CO_2 和 H_2O 并释放大量能量,形成 ATP。

2. 呼吸链与电子传递 呼吸链(respiratory chain)是一组酶的复合体,分布并嵌在线粒体内膜上,细胞吸入的氧,在这条链上被利用与氢结合,由于呼吸链在递氢时也同时传递电子,也称为电子传递呼吸链。

细胞氧化过程中,经过三羧酸循环所脱下的氢由递氢体(NAD 或 FAD)携带到线粒体内膜的呼吸链上,伴随着电子的传递,发生一系列的氧化还原反应。在氧化还原反应过程中,H 被解离为 H^+ 和 e^- 分别由氢载体和电子载体依次传递。所以呼吸链实际是在线粒体内膜上有序排列的具有递氢、递电子作用的多酶复合体,是由一系列的递氢反应和递电子反应按一定的顺序排列所组成的连续反应体系,它将氢交给氧生成水,至此,葡萄糖彻底氧化分解形成 CO_2 和 H_2O。

四、氧化磷酸化与 ATP 生成

细胞氧化产生的氢经过线粒体内膜呼吸链电子传递系统的逐级传递,最终与氧结合形成水,这一过程称为氢的氧化作用。线粒体内膜在完成氢的氧化作用的同时,伴随着高能电子由底物到氧的逐级定向传递,能量被逐步释放;当电子传递到一定位置,氧化还原所产生的自由能,在线粒体内膜基粒头部 ATP 合成酶的催化下,即可发生 ADP 的磷酸化作用,使 ADP 磷酸化形成 ATP,使氧化所释放的能量储存于 ATP 的高能磷酸键,即 ADP+Pi+能量→ATP。

在正常的生理条件下,线粒体中氧化反应和磷酸化反应这两个过程是紧密地偶联在一起,只要发生氢的氧化作用,就会进行 ADP 的磷酸化过程,这就意味着氧化是磷酸化的基础,而磷酸化又是氧化的结果。这种伴随电子传递链的氧化过程所进行的能量转换和 ATP 的生成,称为氧化偶联磷酸化,简称为氧化磷酸化(oxidative phosphorylation)(图 1-6-6)。

实际上,细胞内 ATP 的生成方式有两种,除氧化磷酸化外,还有一种称为底物水平磷酸化(substrate level phosphorylation),是指底物分子中的能量直接以高能磷酸键形式转移给 ADP 生成 ATP,如葡萄糖降解为丙酮酸的过程中,通过底物水平磷酸化形成 2 分子 ATP。

电子传递过程中伴随氧化还原所释放的自由能是怎样转入 ATP 分子的? 这是氧化磷酸化的作用机理问题。关于氧化磷酸化的偶联机制有多种假说,如化学偶联学说、构象学说和化学渗透学说。目前为大家所公认、实验证据较充足的是英国生物化学家 Peter Mitchell 的化学渗透学说,认为呼吸链电子传递所释放的自由能和 ATP 的合成是与一种跨线粒体内膜的质子梯度相偶联。即呼吸链在将电子从一种酶复合物向另一种酶复合物定向传递的同时,电子传递所释放的自由能将线粒体基质中的 H^+ 转移到膜间隙,因此,形成了跨线粒体内膜的 H^+ 离子梯度。膜间隙中的

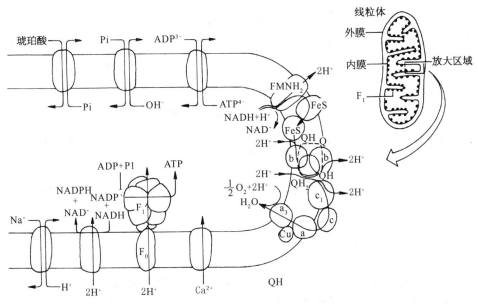

图1-6-6　线粒体内膜呼吸链电子传递与氧化磷酸化模型

H^+又可通过线粒体内膜基粒上的质子通道,顺浓度梯度由膜间隙进入基质中。H^+顺浓度梯度方向运动的同时,驱动 ATP 合酶构象的变化,机械能转变为化学能,使 ADP 与 Pi 结合成 ATP。

第二节　线粒体是半自主性细胞器

线粒体是细胞内一种相对比较独立的膜性细胞器。虽然它是由两层膜组成的结构,但无论是从形态、功能以及发生上来看,与细胞的其他膜性结构间没有直接的联系,因此,线粒体不属于内膜系统,它是真核细胞内唯一含有 DNA 的细胞器,是一个具有一定自主性的细胞器。

一、线粒体半自主性

1963 年 M.Nass 和 S.Nass 发现线粒体中含有 DNA,进一步研究发现,线粒体内还有 mRNA、rRNA、tRNA、核糖体,以及与遗传信息传递和表达所需的全套酶系(DNA 聚合酶、RNA 聚合酶、氨基酸活化酶等),同时研究证明,线粒体 DNA 具有遗传功能,能够进行遗传信息的转录、复制和表达,所以将线粒体 DNA 视为真核细胞的第二遗传系统。

1. 线粒体 DNA　在真核细胞中,线粒体 DNA(mitochondrial DNA, mtDNA)也称为线粒体基因组。mtDNA 大多数是双链环状分子,和细菌 DNA 相似,裸露而不与组蛋白结合,分散在线粒体基质的不同区域。不同生物细胞内 DNA 分子数目有一个或几个,如人每个线粒体中有 2~3 个DNA 分子,由于编码产物的差异,双链中外侧的称为重链(H 链),内侧的称为轻链(L 链)。线粒体基因组的全序列测定已经完成,mtDNA 全长 16 569 个碱基对(bp),组成 22 个 tRNA、2 个 rRNA

和 13 个多肽链共 37 个基因。

人线粒体基因组相比于核基因组,具有基因序列内无内含子,相邻基因间少有非编码的间隔序列,调节 DNA 序列较短;H 链编码 28 个基因,L 链编码 9 个基因,两条链均有编码功能;与"通用"遗传密码不完全相同(表 1 - 6 - 1)等特点。另外,由于 mtDNA 缺乏修复能力,因此其突变率要高于核内 DNA。

表 1 - 6 - 1   "通用"密码与线粒体遗传密码的差异

密码	"通用"密码	哺乳类线粒体密码	酵母线粒体密码
UGA	终止	色氨酸	色氨酸
AUA	异亮氨酸	甲硫氨酸	甲硫氨酸
CUA	亮氨酸	亮氨酸	苏氨酸
AGA	精氨酸	终止	精氨酸
AGG			

2. **线粒体蛋白质合成**   线粒体含有自身特有 mRNA、tRNA 和 rRNA 及其蛋白质合成的其他组分,如氨基酸活化酶和线粒体核糖体等,表明线粒体可以自主合成蛋白质。但由于 mtDNA 分子小,其上含有的基因数量不多,由它编码合成的蛋白质有限,仅有 13 种多肽链,而线粒体含有蛋白质有 1 000 多种,因此,由 mtDNA 所合成蛋白质只占线粒体全部蛋白质的 10% 左右,并多为疏水蛋白,主要参与组成呼吸链上酶复合物和 ATP 合成酶;线粒体其余约 90% 的蛋白质是由核基因编码的,如 mtDNA 复制、转录所需的各种 mtDNA 聚合酶、mtRNA 聚合酶、起始因子、延长因子以及翻译过程所需的各种酶、线粒体外膜的孔蛋白、内膜的特定转运蛋白、膜间腔和基质腔内的各种可溶性蛋白等。

线粒体内核糖体的沉降系数为 70S,由 50S 和 30S 两个亚基组成,与原核细胞中的核糖体类似。核糖体内 12SrRNA 和 16SrRNA 是由 mtDNA 编码,此外,mtDNA 还编码具有转运氨基酸功能的 22 种 tRNA。

这表明线粒体的生物合成依靠两套遗传系统。由于线粒体具有自己的 DNA,并能进行表达,这是其自主性。而实现线粒体基因组复制与表达所需要的许多酶又是由核基因组编码的,所以线粒体是一个半自主性的细胞器(semiautonomous organelle)。

二、线粒体起源

对于线粒体的研究虽然已经有 100 多年的历史,但关于线粒体的进化起源,迄今为止还是一个没有研究清楚的问题。目前主要提出内共生起源假说和非共生起源假说两种观点,均尚需研究证实。

1. **内共生起源假说**   由于线粒体在细胞内具有一定的独立性,其结构、功能与细菌存在着相似性,如 DNA 均为环形、裸露分子,基因无内含子;均为 70S 型核糖体;对细胞质蛋白合成抑制剂放线菌酮不敏感,反而对细菌蛋白质合成抑制剂氯霉素敏感等现象,一些研究者提出,线粒体由共生于细胞内的细菌演变而来。他们设想,原始真核细胞具有吞噬功能,能将吞噬的糖类等供能物质通过无氧酵解来获取能量。当含有三羧酸循环和电子传递系统酶系的需氧细菌被吞噬后,不仅没有被消化,宿主细胞与细菌间反而形成互利的共生关系,通过寄生菌的呼吸作用将酵解产物丙酮酸氧化分解,以此获取更多的能量,寄生菌则逐渐演变为线粒体。这就是内共生起源假说(symbiosis hypothesis)。

2. **非共生起源假说**　这种学说的假设是真核细胞的前身是一种需氧细菌,比典型的原核细胞大、进化程度较高是其特点,需氧细菌的呼吸链和氧化磷酸化的酶系统分布在细胞膜上,随着进化,细胞要不断增加膜表面积,扩大呼吸功能,导致膜向细胞内凹陷,折叠,最终演变为线粒体。这一学说可以解释真核细胞被膜形成与演化的过程,但缺乏足够的实验证据。

第七章 细胞内蛋白质的分选和定向转运

导学 真核细胞在进化上一个显著特点是形成了发达的细胞内膜系统,将细胞内环境分隔成许多功能不同的区室。这些区室既有各自独立的结构和功能,又有密切的联系。它们的膜结构通过蛋白质分选和膜泡运输可以实现相互转换。不同的膜性细胞器功能不一样,细胞内合成的蛋白质需要定向转运到这些膜性细胞器内,从而执行其功能。如果转运异常就会引起相应的疾病。

蛋白质是细胞的主要结构成分,是除水外含量最多的养分,占细胞干重的 50%。在一个哺乳动物细胞中约含有 10^4 种蛋白质,分子的数量达 10^{11} 个。除少数蛋白质由线粒体基质中的核糖体合成外,绝大多数蛋白质是由细胞质中的核糖体合成,合成的蛋白质必须被精确地分选并定向转运到细胞的不同部位,这一过程称为蛋白质的分选和蛋白质定向转运。细胞中的每一种蛋白质只有到达正确的位置才能行使其功能,并保证各个细胞器进行正常生命活动,如细胞核、线粒体、内质网、溶酶体、过氧化物酶体等。蛋白质合成时会带有分选信号,就像快递物品要注明目的地,而在目的地有着能识别分选信号的受体,分选信号与相应的受体特异性结合,就会把蛋白质定向转运到细胞的特定部位。

分选信号包括以下两种类型:

1. **信号序列**(signal sequence) 是位于蛋白质上的一段连续的氨基酸序列,一般含 15～60 个氨基酸残基。具有分选信号的功能,在引导蛋白质到达目的地,完成其分选信号任务后,有些信号序列常从蛋白质上被切除。

2. **信号斑** 是位于蛋白质不同部位的几个氨基酸序列在多肽链折叠后形成的一个斑块区,具有分选信号的功能。信号斑是一种三维结构,当多肽链伸展时,组成信号斑的不同氨基酸序列可在多肽链上相距很远,在完成任务后,这些氨基酸序列继续存在。

根据氨基酸序列中的分选信号种类,蛋白质的定向转运可分为两条途径。

1. **翻译后转运** 核糖体在细胞质基质中完成多肽链的合成,带有分选信号的蛋白质,按其分选信号种类分别转运到细胞的不同部位。如通过核孔复合体运至细胞核,从细胞质运到线粒体和过氧化物酶体。

2. **共翻译转运** 蛋白质合成起始后转移至粗面内质网,新生肽链边合成边转入粗面内质网腔中,随后经高尔基复合体运至溶酶体、细胞质膜或分泌到细胞外。内质网和高尔基体自身所需的蛋白质也是通过这一途径完成的(图 1-7-1)。

细胞中的蛋白质运输主要由两个因素决定:一是蛋白质具有分选信号,二是细胞内有识别这些信号的受体,它能够将含有分选信号的蛋白质运送到适当的目的地。

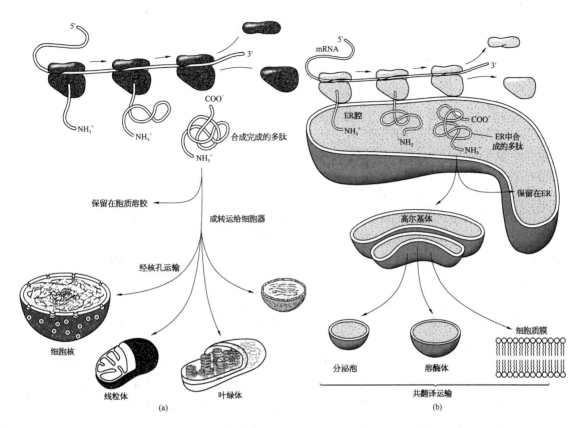

图 1-7-1 细胞内蛋白质转运途径
(a) 蛋白质翻译后转 ;(b) 共翻译转运

第一节 | 蛋白质进入细胞核、线粒体和过氧化物酶体的转运

一、蛋白质进入细胞核

在真核细胞中,细胞核是最主要的细胞器,一般位于细胞的中央,具有双层膜结构,其外层核膜与内质网膜相联系。真核细胞的核膜是控制细胞质和细胞核之间进行物质交换的通透屏障。核孔复合体(nuclear pore complexes, NPCs)是核内外物质转运的通道。在细胞核内行驶功能的蛋白质,如组蛋白、核糖体蛋白、DNA 和 RNA 聚合酶、转录因子等,由细胞质合成后经核孔复合体运送到细胞核内;同时,在细胞核中生成或合成的物质,如 mRNA、tRNA 以及核糖体蛋白亚单位等,需要通过核孔复合体运送到细胞质中后去行使功能。细胞核和细胞质之间的物质运输十分频繁,每 3 分钟有 10^6 个组蛋白被运进细胞核内,在 DNA 合成期时每分钟每一个核孔复合体有 100 个组蛋白被运进细胞核内,以便与新合成的 DNA 组装成染色质。

细胞质和细胞核内的物质通过核孔复合体有两种运输方式,一种是被动运输,一种是主动运输。小的水溶性分子、小分子代谢产物以及相对分子质量小于 50 kDa 或直径小于 10 nm 的蛋白质分子可以自由通过核孔复合体;相对分子质量大的蛋白质和其他大分子物质则要通过主动运输方式通过核孔复合体,这个主动运输过程是一个信号识别和载体介导的过程,大分子蛋白质需要核定位信号及其相应的受体引导。而在核内的核糖体亚单位、tRNA 和 mRNA 等则在核转移蛋白的介导下,经核孔从核内转移到细胞质中。

1982 年,Dingwall 等首先发现爪蟾卵(Xenopus)核质蛋白 C-端的一段氨基酸顺序对其入核是必须的,此后在 RNA 结合蛋白、转录因子、甾体激素受体、细胞因子及其受体、细胞内激酶中亦发现了核定位信号(nuclear localization signal, NLS)。

1. 核定位信号   又称核输入信号(nuclear import signal)是存在于蛋白质中的一段富含正电的氨基酸序列,介导蛋白质由细胞质向细胞核转运。经典的 NLS 由核心 NLS(core NLS)及其旁侧的调控顺序构成。核心 NLS 是一段由 4~6 个氨基酸残基组成的短肽,其氨基酸组成决定了信号的强弱,通常碱性氨基酸形成强入核信号,而中性或酸性氨基酸的存在会减弱其信息强度以至成为不完全的 NLS。核心 NLS 旁侧为调控顺序,以多个丝氨酸或苏氨酸残基为特征。这些羟基氨基酸残基是胞内多种激酶-磷酸酶系统的靶点,通过其磷酸化和去磷酸化作用调节 NLS 信号的强度。

核蛋白的输入,不仅需要核定位信号,同时还需要一些核输入受体(如 importin α/β)的协助。

2. 核输入受体   是一类游离于胞质中的蛋白质。核定位信号的受体称为核输入受体(nuclear import receptor),是由相关基因家族编码的一类受体蛋白,每个家族成员编码一种核输入受体,可识别一组具有相似核定位信号的细胞核蛋白质。Importinα 家族是 NLS 受体,相对分子质量为 60 kDa 的蛋白,其 C-端是 NLS 的结合区,N-端是 improtin β 的结合区,入核蛋白的 NLS 与 importin α 结合形成蛋白-importin α 复合物,使 importin α 的构象改变,暴露出 improtin β 的结合位点。此外,importin α 自身具有 NLS,能与自身的受体发生分子内作用,其 NLS 区与 improtin β 结合区重叠,而 importin α 与 improtin β 的结合破坏了其自身分子内的作用,增强了 importin α 对 NLS 的亲和力。基于此,入核蛋白-importin α-improtin β 形成的复合体,可通过复合体的 improtin β 与核孔蛋白结合,使核孔蛋白的构象改变,将复合物通过 NPC 进入细胞核。随后,importin α 和 improtin β,在其他蛋白的辅助下,重新运送回胞质。这一过程依赖于 GTP 偶联蛋白 Ran,在细胞质中,Ran 以 Ran-GDP 的形式存在,起到稳定转运复合物的作用,在细胞核中,Ran 以 Ran-GTP 的形式存在,Ran-GTP 与 importin α 竞争结合 importin β_1,从而导致 importin β_1 从转运复合物上解聚。

与经典的 NLS 不同,非经典的 NLS 一般直接结合 improtin β 家族的核输入受体,然后将入核蛋白运输到细胞核内。

二、蛋白质分别进入线粒体的不同区室

线粒体是由双层膜包围的细胞器,是真核细胞氧化、产生能量的主要场所。线粒体的蛋白合成能力有限,大量线粒体蛋白是在细胞质中合成后,定向转运至线粒体的外膜、内膜、膜间腔和基质腔,这种转运方式为翻译后转运(post-translational translocation)。

(一)蛋白质输入到线粒体中起始于线粒体外膜上的转运蛋白

1. 线粒体前体蛋白转运需要信号序列和转运蛋白   在细胞质基质内合成的线粒体蛋白称为前体蛋白,其上含有一段信号序列,一个或多个信号序列引导不同的前体蛋白进入各自相应的线

粒体部位。进入线粒体基质腔的蛋白,其信号序列在蛋白质的 N-端,该序列引导线粒体前体蛋白转运至线粒体基质腔并很快被信号肽酶切除。

线粒体前体蛋白信号序列的特点是:① 多位于多肽链的 N-端,大约 20 个氨基酸组成;② 没有带负电荷的氨基酸,形成一个两性 α 螺旋,带正电荷的氨基酸残基和不带电荷的疏水性氨基酸残基分别位于螺旋的两侧,认为这个螺旋与转位因子的识别有关;③ 对所牵引的蛋白质没有特异性要求,非线粒体蛋白连接上此类信号序列,也会被转运到线粒体。此外有些信号序列位于蛋白质的内部,完成转运后不被切除,这类信号序列可将蛋白质转运至外膜、内膜和膜间腔内。还有些信号序列位于前体蛋白的 C-端,如线粒体的 DNA 解旋酶 Hmil。

线粒体膜上含有多种蛋白质复合体,由两部分组成:受体和蛋白质通过的孔道。受体能够识别并结合线粒体前体蛋白,并将其转移到转运蛋白处;转运蛋白形成通道,是前体蛋白进入线粒体的部位。蛋白质转运复合体主要包括:① TOM 复合体(translocator of the outer mitochondrial membrane):为线粒体外膜上的蛋白转运复合体,介导几乎所有的线粒体蛋白通过线粒体外膜,进入膜间隙。② SAM 复合体:位于线粒体外膜上,但线粒体膜上的前体蛋白,如孔蛋白,经 TOM 转运进入膜间隙后,SAM 复合物可以将它们正确折叠并插入到外膜上。③ TIM 复合体(translocator of the inner mitochondrial membrane):是线粒体内膜上的蛋白转运复合体,其中最主要的一个是 TIM23,TIM 复合体可使被运输蛋白穿过线粒体内膜,运至基质。④ OXA 复合物:位于内膜上,介导由线粒体自身合成的内膜蛋白的插入,以及一些运入机制的内膜蛋白的插入。

2. 线粒体前体蛋白以伸展状态与外膜转运复合体结合

(1) 分子伴侣将线粒体前体蛋白解折叠:由细胞质基质内核糖体合成的线粒体前体蛋白质与分子伴侣 Hsc70 结合,保护线粒体前体蛋白质的疏水面,防止相互作用而凝聚,使其在相对伸展的未折叠状态下进入线粒体外膜的胞质面。

(2) 线粒体前体蛋白转运始于外膜上的转运蛋白:未折叠的线粒体前体蛋白通过 N-端的信号序列与线粒体外膜上的受体蛋白结合,并通过转运蛋白转运到外膜上或穿过外膜,进入膜间腔(图 1-7-2)。对于大多数进入线粒体基质的蛋白质而言,还需要穿过线粒体内膜。

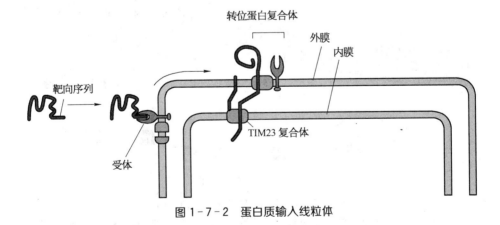

图 1-7-2 蛋白质输入线粒体

(二) 线粒体外膜和内膜中的转运复合体在线粒体蛋白的输入过程中相互合作

实验表明,线粒体前体蛋白能够穿过线粒体的双层膜进入线粒体基质腔,得益于线粒体内外膜中的转运复合体的相互作用。在电子显微镜下观察,在线粒体内外膜上存在着一些内膜与外膜相互接触的地方,在这些地方,膜间腔变狭窄,形成转运接触点(translocation contact site)是蛋白质进入线粒体的通道。在转运接触点,TOM复合体首先转运信号序列穿过外膜进入膜间腔,然后与TIM复合体结合,开放TIM复合体上转运蛋白通道,这时蛋白质多肽链就进入线粒体基质(图1-7-3)。

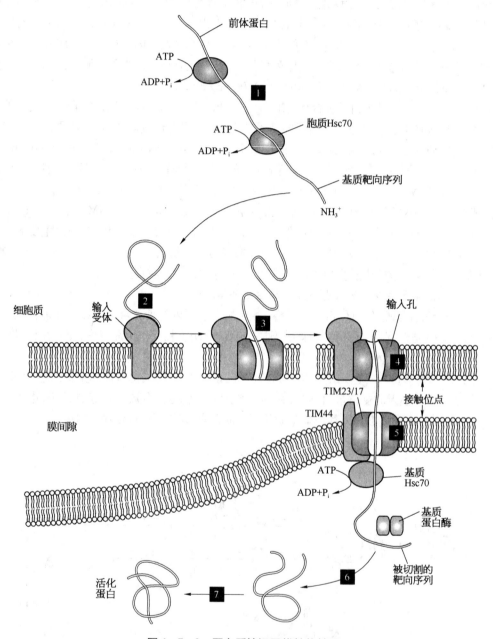

图1-7-3　蛋白质转运至线粒体基质

在游离核糖体上合成的前体蛋白,与胞质蛋白分子伴侣Hsc70结合,并使其保持未折叠或部分折叠状态,其N-端具有基质靶向序列(步骤1),前体蛋白与内外膜接触点附近的输入受体(Tom20/22)结合(步骤2),被转运进入输入孔(步骤3),输入的蛋白进而通过内外膜接触点的输入通道(外膜为Tom40,内膜为Tim23/17,步骤4、5),线粒体基质分子伴侣Hsc70与输入蛋白结合并水解ATP以驱动基质蛋白的输入。输入的基质蛋白其基质靶向序列,在基质蛋白酶作用下被切除,同时Hsc70也从新输入的基质蛋白上释放出来(步骤6),进而折叠,产生活性构象(步骤7)。

(三) 蛋白质向线粒体内外膜和膜间腔转运有多种机制

线粒体外膜含有丰富的孔蛋白(porin)。孔蛋白是桶状蛋白,首先通过 TOM 复合体被输入膜间腔,在那里与特化的伴侣蛋白短暂结合以防凝聚,然后再与外膜的 SAM 复合体结合,在其帮助下插入外膜并正确折叠(图 1-7-4a)。

定位在线粒体内膜的蛋白最初转位过程也利用 TOM 和 TIM 23 复合体将被输送蛋白的 N-端信号肽序列真正送入线粒体基质腔,位于 N-端信号肽之后的一段疏水氨基酸作为停止转移序列,防止穿越内膜的进一步转位。TOM 复合体牵引着蛋白的剩余部分通过外膜进入膜间腔,信号肽在基质腔被切除;从 TIM 23 释放的疏水序列仍镶嵌锚定在内膜(图 1-7-4b)。

在另一种向内膜转运的途径中,TIM 23 复合体最初将完整蛋白转位至基质腔,基质信号肽酶切除 N-端信号肽,暴露出新 N-端的一段疏水序列。引导蛋白经内膜转位蛋白复合体 OXA 插入到内膜上(图 1-7-4c)。

内膜不存在孔蛋白,由一组特异性运输蛋白大家族来担当大量小分子跨内膜运输的任务,包括 ATP、ADP 和磷酸盐的运输。这些多次穿膜蛋白 N-端不含可被切除的信号肽,但含有内部信号肽。它们穿过外膜的 TOM 复合体后,膜间腔的分子伴侣蛋白引导它们到 TIM 22 复合体,通过一个需要膜电位而非线粒体 Hsc 70 或 ATP 的过程,插入到内膜(图 1-7-4d)。

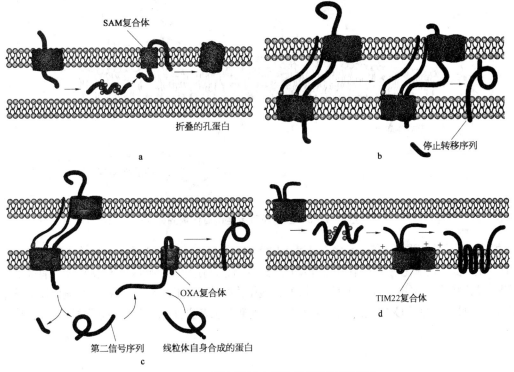

图 1-7-4 蛋白质输入线粒体各部位的过程

三、胞质合成的蛋白质以折叠形式穿膜进入过氧化物酶体

过氧化物酶体是单层膜的小细胞器,含有许多降解脂质和消除有毒分子的氧化反应中所需的酶,以肝细胞和肾细胞中所含数量为多。在细胞质基质中合成的将要输入到过氧化物酶体中的蛋

白质的C-端具有过氧化物酶体靶信号(peroxisomal targeting signal, PTS),在细胞质基质中和过氧化物酶体的膜上均有PTS受体。要进入过氧化物酶体的蛋白首先与细胞质基质中的PTS受体结合,该PTS受体再与过氧化物酶体膜上的PTS受体结合,从而将过氧化物酶体蛋白转运至过氧化物酶体中(图1-7-5)。过氧化物酶体蛋白以天然折叠的构象输入过氧化物酶体。

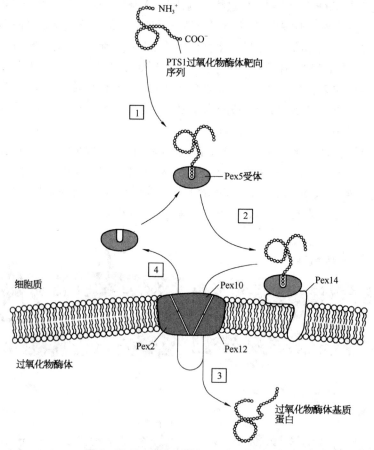

图1-7-5　蛋白质转运至过氧化物酶体

如果过氧化物酶蛋白不能正常输入过氧化物酶体会引起疾病。如人类的脑肝肾综合征(Zellweger综合征)是一类与过氧化物酶体有关的遗传病。患者细胞内与过氧化物酶体的酶蛋白输入有关的蛋白质变异,导致酶蛋白不能运入过氧化物酶体,使过氧化物酶体以膜状"空穴"存在,即过氧化物酶体中缺乏正常的各种酶,继而相关的氧化反应不能进行,从而造成患者脑、肝、肾异常,并导致早期幼儿死亡。

第二节 新生肽链向内质网的转运和加工

内质网(ER)是细胞质中的连续网膜样结构,广泛分布在细胞内。根据是否有核糖体附着,分为粗面内质网和滑面内质网。

一、结合核糖体合成的蛋白质进入内质网

与进入线粒体和过氧化物酶体的蛋白不同,大多数蛋白质从细胞质到内质网的运输是在多肽链合成过程中进行,即共翻译转运。以这种方式合成和转运的蛋白质有两类:一类是跨膜蛋白;一类是可溶性蛋白,可溶性蛋白全部穿过内质网膜,进入内质网腔。这两类蛋白质都以同样的分选信号和类似的机制穿入内质网膜。

(一)输入内质网蛋白质的共翻译转运

绝大多数分泌蛋白、溶酶体蛋白和膜蛋白的 N-端都含有信号序列,指导蛋白质转至内质网上合成,之后就被切除。

信号识别颗粒(SRP)位于细胞质基质中,可以与信号肽和核糖体结合,导致蛋白质合成暂停;还可以和信号识别颗粒受体结合,引导蛋白质进入内质网腔。

SRP 受体(SRP receptor)是膜的整合蛋白,为异二聚体蛋白,存在于内质网膜上,可以 SRP 特异性结合。

分泌蛋白和溶酶体蛋白的合成是在游离核糖体上开始的,之后新生肽链 N-端的信号序列引导核糖体附着于内质网膜上继续合成,蛋白质边合成边转运。

(二)膜蛋白的共翻译转运机制

内质网膜、高尔基体膜、溶酶体膜和细胞质膜的跨膜蛋白都是在粗面内质网上合成的。当这些膜蛋白被合成时也被转移进 ER 膜,所用装置与分泌蛋白和溶酶体蛋白的合成装置相同。但是,不像分泌蛋白和溶酶体蛋白完全穿过 ER 膜,膜蛋白内部含有一个或多个疏水的跨膜片段,与内质网膜有很强的亲和力,能阻止蛋白质进一步转移进 ER 腔,这些片段称内在停止转移锚定序列(internal stop-transfer anchor sequence, STA)。如果一种多肽只有 N-端信号序列(起始转移序列)而没有停止转移锚定序列,那么这种多肽合成后一般进入内质网腔中,如果一种多肽的停止转移锚定序列位于多肽的内部,那么这种多肽最终会成为内质网膜的跨膜整合蛋白。含有多个起始转移序列和多个停止转移锚定序列的多肽将成为多次跨膜的膜蛋白(图 1-7-6)。

二、内质网内的质量监控系统

肽链的合成仅需几十秒钟至几分钟即可完成,而新合成的多肽在内质网停留的时间往往长达几十分钟。不同的蛋白质在内质网停留的时间长短不一,主要与蛋白质的糖基化、蛋白质的折叠和多亚基的装配有关。内质网通过蛋白质的糖基化、分子伴侣蛋白协助的正确折叠以及内质网膜上的逆转运器进行蛋白质合成的质量控制。

在 ER 腔内,不正确折叠的蛋白质、二聚的或多聚的蛋白质装配不适当时,就会与 ER 中的分子伴侣蛋白结合并相互作用而被扣留在 ER 中,直到形成正确折叠。否则,错误折叠的蛋白会被运输到 ER 外的细胞质基质中,这个过程称为"逆转运",即通过转运蛋白从它们进入 ER 腔的路线返回。一旦进入细胞质基质,这些错误折叠的蛋白就会通过泛素化和蛋白酶体所降解。如果非折叠蛋白在 ER 中积累过多,则会启动非折叠蛋白应答(unfolded protein response, UPR),即诱导更多的分子伴侣的合成和"逆转运"途径相关蛋白量的增加以除去多余的非折叠蛋白。这个过程称为质量控制(quality control)。用这种方法,ER 腔控制着运往高尔基体的蛋白质质量。

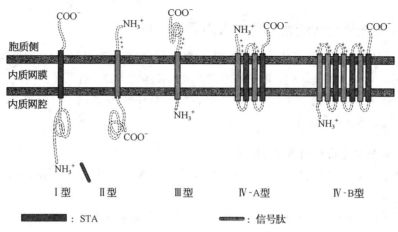

图 1-7-6 膜蛋白嵌入 ER 膜

Ⅰ型: LDL 受体、流感 HA、胰岛素受体、生长素受体;
Ⅱ型: 无唾液酸糖蛋白受体、转铁蛋白受体、高尔基半乳糖苷转移酶、高尔基唾液酸转移酶;
Ⅲ型: 细胞色素 P450;
Ⅳ型: G 蛋白偶联受体、葡萄糖转运蛋白、电压门 Ca^{2+} 通道

第三节 从内质网向高尔基体的膜泡运输

高尔基体靠近细胞核,但在内质网外侧,接受来自内质网的蛋白质和脂质,对它们进行修饰和分选运输,细胞内物质运输的交通枢纽。大多数共翻译转运的蛋白进入 ER 腔后,都要通过膜运输机制转运到细胞的其他部位,其中高尔基体是膜运输的第一站。rER 腔通常是互相连通的,促进了 ER 膜和 ER 腔蛋白从合成位点转移到面向细胞中心区的位点。在这些位点,运输小泡从 ER 出芽,并且不久这些运输小泡就形成较大的膜泡和相互连通的管道,因而远离 ER,移向高尔基体。顺面高尔基网(*cis - Golgi network*, CGN),其主要功能是区分应运输回 ER 的蛋白和应进入高尔基体的蛋白。反面高尔基网(*trans - Golgi network*, TGN),具有分选功能。蛋白质在 TGN 被隔离成不同类型的小泡,面向质膜或细胞内不同的目的地。

一、内质网向高尔基体的正向运输

除了内质网自身所需的结构和功能蛋白质外,其他在内质网合成的蛋白质都是通过小泡转运到高尔基体进行分选。这种小泡外被衣被,衣被是一种外被蛋白(coat protein Ⅱ, COPⅡ)。COPⅡ衣被由多种蛋白质构成,形成于内质网的特殊部位,这些部位没有核糖体,由交织在一起的管道和囊泡组成的网络结构。大多数跨膜蛋白是直接结合在 COPⅡ 衣被上,但是少数跨膜蛋白和可溶性蛋白通过受体与 COPⅡ 衣被结合,这些受体在完成转运后,通过 COPⅠ 衣被小泡返回内质网。COPⅡ 的小泡从 ER 芽生出来进入顺面高尔基网(CGN)。随后,蛋白质靠一个高尔基体扁囊芽生的转运小泡和下一个扁囊融合的办法依次通过一系列扁囊。蛋白质在转运小泡内离开高尔基体中间扁囊到反面高尔基网(TGN)时,在 TGN 腔内进行分选,决定其是形成溶酶体还是到细胞表面。

二、高尔基体向 ER 的返回运输

内质网向高尔基体输送运输小泡时,发生包装错误,将内质网自身所需的结构和功能蛋白运到了高尔基体,如不进行回收,则内质网因为磷脂和某些蛋白质的缺乏而停止工作。内质网通过两种机制维持其蛋白质的平衡。一是转运小泡将应保留的内质网驻留蛋白排斥在外,不被包装在出芽形成的转运小泡中,结果被留下来。二是通过对逃逸蛋白的回收机制,使之返回它们正常驻留部位。

内质网的正常驻留蛋白,在 C-端均含有一段回收信号序列,如果它们意外地逃逸进入转运小泡,从内质网运至高尔基体顺面,那高尔基体顺面的膜结合受体蛋白将识别并结合逃逸蛋白上的回收信号,形成 COPⅠ衣被小泡并将它们返回内质网。内质网腔中的蛋白质,如蛋白二硫键异构酶和协助折叠的分子伴侣蛋白,均具有典型的回收信号 KDEL(Lys‐Asp‐Glu‐Leu)。内质网的膜蛋白(信号识别颗粒受体)在 C-端有一个不同的回收信号,通常是 Lys‐Lys‐X‐X(KKXX,其中 X 为任意氨基酸),同样可以保证它们的回收。COPⅠ衣被小泡还可以介导高尔基体不同区域间的蛋白质运输。

从高尔基体运回内质网的小泡外被 COPⅠ包被蛋白,这种小泡从反面高尔基网(TGN)运向高尔基体中间扁囊,从中间扁囊运回顺面高尔基网(CGN),以及将蛋白从顺面高尔基网运回到内质网(图1‐7‐7)。

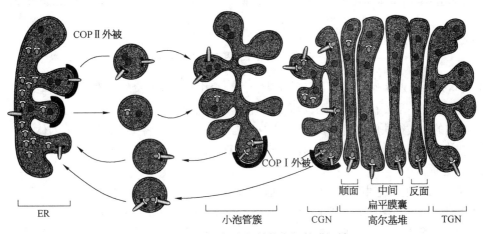

图1‐7‐7　ER 与高尔基体之间的膜运输

第四节　受体介导的蛋白质运输

一、受体介导的内吞作用

1. **受体介导的内吞作用**　是一种选择浓缩机制,既可保证细胞摄入特定溶质大分子,同时又避免吸入细胞外大量的液体。有 50 多种不同的蛋白质,如低密度脂蛋白、生长因子、淋巴因子和一些营养物质等都是通过这种方式进入细胞。

受体介导的内吞作用(receptor-mediated endocytosis),是在细胞膜的特定区域进行的,这个区域称为衣被小窝(coated pit)。衣被小窝是质膜向内凹陷的部位,受体大量集中于此。衣被小窝的包被由两种成分构成:外层是由网格蛋白(clathrin)形成的篮子样网络结构;内侧是由衔接蛋白(adaptin)复合体构成。衔接蛋白既可与网格蛋白结合,也可与小泡膜结合,同时也和膜上的受体结合,帮助挑选要转运的分子。衣被小窝内陷进入细胞质,然后质膜缢缩形成有被小泡,包被覆盖在小泡膜表面,面向胞质(图1-7-8)。

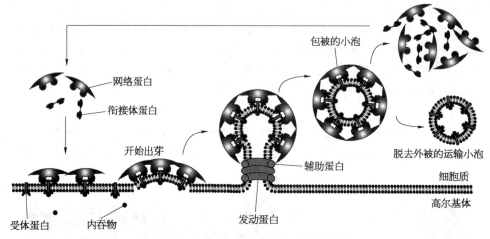

图1-7-8　衣被小窝和衣被小泡的结构

2. 受体介导的内吞作用过程　① 特定大分子与聚集于衣被小窝的细胞表面受体结合,形成受体大分子复合物。② 衣被小窝凹陷,从质膜上脱落成为衣被小泡(coated vesicle),进入细胞质内。③ 衣被小泡的包被很快解聚、脱落,形成无被小泡。④ 无被小泡将摄入物转运至内体,在内体中,摄入物与其受体分离。⑤ 摄入物由内体转运至溶酶体,被溶酶体酶降解,而受体通过内体出芽成小泡,被运至质膜。

胆固醇主要在肝细胞中合成,随后与磷脂和蛋白质形成低密度脂蛋白(low-density lipoproteins, LDL),LDL是一种球形颗粒的脂蛋白,直径20~30 nm。核心是1 500个胆固醇酯,外被磷脂和未被酯化的胆固醇,最外面有一个辅基蛋白(B-100),这个蛋白质分子可以和质膜上的受体结合。当细胞进行膜合成需要胆固醇时,细胞即合成LDL跨膜受体蛋白,并将其运输到细胞质膜。LDL颗粒与LDL受体结合成LDL-受体复合物,形成衣被小泡,进入细胞质的衣被小泡随即脱掉网格蛋白衣被,同早期内体融合,内体中pH低,受体与LDL颗粒分离,受体回到质膜再利用,再经晚期内体将LDL运至溶酶体,在溶酶体中LDL颗粒中的胆固醇酯被水解成游离的胆固醇而被利用(图1-7-9)。

血液中LDL的水平与动脉粥样硬化有极大的关系。LDL受体缺陷是造成血液中LDL水平升高的主要原因。如家族性高胆固醇血症患者就是由于LDL受体缺陷,或因受体对LDL连接部位缺失,或因受体衣被小窝的缺失,使细胞对LDL摄取障碍,结果导致血液中胆固醇含量比正常人高,患者出现持续高胆固醇血症,未成年便发生动脉粥样硬化,多死于冠心病。

二、从高尔基体到溶酶体的蛋白质转运

细胞内受体介导的蛋白质运输除了受体介导的内吞作用外,细胞内合成的蛋白质向溶酶体转

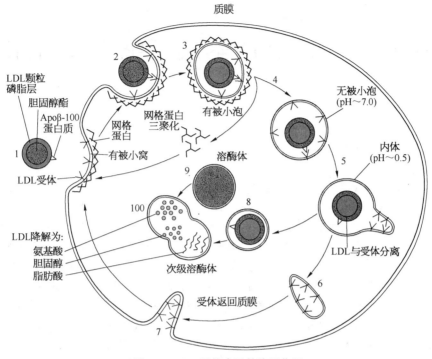

质膜

LDL颗粒
磷脂层
胆固醇酯
Apoβ-100
蛋白质

网格
蛋白

LDL受体

有被小窝

网格蛋白
三聚化

有被小泡

无被小泡
(pH～7.0)

内体
(pH～0.5)

溶酶体

LDL与受体分离

LDL降解为:
氨基酸
胆固醇
脂肪酸

次级溶酶体

受体返回质膜

图 1-7-9　受体介导的胞吞作用

运和向细胞外分泌的过程也需要受体介导。溶酶体是由高尔基体分泌而来,是单层膜包裹多种酸性水解酶的囊泡状细胞器,广泛存在于动、植物细胞内,对细胞生理、病理过程以及细胞分化和衰老都起着重要的作用。

溶酶体蛋白在 rER 上合成后,与其他蛋白一起在粗面内质网上出芽,形成运输小泡,运送到顺面高尔基网(CGN),在 CGN 溶酶体酶的甘露糖残基被磷酸化。磷酸化的甘露糖(甘露糖-6-磷酸)是溶酶体酶的分选信号。在反面高尔基网(TGN)膜上有甘露糖-6-磷酸的受体,该受体伸进 TGN 腔的部分识别和结合溶酶体酶,伸进胞质的部分特异性地与 TGN 胞质面的膜衔接蛋白-网格蛋白复合体结合,以确保溶酶体酶被包裹在网格蛋白包被小泡内。以出芽的方式将其运出 TGN。最后,在胞质中,包被小泡的网格蛋白解离,无包被的运输小泡与 pH5.5 的酸性的晚胞内体相互融合形成初级溶酶体。

M6P 受体与 M6P 的识别受 pH 调控,在 pH6.5～6.7 的偏中性的 TGN 中,M6P 受体能特异的与 M6P 的水解酶结合。而在 pH5.5 的酸性的晚胞内体中,M6P 受体释放这些酶,可以发挥其溶酶体酶的作用。M6P 受体在释放酶后,重新进入由胞内体出芽形成的逆行包被体蛋白复合体包被运输膜泡,返回 TGN 中将手提循环使用。

有一些溶酶体酶直接被分泌到细胞外表面,细胞质膜上的 M6P 受体负责将他们回收,通过受体介导的胞吞作用,经胞内体将酶运到溶酶体中。相对于溶酶体酶蛋白的分选运输机制,溶酶体膜蛋白的运输及分子机制目前了解较少。

第八章　细胞质基质与细胞质骨架

导学

细胞质由骨架、细胞器和基质组成。细胞质基质是一种高度有序的体系,细胞与环境,细胞质与细胞核,以及细胞器之间的物质运输、能量交换、信息传递等都要通过细胞质基质来完成,很多重要的中间代谢反应也发生在细胞质基质中。微管、微丝和中间纤维是广泛存在于真核细胞中的蛋白纤维网架系统,具有维持细胞形态和动态空间结构,赋予细胞支持力、张力、收缩与运动能力,介导细胞物质运输、能量转换、信息传递及参与细胞分裂、细胞分化等作用。细胞骨架成分的功能异常与多种疾病相关,如恶性肿瘤细胞的增殖速度快以及高侵袭性、转移性的生长特性都与微管和微丝的紊乱及异常组装相关;阿尔茨海默病(俗称老年痴呆症)与微管蛋白的稳定性相关。此外,进行性肌营养不良、遗传性球形红细胞增多症、纤毛不动综合征伴男性不育、肌萎缩性侧索硬化症也与细胞骨架异常有关。

20 世纪 70 年代美国细胞生物学家 K.R.波特用电子显微镜观察经戊二醛固定的细胞,才在细胞基质内发现细胞骨架。于是便把细胞器以外的细胞质分为细胞骨架和基质两个部分。细胞骨架分布在整个细胞中,由蛋白质性质的微梁纤维构成。细胞骨架中溶解或悬浮着多种小分子,如糖、氨基酸、无机盐等。细胞骨架的边缘附着在细胞的质膜上,支持着内质网、线粒体等细胞器,整个细胞质呈现复杂的结构秩序。

第一节　细胞质基质

在真核细胞的细胞质中,除去可辨的细胞器以外的胶状物质,占据着细胞膜内、细胞核外的细胞内空间,称细胞质基质(cytoplasmic matrix)又称胞质溶胶。细胞质基质的主要成分包括约占总体积 70％的水和溶于其中的离子以及以可溶性蛋白质为主的大分子,其体积占细胞总体积 50％以上。

一、细胞质基质的特点

细胞质基质是种黏稠的胶体,蛋白质质量浓度约 200 mg/ml,多数的水分子是以水化物的形式紧密地结合在蛋白质和其他大分子表面的极性部位,只有部分水分子以游离态存在,起溶剂作用。细胞质基质中蛋白质分子和颗粒性物质的扩散速率仅为水溶液中的1/5,更大的结构如分泌泡和细胞器等则固定在细胞质基质的某些部位上,或沿细胞骨架定向运动。细胞质基质是蛋白质与脂肪合成的重要场所。在细胞质基质中合成的蛋白质,半数以上将分门别类地转移到细胞核和细胞器中。在细胞质基质中,各种代谢活动高效有序地进行,各种代谢途径之间协调有序,完成物质、能量与信息的定向转移和传递,这些复杂的生命过程都不是简单的"酶溶液"所能完成的。

细胞质基质中的多数蛋白质,其中包括水溶性蛋白,并不是以溶解状态存在的。细胞质基质作为一种高度有序的体系,关键在于细胞质骨架纤维贯穿其中,起重要的组织作用,多数的蛋白质直接或间接地与骨架结合,或与生物膜结合,其周围又吸附了多种分子,从而不同程度地影响和改变微环境的某些物理性质,这样一种有精细区域化的凝胶结构体系,在不同细胞的不同生理状态下,可能有所不同,以完成多种复杂的生物学功能。

细胞质基质结构体系的维持只能在高浓度的蛋白质及其特定的离子环境的条件之下实现。一旦细胞破裂,甚至在稀释的溶液中,这种靠分子之间脆弱的相互作用而形成的结构体系就会遭到破坏。离开了细胞质骨架的支持与组织,细胞质基质便无法维系这种复杂的高度有序的结构,也就无法完成各种生物学功能。从细胞骨架的角度来看,骨架的主要成分,特别是微管和微丝的装配和解聚与周围的液相始终处在一种动态平衡之中,离开这种特定的环境,骨架系统也难以行使其功能。

二、细胞质基质的功能

细胞质基质所担负的功能不是孤立而单一的,它的功能体现为多种细胞过程。许多中间代谢过程都发生在细胞质基质中,如糖酵解过程、磷酸戊糖途径、糖醛酸途径、糖原的合成与部分分解过程等。

细胞质基质的首要功能是为某些蛋白质合成和脂肪酸合成提供场所。现已知,细胞内所有蛋白质合成的起始步骤都发生在细胞质基质的游离核糖体上,具有特殊 N-端信号序列的分泌蛋白合成起始后多核糖体很快转移到内质网膜上,边合成边转移到内质网腔,然后再以膜泡运输的方式由内质网转运至高尔基体并进一步完成蛋白质分选。其他蛋白质的合成均在细胞质基质中游离核糖体上完成,并根据蛋白质自身所携带的信号,分别转运到线粒体、叶绿体、微体以及细胞核中,也有些蛋白质驻留在细胞质基质中,构成本身的结构成分。

细胞质基质第二方面的功能是与细胞质骨架相关的。细胞质骨架不仅与维持细胞的形态、细胞的运动、细胞内的物质运输及能量传递有关,而且也是细胞质基质结构体系的组织者,为细胞质基质中其他成分和细胞器提供锚定位点,从而在细胞质基质中形成更为精细的三维特定区域,使复杂的代谢反应高效而有序地进行。

细胞质基质第三方面的功能是与细胞膜相关的,一是细胞内的各种膜相细胞器使细胞质基质产生区室化,从而通过生物膜结构将蛋白质等生物大分子限定在膜的二维平面上,促进反应高效而有序地进行;二是依靠细胞膜或细胞器膜上的泵蛋白和离子通道维持细胞内外跨膜的离子梯度,如产生钙波(calcium waves)和产生并改变跨膜电位;依靠细胞膜某些协同转运蛋白(cotransporter)调节细胞质基质的 pH 稳态,而环境的稳态又是行使正常生理生化功能的前提条件。

细胞质基质第四方面功能,是与蛋白质的修饰和选择性降解等方面有关。已发现有100余种蛋白质的侧链修饰方式,绝大多数的修饰都是由专一的酶作用于蛋白质侧链特定位点上。侧链修饰对细胞的生命活动十分重要,但很多修饰的生物学意义至今尚不清楚。

在蛋白质分子的氨基酸序列中,既含有决定蛋白质定位和功能的靶向信号和修饰信号,还含有决定蛋白质寿命的信号,这种信号存在于蛋白质N-端的第一个氨基酸残基。在真核细胞每种蛋白质起始合成时,N-端的第一个氨基酸都是甲硫氨酸(细菌中为甲酰甲硫氨酸),但合成后不久便被特异的氨基肽酶水解除去,然后由氨酰-tRNA蛋白转移酶把一个信号氨基酸加到某些蛋白质的N-端,最终在蛋白质的N-端留下一个稳定或不稳定的氨基酸残基。真核细胞的细胞质基质中,有一种识别并降解错误折叠或不稳定蛋白质的机制,即泛素化和蛋白酶体所介导的蛋白质降解途径。

细胞质基质中的变性蛋白质、错误折叠的蛋白质、含有被氧化或其他非正常修饰氨基酸的蛋白质,不管其N-端氨基酸残基是否稳定,也常常很快被降解清除。

细胞基质中的热休克蛋白(heat shock protein,HSP)帮助变性或错误折叠的蛋白质重新折叠,形成正确的分子构象。

第二节 微 管

狭义的细胞骨架即一般意义上的细胞质骨架,主要由微管(microtubule, MT)、微丝(microfilament, MF)和中间纤维(intermediate filament, IF)组成。广义的细胞骨架还包括细胞膜骨架(membrane skeleton)、细胞核骨架(nucleoskeleton)以及细胞外基质(extracellular matrix)等,是贯穿于细胞核、细胞质、细胞外的网络结构。

微管存在于所有的真核细胞中,在细胞内呈网状或束状分布,具有保持细胞形态、定位膜性细胞器、支持膜泡运输、参与细胞运动与细胞分裂等功能。

一、微管的结构

1. **微管蛋白是微管的基本组分** 微管是细长而中空的管状结构,内径约15 nm,外径约25 nm,壁厚约5 nm。微管壁由13根原纤维纵向排列构成。微管蛋白(tubulin)是微管的基本组分,主要包括α微管蛋白和β微管蛋白,两者相间排列构成了微管的原纤维。α微管蛋白和β微管蛋白占微管总蛋白的80%～95%,两者具有35%～40%的氨基酸序列同源性,化学性质极为相似,在细胞中常以异二聚体结构存在(图1-8-1),异二聚体上有GDP/GTP、二价阳离子(Mg^{2+}、Ca^{2+})及秋水仙素、长春碱的结合位点,在微管的组装过程中起重要作用。

2. **微管的主要存在形式** 微管可组装成单管(singlet)、二联管(doublet)和三联管(triplet)(图1-8-2)。单管是微管的主要存在形式,分散或成束分布,不稳定,在低温、Ca^{2+}等因素作用下易发生解聚;二联管由A、B两根单管组成,但B管与A管共用3根原纤维,主要构成纤毛和鞭毛的杆状部分;三联管由A、B、C三根单管组成,在二联管的组成基础上,C管与B管共用3根原纤维,主要构成纤毛和鞭毛的基体部分及中心粒。

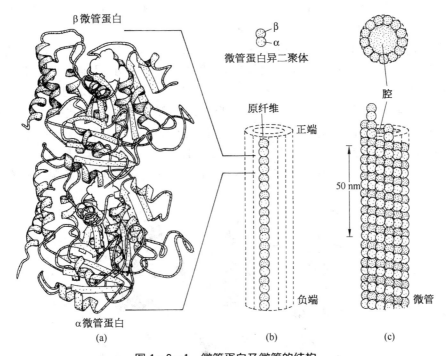

图 1-8-1 微管蛋白及微管的结构

(a) 微管蛋白异二聚体结构；(b) 原纤维；(c) 微管

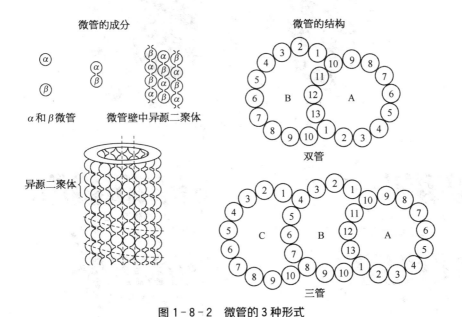

图 1-8-2 微管的 3 种形式

二、微管蛋白的动态组装与调节

1. 微管的体外组装 在体外适宜的温度、pH、微管蛋白临界浓度(1 mg/ml)、Mg^{2+} 存在及 GTP 提供能量下,微管能进行自我装配。α 微管蛋白和 β 微管蛋白组成的异二聚体当与 GTP 结合后被激活,可高亲和性地添加于微管的两端;已聚合于微管两端的 GTP-异二聚体可被水解成 GDP-异二聚体而表现为亲和性下降,容易脱落。

　　微管的组装分为成核期、生长期和平衡期(图1-8-3)。① 成核期:激活的 α、β 微管蛋白异二聚体聚合成寡聚体核心;接着更多的异二聚体连接于寡聚体核心的两端及侧面,使之扩展成片状结构,当加宽到13根原纤维时即卷曲、合拢成一段微管。② 生长期:微管两端组装的速度不同,组装快的一端称为正端(+),随着 GTP-异二聚体的不断聚合,在微管末端逐渐形成一个 GTP 帽的结构,防止微管解聚,因此正端微管逐渐增长;组装慢的一端称为负端(-),末端 GTP-异二聚体的添加速度小于 GDP-异二聚体的解聚速度,GTP 帽变小,微管不断缩短。这种一端延长,另一端缩短的交替现象称为踏车现象(tread milling)(图1-8-4)。当微管正端的聚合速度大于负端的解聚速度时,微

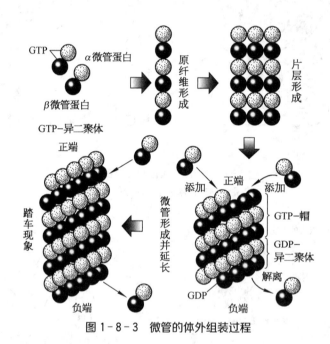

图1-8-3　微管的体外组装过程

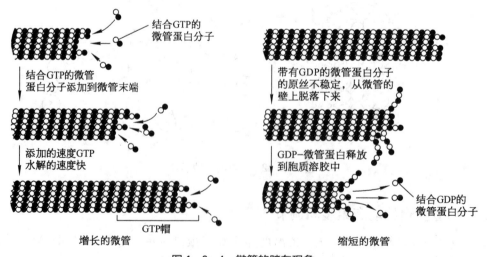

图1-8-4　微管的踏车现象

管不断加长;同时,微管正端与负端的装配特性也赋予微管以极性的特征。③ 稳定期:随着游离微管蛋白浓度的降低,微管正端的聚合速度与负端的解聚速度达到平衡,微管长度趋于相对稳定。

2. **微管的体内组装** 微管的体内组装始于微管组织中心(microtubule organizing center, MTOC),即细胞的中心体与动粒(染色体与纺锤丝相连的部位)。在 MTOC 中发现了另外一种微管蛋白——γ 微管蛋白构成的环状复合体(γ - tubulin ring complex, γ - TuRC),γ - TuRC 一方面像"种子"一样,成为异二聚体结合的核心,启动微管的组装;另一方面像"帽子"一样,保护微管负端的稳定性。MTOC 决定了细胞微管的极性,即微管的负端指向微管组织中心,正端指向细胞周边。

3. **微管组装的调节** 微管的组装受 GTP、微管蛋白的浓度、温度、pH、离子等多种因素影响,如当微管蛋白的临界浓度约为 1 mg/ml,有 Mg^{2+}、无 Ca^{2+}、pH6.9、37℃ 的缓冲液中,异二聚体同 GTP 结合后被激活,开始微管的组装。此外,一些药物也影响微管组装与稳定,如紫杉醇能与微管紧密结合,加速微管的聚合;秋水仙素与长春碱则能抑制微管聚合、促进微管的解聚。

三、微管结合蛋白

在微管组装过程中,还需一些辅助蛋白的参与,它们不是构成微管壁的基本构件,而是在微管蛋白装配成微管之后,结合在微管表面的辅助蛋白,具有调节微管组装、稳定微管结构、促进微管与其他细胞器相连接的作用,这些蛋白称为微管结合蛋白(microtubule-associated protein, MAP)。MAP 由两个区域组成:① 微管结合区与微管结合,具有加速微管成核的作用。② 突出区以横桥的方式与其他细胞骨架纤维相连,其长度决定微管在成束时的间距大小。已发现的 MAP 有的 MAP_1、MAP_2、MAP_4、tau 蛋白、抑微管装配蛋白等。

四、微管的功能

1. **支架作用** 细胞中的微管就像混凝土中的钢筋一样,起支撑作用,在培养的细胞中,微管呈放射状排列在核外,(+)端指向质膜,形成平贴在培养皿上的形状。在神经细胞的轴突和树突中,微管束沿长轴排列,起支撑作用。

2. **细胞内运输** 由于真核细胞内存在复杂的内膜系统,因此细胞内物质的运输往往需要通过定向运输才能被运往其功能部位。细胞内物质的定向运输需要马达蛋白(molecular protein)和细胞骨架系统的共同参与才能完成。目前已知的马达蛋白有几十种,如肌球蛋白、驱动蛋白、动力蛋白等。

(1)肌球蛋白以微丝作为运行轨道参与物质的定向运输:传统的肌球蛋白即肌球蛋白Ⅱ,主要存在于肌细胞中,参与肌肉收缩、细胞迁移和胞质分裂。非传统肌球蛋白包括肌球蛋白Ⅰ等,可携带不同"货物"沿着微丝"轨道"由负端向正端移动。

(2)驱动蛋白和动力蛋白以微管作为运行轨道参与物质的定向运输:驱动蛋白(kinesin)是一类微管激活的 ATP 酶,有一对 ATP 酶活性的球形头部、一个颈部、一个螺旋状杆部和一个可承载膜性"货物"的尾部。头部通过结合并水解 ATP,导致颈部发生构象改变,使两个头部交替与微管结合、解离,从而将尾部携带的"货物"沿微管由负端向正端移动(图 1 - 8 - 5)。

动力蛋白(dynein)是一个 9~12 个亚基组成的巨大蛋白质复合物,具有 ATP 酶活性,与动力肌动蛋白(dynactin)复合物结合后,才能沿着微管由正端向负端移动,为细胞内物质运输和纤毛运动提供动力(图 1 - 8 - 6)。

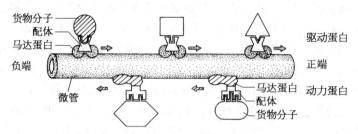

图 1-8-5　沿微管运输的马达蛋白

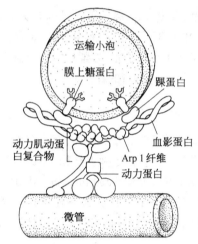

图 1-8-6　动力蛋白与动力肌动蛋白的结合

（3）细胞骨架与 mRNA 运输、细菌与病毒感染：mRNA 同样通过马达蛋白沿微丝、微管移动，完成 mRNA 的胞内运输，以使特异的基因产物表达于特定的亚细胞区域，建立和维持细胞的不对称性。

侵入真核细胞的细菌或病毒，也可沿着细胞骨架系统移动至细胞特定部位，以逃避宿主细胞免疫系统的识别和杀伤。

3. 形成纺锤体　纺锤体是一种微管构成的动态结构，其作用是在分裂细胞中牵引染色体到达分裂极。

4. 纤毛与鞭毛的运动　纤毛和鞭毛具有运动功能，是细胞表面的特化结构。两者均由基体、杆部和顶部组成，基体源于中心粒，由 9 组三联管组成，呈"9×3＋0"结构，是纤毛和鞭毛的发生部位（图 1-8-7a）；杆部外围包裹着 9 组二联管，中央鞘包被着两条分开的中央微管，呈"9×2＋2"结构（图 1-8-7b），通过动力蛋白与微管的结合，利用 ATP 功能，使相邻二联管之间产生弯曲力，引起纤毛与鞭毛的弯曲运动。

纤毛和鞭毛的运动是依靠动力蛋白（dynein）水解 ATP，使相邻的二联微管相互滑动。有一种男性不育症是由于精子没有活力造成的。这种病人同时还患有慢性支气管炎，主要是因为是鞭毛和纤毛没有动力蛋白臂，不能排出侵入肺部的粒子。

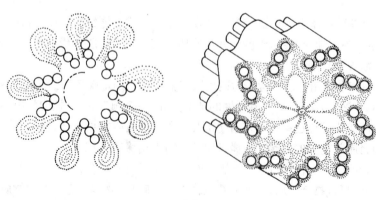

(a)

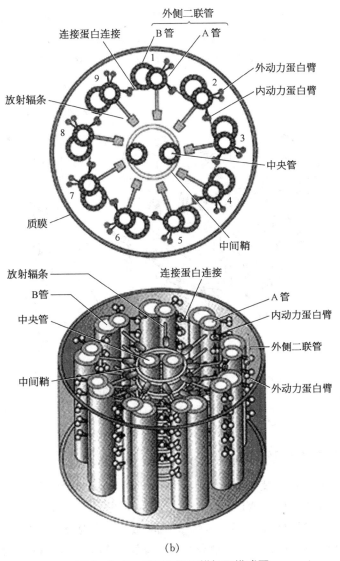

(b)

图 1-8-7 纤毛与鞭毛横切面模式图

(a) 基体呈"9×3+0"结构;(b) 杆部呈"9×2+2"结构

第三节 微 丝

  微丝(microfilament)为长度不一的一种实心纤维状结构,直径为 5~8 nm,呈束状、网状或散在分布于真核细胞中,具有维持细胞形态、参与细胞运动、物质运输、信号传导等作用。

一、微丝的结构

  微丝又称为肌动蛋白纤维或肌动蛋白丝(actin filament),肌动蛋白分子为其主要成分。肌动蛋白分子,即球形肌动蛋白(G-肌动蛋白),形状呈哑铃状,具有极性,分子的一端为正极,另一端为负极,内部有 ATP/ADP、Ca^{2+}、Mg^{2+} 的结合位点。微丝就是由 G-肌动蛋白单体构成的多聚体,也称纤维状肌动蛋白(F-肌动蛋白)(图 1-8-8)。脊椎动物肌动蛋白分为 α、β 和 γ 三种,非肌细胞中只存在 β 和 γ 两种。

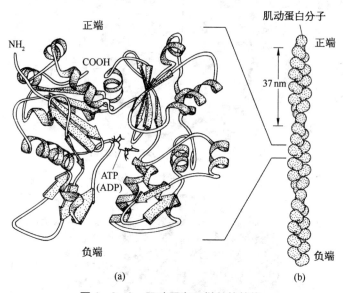

图 1-8-8　肌动蛋白及微丝的结构

(a) 肌动蛋白单体;(b) 微丝

二、微丝的动态组装及调节

1. **微丝的组装**　微丝的组装与微管相似,但不同的是 ATP 是影响微丝组装动力学不稳定行为的主要因素。肌动蛋白单体与 ATP 结合,ATP-肌动蛋白分子亲和性增高,容易添加至微丝末端,倾向于微丝聚合;而 ATP 结合至微丝末端后,肌动蛋白分子构象发生改变,ATP 水解为 ADP,ADP-肌动蛋白分子亲和性降低,倾向于微丝解聚。脱落的 ADP-肌动蛋白分子可通过 ATP 置换重新形成 ATP-肌动蛋白分子,继续参加聚合过程。

微丝的组装分为成核期、延长期和平衡期。① 成核期:3~4 个肌动蛋白分子聚合成稳定的肌动蛋白寡聚体,即核心。② 延长期:更多的肌动蛋白分子迅速添加在核心的两端,微丝不断延长;组装快的一端称为正端(+),组装慢的一端称为负端(-),同样在微管末端逐渐形成 ATP 帽的结构,防止微丝解聚。随着微丝不断增长,负端 ATP 帽逐渐变小,当 ADP-肌动蛋白暴露出来时,负端的微丝就开始去组装。③ 稳定期:随着游离的微管蛋白浓度的降低,微管正端的聚合速度与负端的解聚速度达到平衡,微丝长度趋于相对稳定。因此,微丝的组装亦表现为"踏车运动"。(图 1-8-9)。

2. **微丝组装的调节**　微丝的组装受到多种因素影响,在含有 ATP、Mg^{2+} 以及低浓度的 Na^+、K^+ 溶液中,微丝趋于解聚;在 Mg^{2+} 和高浓度的 Na^+、K^+ 溶液中,肌动蛋白单体则趋于组装成微丝。

一些药物也影响微丝的组装与稳定。细胞松弛素通过与微丝的正端结合,抑制微丝的聚合;鬼笔环肽与微丝侧基结合,起稳定微丝及抗解聚的作用。

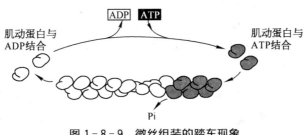

图 1-8-9 微丝组装的踏车现象

三、微丝结合蛋白

细胞内存在大量的微丝结合蛋白(microfilament-associated protein, MAP),它们与微丝相结合,影响着微丝的形态与功能、组装与去组装。目前已发现了 100 余种微丝结合蛋白,它们有些只在特定细胞中存在,有的是细胞所共有的。

1. 肌细胞中的微丝结合蛋白 肌肉由肌原纤维组成,肌原纤维由粗肌丝和细肌丝组成,粗肌丝的主要成分是肌球蛋白,细肌丝的主要成分是肌动蛋白、原肌球蛋白和肌钙蛋白。

(1) 肌球蛋白:属于马达蛋白,趋向微丝的(+)极。外观具有 2 个球形的头和 1 个螺旋化的干,头部有 ATP 酶活性。已知有 15 类(myosin Ⅰ~ⅩⅤ)。肌细胞中的肌球蛋白Ⅱ是构成肌纤维的主要成分之一,约占肌肉总蛋白的一半。肌球蛋白Ⅱ是由 2 条重链和 4 条轻链组成的杆状结构,2 个球形的头部有肌动蛋白及 ATP 酶结合部位,可利用 ATP 水解产生的能量,向微丝的正极端移动(图 1-8-10)。因此,肌球蛋白Ⅱ与构成微丝的肌动蛋白分子共同参与肌丝的滑行。

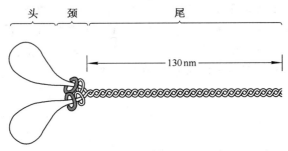

图 1-8-10 肌球蛋白Ⅱ分子结构模式图

(2) 原肌球蛋白(tropomyosin, Tm):是由 2 条平行的多肽链形成的 α 螺旋结构,每条多肽链的长度相当于 7 个肌动蛋白,呈长杆状。两者有序结合,相伴而行(图 1-8-11),嵌入微丝螺旋浅沟内。原肌球蛋白与微丝肌动蛋白分子结合后,可调节肌球蛋白分子头部与肌动蛋白的结合。

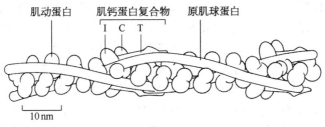

图 1-8-11 肌动蛋白、原肌球蛋白及肌钙蛋白结合模式图

(3) 肌钙蛋白(troponin)：由肌钙蛋白C、肌钙蛋白I和肌钙蛋白T三个亚基组成,称为肌钙蛋白复合体。肌钙蛋白C能与4个Ca^{2+}特异结合,引起肌钙蛋白构象发生变化;肌钙蛋白T对原肌球蛋白具有高度亲和力;肌钙蛋白I具有抑制肌球蛋白头部ATP酶活性,抑制肌动蛋白与肌球蛋白头部接触的作用(图1-8-12)。

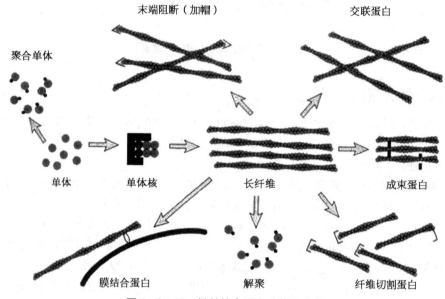

图1-8-12 微丝结合蛋白功能示意图

2. 非肌细胞中的微丝结合蛋白　在非肌细胞中亦存在大量微丝结合蛋白,如单体结合蛋白(原纤维蛋白、切丝蛋白等)、切割蛋白、交联蛋白(细丝蛋白、血影蛋白等)、侧面结合蛋白(原肌球蛋白)、封端蛋白(戴帽蛋白、原肌球蛋白调节蛋白等)、成核蛋白、马达蛋白(肌球蛋白I、肌球蛋白II)、成束蛋白(毛缘蛋白、α辅肌动蛋白等),它们的主要与微丝的组装及功能有关(图1-4-9)。

四、微丝功能

微丝除参与形成肌原纤维外还具有以下功能。

(1) 形成应力纤维(stress fiber)：非肌细胞中的应力纤维与肌原纤维有很多类似之处,应力纤维使细胞具有抗剪切力。

(2) 形成微绒毛。

(3) 细胞的变形运动：许多细胞(如巨噬细胞、白细胞、器官发育时的胚胎细胞、肿瘤细胞等)的胞膜下有一层由肌动蛋白纤维构成的网状结构,其与胞膜相连,为细胞提供强度和韧性,维持细胞性质,参与细胞迁移运动,这层网状结构称为细胞皮层(cell cortex)或肌动蛋白皮层(actin cortex)。细胞迁移运动大致包括以下4步：① 细胞前端突出形成伪足。这主要是由于细胞皮层局部肌动蛋白重新发生组装与去组装,不断聚合延长的微丝在细胞内部"顶"着细胞膜向前进。此外,微管也参与调控伪足的形成。细胞的形态改变与伪足形成是细胞迁移运动的关键步骤,它有赖于细胞骨架的高度动态变化,其中需要一系列蛋白质的相互协调,如Rac促进微丝聚合,介导层状伪足的形成;Cdc42诱导丝状伪足形成;Formin参与微丝的核化,促进微丝延长;ADF/cofilin介导微丝的解聚等。② 伪足与基质黏着。当细胞前端的伪足接触到合适的表面时,胞膜表面上的黏附蛋白(如整合素)与细胞外基质中的分子或另一细胞表面上的分子结合,形成黏着斑。黏着斑在胞内面与肌动蛋白纤维丝相连,为微丝提供锚着点;随着前端黏着斑不断生成,后端黏着斑的解聚,使细胞向前迈出"步伐"。黏着斑的形成与解聚受到黏着斑激酶(focal adhesion kinase, FAK)等蛋白的调节。③ 细胞主体前移。伪足与基质黏着后,细胞主体包括胞内的各种细胞器在微丝及微丝结合蛋白的共同作用下,实现胞质溶胶向前流动。④ 尾部收缩推进。细胞尾部与周围基质的解离是细胞迁移的限速环节,其收缩的动力主要来自肌球蛋白所产生的收缩力与微丝的动态聚合力;同时,构成尾部黏着斑的部分组分以胞吞方式被内吞,再在微管的作用下被运输、回收再利用(图1-8-13)。

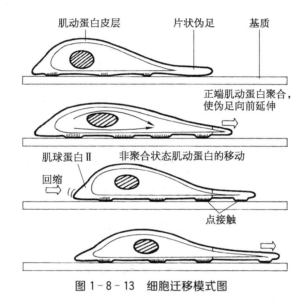

图 1-8-13　细胞迁移模式图

　　(4) 胞质分裂:有丝分裂末期,两个即将分离的子细胞内产生收缩环,收缩环由平行排列的微丝组成。随着收缩环的收缩,两个子细胞的胞质分离,在细胞松弛素存在的情况下,不能形成胞质分裂环,因此形成双核细胞。

　　(5) 顶体反应:在精卵结合时,微丝使顶体突出穿入卵子的胶质里,融合后受精卵细胞表面积增大,形成微绒毛,微丝参与形成微绒毛,有利于吸收营养。

　　(6) 其他功能:如细胞器运动、质膜的流动性、胞质环流均与微丝的活动有关,抑制微丝的药物(细胞松弛素)可增强膜的流动、破坏胞质环流。

第四节　中 间 纤 维

　　中间纤维(intermediate filaments, IF)直径10 nm左右,介于微管和微丝之间。中间纤维绕核分布,成束成网,并扩展到细胞质膜,与质膜相连接,是细胞骨架结构中最稳定的成分。

一、中间纤维的结构

1. **中间纤维的结构基础**   中间纤维蛋白单体是构成中间纤维的结构基础,已发现50余种,具有遗传学上的高度同源性。每个中间纤维蛋白可分成头部、杆部和尾部。杆部高度保守,约含310个氨基酸残基;头部(氨基端)和尾部(羧基端)高度可变,决定了中间纤维的种类(图1-8-14)。

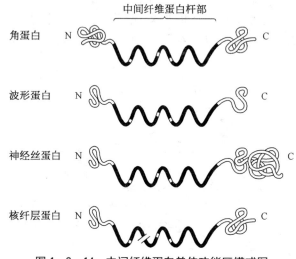

图1-8-14   中间纤维蛋白单体功能区模式图

2. **中间纤维的类型**   根据基因结构、氨基酸序列、组装特性及组织分布的特异性,可将中间纤维分成不同种类,见表1-8-1。

表1-8-1   中间纤维蛋白的类型

类 型	中间纤维蛋白	细胞定位	分 布
Ⅰ型	酸性角蛋白	细胞质	上皮细胞
Ⅱ型	中性/碱性角蛋白	细胞质	上皮细胞
Ⅲ型	波形蛋白	细胞质	间充质细胞
	结蛋白	细胞质	肌肉细胞
	胶质纤维酸性蛋白	细胞质	神经角质细胞、星形胶质细胞、肝脏星形细胞
	外周蛋白	细胞质	多种神经细胞
Ⅳ型	神经丝蛋白	细胞质	神经元
Ⅴ型	核纤层蛋白	细胞核	各类细胞中
Ⅵ型	融合蛋白	细胞质	肌肉细胞
	平行蛋白	细胞质	肌肉细胞
	巢素蛋白	细胞质	神经上皮干细胞、肌肉细胞
未归类的蛋白质	phakinin	细胞质	晶体细胞
	filensin	细胞质	晶体细胞

二、中间纤维的动态组装及调节

1. **中间纤维的组装**   中间纤维的组装比较复杂,分为4步:① 两个中间纤维蛋白单体首先形成双股超螺旋结构,即二聚体;② 两个二聚体反向平行、交错排列形成了四聚体;③ 每个四聚体以头尾相连形成一条原纤维;④ 8 条原纤维盘绕形成一根完整的中间纤维。中间纤维两端对称,不具有极性(图 1-8-15)。

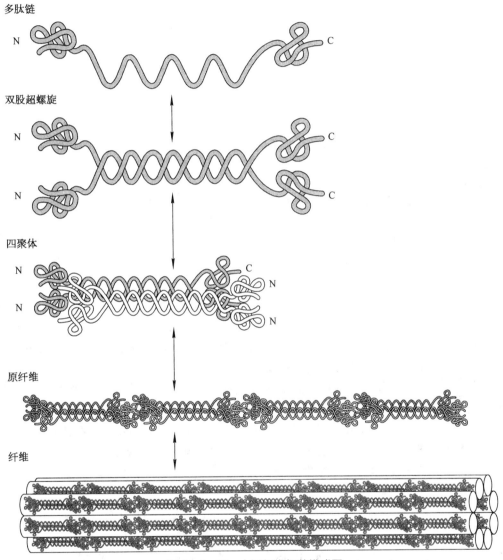

图 1-8-15　中间纤维组装模式图

2. **中间纤维组装的调节**　中间纤维的组装与去组装机制尚不清楚,但中间纤维蛋白的磷酸化作用是中间纤维动态调节最常见的调节方式。此外,中间纤维结合蛋白在中间纤维的组装与功能上亦发挥调节作用,如聚纤蛋白(filaggrin)能使角蛋白纤维聚集。

第九章　细胞信号转导

细胞与细胞之间的通信是多细胞生物生命活动所必需的,否则生物不能维持其整体性。细胞接受外界的信息(视觉、嗅觉、激素、神经递质、细胞因子、药物等)同时也向其他细胞(紧邻的或距离较远的)发送信号,主要是化学信号(如一种蛋白质或其他化学物质),信号通过相应的受体,经细胞内信息传递,会导致有规律的级联放大而引起生物学效应的过程称为信号转导。细胞通信确保完成增殖、生长、代谢、防御、分化和凋亡等复杂的生命活动,一旦信号转导过程异常,细胞功能受到影响,个体便会发生疾病。

细胞通信是指一个细胞发出的信息通过介质(配体)传递到另一个细胞并与其相应的受体相互作用,然后通过细胞信号转导(cellular signal transduction)产生靶细胞内一系列生理、生化变化,最终表现为靶细胞整体生物学效应的过程。细胞信号转导过程包括以下几个方面:① 胞外信号分子,即细胞分泌的、能够调节机体功能的生物活性物质——化学信号分子,它们通常也称为信号转导途径中的第一信使;② 细胞表面以及细胞内部能接受这些化学信号分子的受体;③ 受体将信号分子所携带的信号转变为细胞内的信号分子,也称为信号转导途径中的第二信使;④ 信号转导过程中的蛋白质变化及其所引发的靶细胞生物学效应。目前已经证实,细胞内存在多种信号转导方式及途径,它们彼此间交叉调控,构成了复杂的细胞信号调控网络,这是控制细胞生长和分裂、协调细胞间功能、组织发生与形态建成所必需的。

第一节　细胞信号转导的分子基础

一、细胞外信号

细胞所识别的信号可以是物理信号(光、热、电流)、化学信号和生物学信号,其中在有机体和细胞间的通信中分布最广泛的是化学信号,也称为第一信使(first messenger)。第一信使分子的一级结构或空间构象中携带着某些信息,当它们与位于胞膜上或胞浆内特定的受体结合后,后者可将接收到的信息转导给细胞质或细胞核中的功能反应体系,从而启动细胞产生效应。

根据化学信号分子的溶解性来看,可分为水溶性信号分子和脂溶性信号分子两类。信号分子大部分是水溶性的,不能通过细胞膜,只能在细胞外通过与膜受体结合将信息传递到细胞内,包括水溶性激素、神经递质、蛋白质分子、多肽、局部化学介质、离子等。化学信号分子中,少部分为脂溶性信号分子,可以直接穿越胞膜到达细胞内,与胞内受体结合,包括甾类激素、甲状腺素、NO 等。

根据化学信号分子的产生和作用方式来看,可分激素、神经递质、局部化学介质 3 种类型。① 激素:由内分泌细胞合成,经血液或淋巴循环到达机体各部位的靶细胞,大多数激素对靶细胞的作用时间较长。常见的激素有甲状腺素、肾上腺素、胰岛素和性激素等。② 神经递质:神经递质由神经元细胞突触前膜终端释放,通过细胞间隙,作用于突触后膜上的特殊受体,其特点是作用时间和作用距离较短,常见的神经递质有乙酰胆碱、去甲肾上腺素等。③ 局部化学介质:某些细胞分泌的化学介质不进入血液循环而是通过扩散作用到达邻近靶细胞,生长因子、一氧化氮等属于此类分子。

根据化学信号分子的作用途径来看,可分为内分泌、旁分泌和自分泌 3 种类型。内分泌途径中的大多数信号分子为激素;有些激素、神经递质及某些局部化学介质等并不进入血液,仅在局部发挥作用,即通过旁分泌途径参与细胞信号转导;自分泌途径中,细胞分泌的生长因子、细胞因子等往往与自身受体结合,从而实现对自身功能的调控,如调节细胞的生长、增殖、分化、凋亡等。

二、受体

受体(receptor)是位于细胞膜表面或细胞内具有特异识别和结合功能的蛋白质,能特异性识别并结合胞外信号分子,启动胞内一系列生物化学反应,使细胞对外界刺激产生相应的生物学效应。这些与受体结合的胞外信号分子又称为配体(ligand),包括激素、神经递质、局部化学介质、某些药物和毒物等。

根据靶细胞上受体存在的部位,将受体分为两大类:细胞表面受体(又称膜受体)和胞内受体(图 1-9-1)。

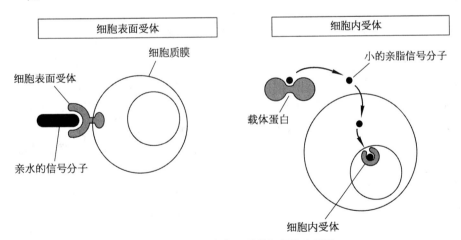

图 1-9-1　细胞表面受体与细胞内受体

(一)细胞表面受体

存在于细胞质膜上的受体称为细胞膜受体,膜受体绝大部分为镶嵌糖蛋白。细胞表面受体主要有 3 类(图 1-9-2):

① 离子通道偶联受体

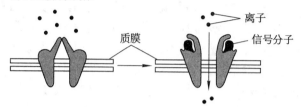

② 酶偶联受体

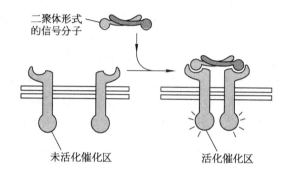

③ G 蛋白偶联受体

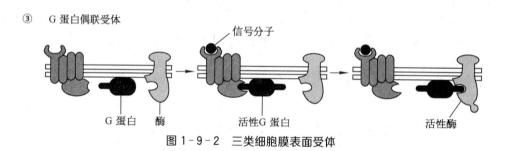

图 1-9-2 三类细胞膜表面受体

1. 离子通道偶联受体(ion-channel-coupled receptor)　是由多个亚基组成的多聚体,多成环状结构,中间有可供离子通过的孔道。中间孔道的开放或关闭可调节离子的跨膜运输。

2. G 蛋白偶联受体(G-protein coupled receptor)　是膜受体中最大的家族,分布广泛、类型多样,几乎遍布所有细胞,如 M-乙酰胆碱受体、α_2 和 β 肾上腺素受体等。G 蛋白偶联受体成员均为一条多肽链构成的糖蛋白,分为胞外区(带有多个糖基化位点)、胞膜区(由 7 个跨膜的疏水 α 螺旋结构组成)及胞内区。

3. 酪氨酸蛋白激酶型受体(tyrosine-specific protein kinase receptor, TPKR)　是一类本身具有酪氨酸激酶活性的受体,具有胞外配体结合区、穿膜区及胞内酪氨酸激酶活性区,如表皮生长因子(epidermal growth factor, EGF)、血小板源生长因子(platelet-derived growth factor, PDGF)和胰岛素(insulin)等。当配体与受体结合后,通过蛋白质构象的变化,使胞内区酪氨酸残基发生自身磷酸化而激活,激活后的蛋白质进一步催化细胞内的生化反应,完成信号从胞外向胞内的传递。

(二) 胞内受体

细胞质和细胞核中的受体被称为胞内受体,为 DNA 结合蛋白,多为反式作用因子。胞内受体结构相似,含 3 个结构域,一个是与信使(激素)结合的 C-端结构域,一个是与 DNA 位点或与抑制蛋白结合的中间结构域,另一个是活化基因转录的 N-端结构域。中间结构域所识别的 DNA 序列是一组基因的增强子(图 1-9-3)。

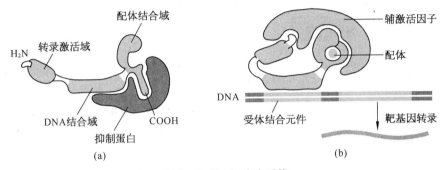

图 1-9-3 细胞内受体
(a) 失活受体;(b) 活化受体

它们一方面通过胞浆内信号分子将胞外信号传递到细胞核内,以调节基因表达,引起细胞代谢和功能改变;另一方面经胞质内信号分子传递将信号反馈到细胞膜,以引起细胞某些特性的改变。不同的胞内受体在细胞中的分布情况可不同,如糖皮质激素和盐皮质激素的受体位于胞质中,称为胞质受体;维生素 D_3 及维 A 酸受体则存在于胞核,称为核受体;还有一些受体可同时存在于胞质及胞核中,如雌激素受体、雄激素受体等。

三、第二信使

前面介绍的细胞外信号分子被称为第一信使,细胞内也存在着胞内信使,如无机离子、核苷酸、糖类和脂类衍生物等小分子或离子。细胞内信使是指受体被激活后在细胞内产生的、能介导信号转导的活性物质,又称为第二信使(second messenger)。这些胞内信使通常通过酶促级联反应传递信息,最终改变细胞内有关酶的活性,影响细胞内离子通道及核内相关基因表达,以达到调节细胞内代谢,控制细胞生长、繁殖和分化。已经发现的细胞内信使有许多种,其中最重要的有 cAMP、cGMP、二酰甘油(diacylglycerol, DAG)、三磷酸肌醇(trisphosphate inositol, IP3)和钙离子等。

四、信号转导中几种主要的蛋白质

细胞质中介导细胞信号转导的蛋白质主要涉及 G 蛋白、蛋白激酶、蛋白磷酸化酶及其他相关蛋白质。这些蛋白质在调控细胞信号转导通路的过程中往往都涉及了磷酸基团的添加或去除。

(一) G 蛋白

G 蛋白(G protein)即鸟苷酸结合蛋白,一般指任何与鸟苷酸结合的蛋白质的总称,但通常所说的 G 蛋白仅仅是信号转导途径中与受体偶联的鸟苷酸结合蛋白。

1. G 蛋白的基本结构 G 蛋白位于细胞膜胞质面,为可溶性的膜外周蛋白,由 α、β 和 γ 三种蛋白亚基组成,相对分子质量为 100 kDa 左右。α 亚基最大,β 亚基其次,γ 亚基最小。α 种类较多,差别也较大,但所有的 α 亚基在结构及功能上都有共同点:均有 GDP 或 GTP 结合位点,具 GTP 水解酶活性,能促进与其结合的 GTP 分解为 GDP。β 和 γ 亚基一般以 $\beta\gamma$ 二聚合体形式存在。

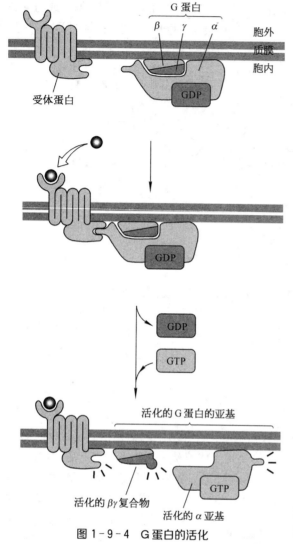

图 1-9-4　G 蛋白的活化

2. G 蛋白的活化　G 蛋白有别于细胞膜上镶嵌的跨膜蛋白,它是一种功能性的信号转导中介蛋白。G 蛋白有两种构象,与 GTP 结合时的活化型和与 GDP 结合时的非活化型。

在静息状态下,α 亚基与 β、γ 亚基构成三聚体形式,再与 GDP 结合,此时 G 蛋白与受体分离,无活性;当配体与相应的受体结合后,受体分子的构象改变,活化的受体与 G 蛋白作用,使 α 亚基与 βγ 二聚体解离,解离下来的 α 亚基与 GDP 结合力下降,GDP 与胞内游离的 GTP 发生交换,形成 Gα-GTP,具有活性。活化的 G 蛋白与下游效应蛋白相互作用,进而实现信号从胞外向胞内的传递,直至 α 亚基上的 GTP 在 α 亚基内源性 GTP 酶的作用下将 GTP 水解成 GDP,形成无活性的 Gα-GDP,Gα-GDP 随即与效应蛋白分开,重新与 βγ 亚基形成异源三倍体。这样,配体与受体短短几毫秒时间的接触可以延长为几十秒,乃至更长时间的反应,使输入的信号显著放大,并增加了调节环节(图 1-9-4)。

3. G 蛋白的种类　目前已在哺乳动物中发现 20 多种不同类型的 G 蛋白,根据其在功能上对效应蛋白的作用不同,主要分为激动型 G 蛋白(Gs 型 G 蛋白)和抑制型 G 蛋白(Gi 型 G 蛋白),此外还包括磷脂酶 C 型 G 蛋白等类型。

(1) Gs 型 G 蛋白:是激活型受体与腺苷酸环化酶(adenylate cyclase, AC)之间的主要偶联蛋白。此外,膜上的某些离子通道也是 Gs 型 G 蛋白的下游效应分子。

(2) Gi 型 G 蛋白:Gi 型 G 蛋白的 β 和 γ 亚基基本上与 Gs 型的基本相同,只是 α 亚基有明显的区别,为抑制型 G 蛋白。

(二) 蛋白激酶

细胞内大部分重要的生命过程都涉及蛋白磷酸化,如代谢、物质运输、生长、发育、凋亡等;某些疾病的发生、发展过程中也涉及蛋白磷酸化,如恶性肿瘤、老年性疾病等。蛋白激酶就是能催化上述反应的一类磷酸转移酶,能将 ATP 的磷酸基团转移至底物特定的氨基酸残基上,使蛋白质发生磷酸化,以调节蛋白质的活性。

根据蛋白激酶作用底物的不同可分为 5 类:丝氨酸/苏氨酸蛋白激酶、酪氨酸蛋白激酶、组/赖/精氨酸蛋白激酶、半胱氨酸蛋白激酶及天冬氨酸/谷氨酸蛋白激酶。

由于许多蛋白激酶是被第二信使激活的,根据第二信使的不同,蛋白激酶可分为环腺苷酸(cAMP)-依赖性蛋白激酶(蛋白激酶A)、环鸟苷酸(cGMP)-依赖性蛋白激酶(蛋白激酶G)、钙调素依赖性蛋白激酶和对磷脂敏感的钙离子依赖性蛋白激酶(蛋白激酶C)。

1. **蛋白激酶A**(protein kinase A, PKA)　是一种丝氨酸/苏氨酸蛋白激酶,存在于细胞质中,由2个相同的调节亚基和2个相同的催化亚基组成。催化亚基具有激酶的催化活性,能催化底物蛋白质某些特定丝氨酸/苏氨酸残基磷酸化;调节亚基具有cAMP结合位点,具有调节功能。PKA依赖于cAMP,当细胞内cAMP浓度低时,调节亚基与催化亚基结合,催化亚基上的底物蛋白结合位点被调节亚基遮盖,PKA无催化活性;当细胞内cAMP浓度升高时,调节亚基上的cAMP结合位点与cAMP结合,调节亚基变构并与催化亚基解聚,使催化亚基游离,PKA具有催化活性,催化底物蛋白发生磷酸化修饰。

2. **蛋白激酶C**(protein kinase C, PKC)　由一个大基因家族编码,目前在哺乳动物组织内已确定10种PKC亚型。PKC的所有亚型都由一条单肽链组成,分成调节区(C1和C2区:能结合Ca^{2+}、磷脂、DAG等)、催化区(C3区:ATP结合区)和底物结合区(C4区:识别磷酸化底物)。静止细胞中的PKC主要存在于胞质中,此时调节区和催化区的活性中心部分嵌合,调节区对催化区有抑制作用,呈非活性构象;当调节区与DAG、磷脂酰丝氨酸和Ca^{2+}结合,调节区介导PKC结合到细胞膜上,可使催化区暴露而被活化。活化后的PKC可介导多种生物学效应,如参与信号转导调控、代谢调节及基因表达等。

(三) 腺苷酸环化酶与鸟苷酸环化酶

腺苷酸环化酶是位于细胞膜上的G蛋白效应蛋白之一,是cAMP信号转导系统的重要组成部分。AC有多种不同亚型,分布于不同组织,均具有催化ATP分解形成cAMP的作用。

鸟苷酸环化酶(guanylate cyclase, GC)有两种存在形式,一种存在于细胞膜上,为膜结合型;另一种存在于胞质中,为可溶性酶。GC的作用水解GTP,使之环化生成cGMP。

cAMP和cGMP均为第二信使参与细胞多种生命活动的调控。

第二节　信号转导的基本途径

如第一节所述,胞外信号分子,或是与细胞表面受体结合,或是直接跨膜进入胞内与胞内受体结合,再经过下游各个信号级联,逐级传导、放大,直至代谢酶被激活、基因表达被启动或细胞骨架产生变化等细胞生理效应的产生,这一系列过程就是信号转导途径激活的过程。

一、膜受体介导的信号转导系统

在膜受体介导的信号转导途径中,胞外信号分子和膜受体都不能进入细胞内,信号的转导是通过小分子物质充当第二信使(胞内信使)而发挥作用的。胞内信使的作用范围广泛,控制着各种细胞活动,包括生长分裂、代谢、游走、吞噬、分泌、收缩和电活动等。

(一) cAMP信号转导通路

1. **细胞外信号分子**　此类信号转导途径中的细胞外信号分子包括肾上腺素、促肾上腺皮质激素、胰高血糖素、神经递质、细胞因子等。当机体受到刺激作用时,激素分泌增加,与其相应受体结合,进而激活 G 蛋白(见本章 G 蛋白的活化部分)。

2. cAMP 的产生——腺苷酸环化酶系统 G 蛋白的下游效应蛋白通常是离子通道或与膜结合的酶,如 AC、磷脂酶 C(phospholipase C, PLC)等。

在 Gs 型 G 蛋白通过 AC 进行的信号转导通路中,活化的 Gs 型 G 蛋白 α 亚基与 $\beta\gamma$ 二聚体解离,暴露出与 AC 结合的位点,与 AC 结合后使其活化,这一过程还需 Mg^{2+}、Mn^{2+} 的存在。活化的 AC 分解 ATP 生成 cAMP。

3. cAMP 的靶分子 cAMP 作为一种主要的第二信使可激活下游众多靶分子,如 PKA、某些离子通道等。

(1) PKA:是 cAMP 最主要的效应分子(见本章蛋白激酶 A 部分),其催化的底物非常广泛,包括多种酶、离子通道、结构与调节蛋白、转录因子等。cAMP 反应元件结合蛋白(cAMP response element binding protein, CREB)是能被 PKA 磷酸化的重要蛋白,存在于胞核中,当 PKA 被 cAMP 激活后,PKA 的催化亚基可从胞质进入胞核,并使 CREB 发生磷酸化修饰而激活,参与基因的转录调节。

在不同类型的细胞中,PKA 作用的底物蛋白可能不同,cAMP 引起的生物学效应也不相同,如 cAMP 浓度上升可使成纤维细胞增殖停止,但却是上皮细胞增殖加速。

(2) 环化核苷酸门控阳离子通道:某些具有环核苷酸结合位点的阳离子通道(cyclic nucleotide-gated cation channel, CNC)在将细胞外信号传递至胞内的过程中,可直接与 cAMP 结合并受其调控,而不经过磷酸化级联反应,如嗅觉感受器中气味经特异性嗅觉受体门控阳离子通道、心脏窦房结起搏细胞的离子通道等。

(3) 鸟苷酸交换因子:某些鸟苷酸交换因子(guanine nucleotide exchange factors, GEF)也是 cAMP 结合蛋白,受 cAMP 调控。这些 GEF 依赖于 cAMP 的调控,能选择性地激活鸟苷酸结合蛋白 Ras 超家族的成员——Rap1a 和 Rap1b,但不依赖于 PKA。

4. cAMP 信号的灭活 一方面与细胞表面受体的下调和 AC 的失活有关,另一方面依靠环腺苷酸磷酸二酯酶(cAMP phosphodiesterase, PDE)的分解作用,分解成 $5'-AMP$ 而灭活。

综上所述,cAMP 信号转导通路的过程可归纳为:胞外的刺激信号或抑制信号分别与相应受体结合,通过 Gs 和 Gi,传递给 AC,使其活化或抑制;AC 被激活后,催化胞质中的 ATP 生成 cAMP,cAMP 作为第二信使激活 PKA,使其下游靶蛋白发生磷酸化级联反应,从而调节细胞代谢、基因表达;而 cAMP 最终被 PDE 分解灭活,信号终止。整个信号转导过程,不仅将胞外信号的信息传递至胞内,更是通过胞内信使的级联放大效应,使少量胞外信使转化成大量胞内效应分子,完成细胞的一个明显生理效应。此外,在级联反应过程中,每个蛋白质都可以作为调节的对象,使得细胞代谢、基因表达等活动成为一个完善的多级调控系统(图 1-9-5)。

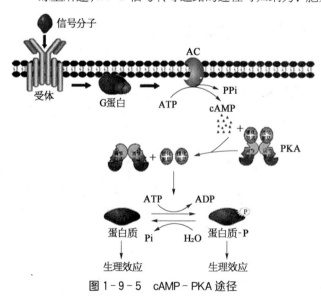

图 1-9-5 cAMP-PKA 途径

(二) 肌醇三磷酸、二酰甘油介导的信号转导

该信号系统主要以质膜中的磷脂酰肌醇-4,5-二磷酸(phosphatidylinositol-4,5-bisphosphate, PIP_2)、磷脂酰肌醇-4-磷酸(phosphatidylinositol-4-phosphate, PIP)和磷脂酰肌醇(phosphatidylinositol, PI)的代谢为物质基础,衍生新的第二信使 IP_3 和 DAG,介导许多重要的生物过程,如受精、细胞增殖、分泌、平滑肌收缩等。

1. 细胞外信号分子 此类信号转导途径中的细胞外信号分子包括促甲肾上腺素释放激素、去甲肾上腺素、抗利尿素等。

2. IP_3 和 DAG 的产生 当细胞外信号分子作用于靶细胞相应受体时,由 G 蛋白介导,活化膜中的磷脂酶 C(phospholipase C, PLC),继而催化质膜中的 PIP_2、PIP 或 PI 生成 IP_3 和 DAG。

IP_3 是水溶性小分子,它在细胞质中能识别并结合内质网的 IP_3 受体,使其构象发生改变,使 Ca^{2+} 离子通道开放,最终引发细胞运动、肌肉收缩、染色体移动、神经递质合成与释放等。

在静息状态的细胞中,PKC(见本章蛋白激酶 C 部分)存在于胞质中,活性很低。当细胞受到刺激时,生成的 DAG 可促使 PKC 与质膜上的磷脂酰丝氨酸结合,使其从胞质转移到胞膜上而激活。PKC 调节的细胞效应极其广泛,如调节细胞跨膜物质运输、生物活性物质的合成与分泌、糖代谢、基因转录及蛋白质合成等(图1-9-6)。

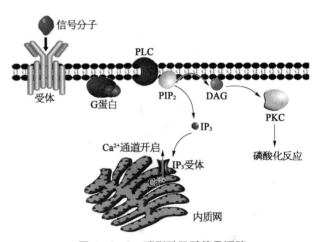

图 1-9-6 磷脂酰肌醇信号通路

3. IP_3 和 DAG 的灭活与降解 IP_3 在 5′-磷酸酶作用下水解成 IP_2,或在胞质 PI3K 作用下,由 ATP 提供磷酸基团被磷化,生成 IP_4。IP_4 也有第二信使功能,其最后也可被 5′-磷酸酶逐步降解,脱磷酸生成肌醇。

DAG 的降解有 2 条途径,或是被 DAG 激酶磷酸化生成磷脂酸,进一步合成 PI;或是在磷脂酶 A2 的作用下释放出花生四烯酸,继续合成前列腺素等活性物质。

(三) 钙离子介导的信号通路

细胞内的钙以结合态与游离态(Ca^{2+})两种形式存在,其中绝大部分为结合态,主要分布在细胞核、线粒体、内质网/肌质网和质膜;游离 Ca^{2+} 浓度很低,为 $10^{-8} \sim 10^{-7}$ mol/L,比胞外钙离子浓度低 $10^4 \sim 10^5$ 倍。细胞游离 Ca^{2+} 的分布与转移是形成 Ca^{2+} 的信号基础,其信使作用是通过 Ca^{2+} 浓度的升高或降低来实现的。当细胞受到特异性信号刺激后,细胞内钙库(内质网、肌质网等)的钙通道或质膜上的钙通道开放,致使胞内钙离子浓度在瞬时快速升高,可达 10^{-6} mol/L,由此产生的钙信号使细胞内某些酶的活性和蛋白质功能发生改变,进而产生细胞效应。

1. 质膜上的钙转移系统 质膜上主要存在 2 个 Ca^{2+} 转移系统。

(1) 钙泵:又称 Ca^{2+}-ATP 酶,是一种疏水的膜结合蛋白质,内含钙调蛋白(calmodulin, CaM)结合和激酶磷酸化位点,当结合上 CaM 或被激酶磷酸化后可暴露出活性中心而使钙泵活化。

(2) Na^+/Ca^{2+} 交换器:该交换器主要分布在心肌细胞、神经细胞等可兴奋性细胞膜上,依赖于

Na^+/K^+-ATP 酶形成的跨膜 Na^+ 电化学梯度从胞内排出 Ca^{2+}，维持细胞内 Ca^{2+} 稳态。

2. 内质网/肌质网钙转移系统　在某些类型的细胞中，细胞内膜系统运送 Ca^{2+} 的能力远远超过质膜。

（1）内质网钙泵：内质网/肌质网上的 Ca^{2+} 泵在细胞快速转移 Ca^{2+} 上起主要作用，主要是依赖 CaM 和 cAMP 的蛋白激酶使其活化，快速转移 Ca^{2+} 进入内质网。

（2）线粒体钙转移系统：Ca^{2+} 进入线粒体依靠单向转运体，依赖线粒体呼吸代谢过程中形成的膜内负电位，使带正电荷的 Ca^{2+} 顺电位梯度向线粒体内移动。由于线粒体运输膜面积很大，其对 Ca^{2+} 的运输量甚至超过了内质网。当线粒体吸收大量 Ca^{2+} 后，可通过与质膜上相同的 Na^+/Ca^{2+} 交换器缓慢释放出 Ca^{2+}。

3. 钙信号的传递途径　Ca^{2+} 作为细胞内的一种重要第二信使，同样要与其靶分子作用而传递信息，继而产生生理反应。Ca^{2+} 信使的靶分子或受体包括钙结合蛋白和 Ca^{2+} 调节蛋白，活化后可调节细胞收缩、运动、分泌和分裂等重要生理活动。

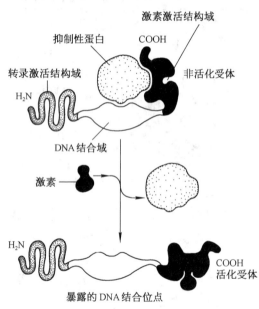

图 1-9-7　细胞内受体的活化过程

二、细胞内受体介导的信号转导系统

胞内受体识别和结合的是能够穿过细胞质膜的小的、脂溶性的信号分子，如类固醇激素、甲状腺素、维生素 D 等。细胞内受体的本质是基因转录调节蛋白，当信号分子未进入胞内时，受体与抑制性蛋白结合形成复合物，处于非活化状态；当信号分子与受体结合后，其分子构象发生改变，进入功能活化状态，其 DNA 结合区与 DNA 分子上的激素调节元件（hormone regulatory elements, HRE）相结合，通过稳定或干扰转录因子对 DNA 序列的结合，选择性地促进或抑制基因转录（图 1-9-7）。由胞内受体介导的信号转导反应过程很长，细胞产生效应一般需经历数小时至数日。

（一）甾类激素介导的信号转导途径

甾类激素是一类亲脂性的小分子，结构相似，可通过简单扩散的方式透过质膜进入细胞质，并与其相应的受体结合形成激素-受体复合物，复合物穿过核孔复合体进入胞核。激素与受体的结合导致受体与其抑制性蛋白结合解离，暴露出 DNA 结合域，与相应的 DNA 结合，调控基因的表达。甾类激素诱导基因表达的调控过程可分为直接活化基因转录的初级反应阶段和延迟基因转录的次级反应阶段，如给果蝇注射蜕皮激素后，5～10 分钟便可诱导唾液腺染色体上 6 个部位的 RNA 转录，再经过一段时间后至少还有 100 个部位出现 RNA 的转录。

（二）NO 介导的信号转导途径

NO 是一种在体内产生的气体性信号分子，能快速透过细胞膜，作用于相邻细胞，对免疫系统、神经系统和心血管系统等方面起着重要的调节作用。如血管内皮细胞在受到乙酰胆碱信号刺激时，质膜上的乙酰胆碱受体活化，Ca^{2+} 通道开放，胞内 Ca^{2+} 浓度升高，Ca^{2+} 作为第二信使激活一氧化氮合成酶（NOS），将 L-精氨酸分解成 L-瓜氨酸及 NO，NO 扩散至相邻的平滑肌细胞。NO 的作用主要是激活鸟苷酸环化酶(GC),使细胞内产生大量的 cGMP,cGMP 降低血管平滑肌中 Ca^{2+} 浓度,引起血管平滑肌的舒张,使血管扩张,血流通畅。这就是硝化甘油治疗心绞痛的分子机制。

NO 对机体生理功能的调节具有重要作用,能促进神经递质(如乙酰胆碱、多巴胺)的释放;介导嗅觉、视觉及痛觉的传入,并可能与吗啡耐受有关;NO 还在免疫细胞间发挥信息传递作用,能诱导细胞的死亡和凋亡过程而抗癌。

第三节 信号转导与医学

信号转导在细胞正常功能与代谢中起着重要作用,但是当其某一环节发生障碍,必然会造成细胞对外界刺激不能做出正确的反应,导致细胞病变,甚至诱发疾病的产生。

一、信号分子异常与疾病

信号分子异常一方面表现在其量过多或过少,另一方面表现在信号分子的结构或功能异常,如胰岛素生成减少、体内产生抗胰岛素抗体或胰岛素拮抗因子等,均可导致胰岛素相对或绝对不足,引起高血糖。

二、受体异常与疾病

同样,受体异常也表现为受体的数量、结构或调节功能改变,如非胰岛素依赖性糖尿病、家族性肾性尿崩症,其根本原因是由于受体的编码基因突变,致使受体合成减少或结构异常,使细胞对胰岛素/抗利尿激素的敏感性降低,耐受力增强,细胞内信号转导通路不能正常运行,最终导致糖尿病或尿崩症。

三、G 蛋白异常与疾病

某些原因所致 G 蛋白结构或功能异常,或导致 G 蛋白与 AC 之间信号转导解偶联,均可导致疾病发生。如霍乱弧菌所致的腹泻即与 G 蛋白的异常紧密相关,当霍乱毒素与肠上皮细胞表面受体结合后,可引起 Gs 型 G 蛋白 α 亚基结构改变,丧失 GTP 酶活性,不能水解 GTP 为 GDP,使 G 蛋白的 α 亚单位与 βγ 复合物始终保持激活状态,持续活化下游靶蛋白——AC,使细胞中 cAMP 介导的信号通路持续活化,细胞内外渗透压失去平衡,水分大量溢到肠腔,引起急性腹泻和脱水。

四、蛋白激酶功能异常与疾病

蛋白激酶是信号转导中的关键酶,蛋白激酶功能异常,会导致底物无法磷酸化或磷酸化增强,与肿瘤的发生、发展密切相关。某些肿瘤促进剂,如佛波酯作用于细胞时,因其分子结构与 DAG 类似但却难于降解,故在细胞内蓄积并取代 DAG 而与 PKC 结合,引起 PKC 长期的和不可逆的激活,从而刺激细胞持续增殖,最终产生肿瘤。

总之,细胞信号转导异常引发疾病的过程,包括胞外信号分子、膜表面或胞内受体、胞内信号分子、核内基因调控,也是药物治疗、疾病干预的过程,通过研究信号转导通路中关键分子数量、结构或功能的改变,蛋白质与蛋白质间的互作,揭示药物干预的靶点,达到预防疾病的目的。

第十章　细胞的社会联系

导学

在多细胞生物体内,细胞通过多种途径与机体的其他细胞建立结构与功能、物质与信息的社会联系,使自己的形态结构、生命活动受到整个机体、局部组织、周围细胞以及细胞外信号分子的调节与控制。除了细胞通信使信号细胞与靶细胞产生社会联系外,细胞还通过细胞与细胞间、细胞与胞外基质间形成连接结构、识别与黏着以及胞外基质的参与,协调多细胞生物体中相邻细胞或细胞与胞外基质间在形态建成、组织构建以及细胞通信等方面的细胞社会联系,对细胞的正常生命活动、生长、发育、迁移、增殖、凋亡产生重要的调控作用。

在多细胞生物体内,细胞的形态结构和生命活动受到整个机体、局部组织、周围细胞以及细胞外信号分子的调节和控制。这种调控作用的实现有赖于细胞与细胞之间、细胞与黏附因子及细胞外基质之间在形态建成、物质交换和信息交流等方面所建立的细胞社会联系。

第一节　细胞连接

细胞连接(cell junction)是多细胞生物体中细胞与细胞之间、细胞与细胞外基质之间的连接结构,由细胞质膜局部区域特化形成,在相邻细胞间通信及代谢协同中发挥重要作用。根据结构与功能的不同,细胞连接可分为封闭连接(occluding junction)、锚定连接(anchoring junction)和通信连接(communication junction)3 类(图 1 - 10 - 1)。

一、紧密连接封闭了上皮细胞之间的间隙

紧密连接(tight junction)是封闭连接的主要形式,存在于上皮细胞之间,长度为 50～400 nm,将相邻细胞的质膜紧密结合。电镜观察显示连接区域由成串排列的相邻细胞的膜整合蛋白构成网状"焊接线"(又称"嵴线",图 1 - 10 - 2)封闭了细胞间的缝隙。焊接线的数量与上皮细胞层对小分子的通透性有关。

紧密连接的主要作用是封闭相邻上皮细胞之间的间隙,防止溶液中的分子沿细胞间隙渗入体内,从而保证了机体内环境的相对稳定。消化道上皮、膀胱上皮、脑毛细血管内皮以及睾丸支持细

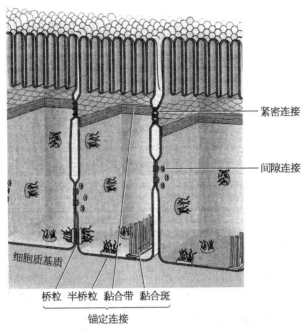

图 1 - 10 - 1 细胞连接

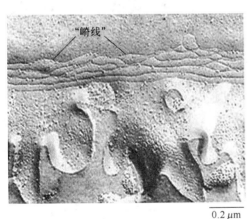

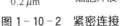

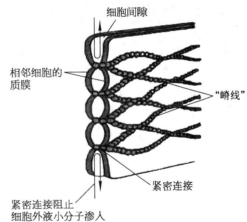

图 1 - 10 - 2 紧密连接

胞之间的紧密连接能保护这些重要器官和组织免受异物侵害,如血-脑屏障(blood-brain barrier)和血-睾屏障(blood testis barrier)。在不同组织中紧密连接对小分子的封闭程度有所不同,如小肠上皮细胞的紧密连接对 Na^+ 的渗漏程度比膀胱上皮细胞大 1 万倍。紧密连接还具有将细胞游离面、基底面和侧面的膜蛋白定位在质膜一定区域的作用,从而保证了这些蛋白能够高效地行使功能。

二、锚定连接介导细胞间细胞骨架的连接

锚定连接在机体组织内分布广泛,在上皮组织,心肌和子宫颈等组织中含量尤为丰富。根据直接参与细胞连接的骨架纤维的性质不同,锚定连接又分为与中间纤维(intermediate filaments)相连的锚定连接和与肌动蛋白(actin)纤维相连的锚定连接,前者包括桥粒(desmosome)和半桥粒

(hemidesmosome),后者主要有黏合带(adhesion belt)和黏合斑(adhesion plaque)。通过锚定连接,相邻细胞或细胞与基质相连形成一个坚挺、有序的细胞群体。锚定连接一般是由跨膜连接糖蛋白、细胞内附着蛋白和细胞骨架蛋白三部分组成。

（一）桥粒与半桥粒

1. **桥粒** 存在于承受强拉力的组织中,如皮肤、口腔、食管等处的复层鳞状上皮细胞之间和心肌中,在细胞之间形成纽扣式结构将相邻细胞铆接在一起,连接处的细胞间隙为 20～30 nm,质膜的胞质面通过致密斑(macula densa)与中间纤维相连,跨膜黏连蛋白为钙黏着蛋白(cadherin)。相邻细胞内的中间纤维通过致密斑与钙黏着蛋白构成了贯穿细胞的骨架网络(图 1-10-3)。作为比较坚韧的细胞连接点,桥粒结构有助于将作用于个别细胞的切力分散到表皮细胞层及下面的组织中。

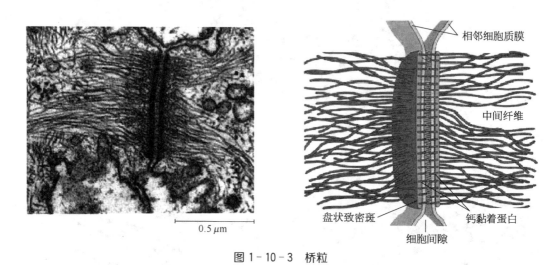

图 1-10-3 桥粒

2. **半桥粒** 与桥粒形态类似,但功能和化学组成不同。半桥粒位于上皮细胞与基膜之间,与胞内细胞骨架中间纤维相连接,其跨膜黏连蛋白为整联蛋白(integrin),与整联蛋白相连的细胞外基质是层粘连蛋白,从而将相邻上皮细胞与基膜铆钉在一起(图 1-10-4)。

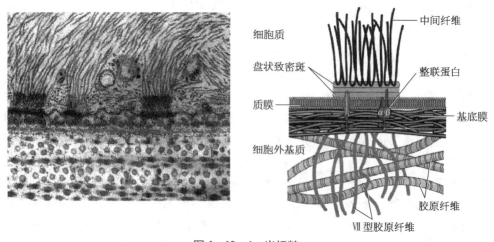

图 1-10-4 半桥粒

(二) 黏合带与黏合斑

1. **黏合带** 呈带状环绕细胞,一般位于上皮细胞顶侧面的紧密连接下方。在黏合带处,相邻细胞的间隙为 15～20 nm,其跨膜黏连蛋白为 E-钙黏着蛋白。在质膜的胞质面有几种附着蛋白与钙黏着蛋白结合。附着蛋白再与平行于质膜排列的肌动蛋白束结合,由此,相邻细胞中的肌动蛋白纤维通过钙黏着蛋白和附着蛋白编织成了一个广泛的网络,把相邻细胞连接在一起,使组织形成一个坚固的整体。

2. **黏合斑** 位于细胞与细胞外基质的连接处,其跨膜黏连蛋白为整联蛋白,在质膜的胞质面附着肌动蛋白纤维。黏合斑连接了细胞内的肌动蛋白束和细胞外基质,有助于维持细胞在运动过程中的张力以及细胞内外的信号传递(图 1-10-5)。

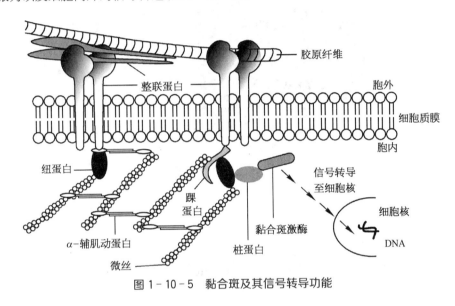

图 1-10-5 黏合斑及其信号转导功能

三、通信连接在细胞间直接传递信号

通信连接主要包括细胞间的间隙连接和神经元之间或神经元与效应细胞之间的化学突触。

间隙连接(gap junctions)分布于大多数组织细胞间,除骨骼肌细胞及血细胞外,几乎所有的动物组织细胞都利用间隙连接实现通信联系。

构成间隙连接的基本结构单位是连接子(connexon)。每个连接子由 6 个相同或相似的跨膜连接蛋白(connexin)呈环状排列,直径为 6～8 nm,中央形成一个直径约 1.5 nm 的亲水孔道。相邻细胞质膜上的两个连接子跨越 2～4 nm 的细胞间隙对接形成完整的间隙连接结构,允许相对分子质量小于 1.5 kDa 的分子通过。所以,细胞内的小分子,如无机盐离子、糖、氨基酸、核苷酸和维生素等可以通过间隙连接在细胞间传送,以协调细胞代谢活动,调节细胞增殖、分化,在平滑肌、心肌、神经末梢构成电突触(electronic synapses),将电兴奋活动传递到相邻的细胞(图 1-10-6)。

间隙连接的通透性是可调节的,通道的开关是受生理条件及其改变控制的。细胞外液 pH 降低或钙离子浓度升高均可降低间隙连接的通透性。当细胞破损时,大量钙离子释放可导致间隙连接关闭,从而避免伤害其他正常细胞。

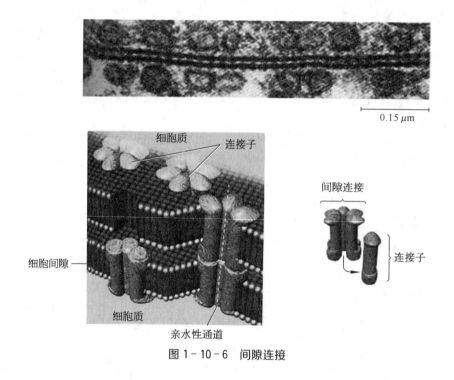

图 1-10-6　间隙连接

第二节 | 细 胞 黏 附

在多细胞有机体中,同种组织类型细胞间的彼此黏着是许多组织构成的基本特征,如脊椎动物中的肌肉组织、上皮组织、神经组织、结缔组织等。相邻细胞或细胞与细胞外基质以某种方式缔合在一起形成组织或与其他组织分开的方式称为细胞黏附(cell adhesion)。

细胞对同种或异种细胞、同源或异源细胞以及对自己和异己分子的认识和鉴别称为细胞识别(cell recognition)。细胞识别是细胞黏附的基础。在多细胞生物中,单个细胞要组成精密的组织和器官以及器官体系,首先必须具有相互识别的能力,然后通过黏着和连接将细胞组织起来形成组织结构。而在细胞异常迁移时首先就会有不正常的细胞识别、黏附过程的发生。

参与细胞与细胞之间或细胞与细胞外基质间黏着的分子称为细胞黏附分子(cell adhesion molecule, CAM)。目前发现存在高等动物细胞表面的细胞黏附分子有上百种,根据其作用方式,可分为 5 大类:钙黏着蛋白(钙黏素)、选择素、免疫球蛋白超家族、整联蛋白(整合素)和其他黏附分子(图 1-10-7)。

根据细胞黏附分子的作用机制,细胞黏附包括 3 种模式:① 同亲型结合:两相邻细胞表面的同种细胞黏附分子间的相互识别与结合;② 异亲型结合:两相邻细胞表面的不同种细胞黏附分子间的相互识别与结合;③ 衔接分子依赖性结合:相邻细胞表面的同种黏附分子借助其他衔接分子的相互识别与黏附(图 1-10-8)。

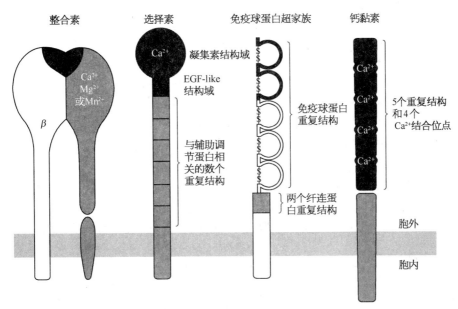

图 1-10-7 细胞黏附分子的类型

一、钙黏着蛋白介导钙离子依赖的细胞黏附

钙黏着蛋白(cadherin)家族属同亲型结合、Ca^{2+} 依赖型细胞黏附分子。钙黏着蛋白是单次跨膜糖蛋白,分子结构的同源性高,其胞外部分形成 5 个结构域,其中 4 个同源,均含 Ca^{2+} 结合部位。Ca^{2+} 赋予钙黏着蛋白分子刚性和强度,失去 Ca^{2+},钙黏着蛋白失去刚性。所以,阳离子螯合剂如 EDTA 能破坏 Ca^{2+} 或 Mg^{2+} 依赖性的细胞黏附。决定钙黏着蛋白结合特异性的部位在靠 N-端的结构域中,只要变更其中 2 个氨基酸残基即可使结合特异性由 E-钙黏着蛋白转变为 P-钙黏着蛋白。钙黏着蛋白分子的胞质部分是高度保守区域,参与信号转导。

目前已发现 30 多种钙黏着蛋白,分布于不同的组织细胞上。如上皮细胞的 E-钙黏着蛋白;胎盘滋养层细胞的 P-钙黏着蛋白;骨骼肌细胞的 M-钙黏着蛋白;内皮细胞的 VB-钙黏着蛋白以及神经细胞和心肌细胞上 N-钙黏着蛋白等。

二、选择素控制循环免疫细胞的黏连

选择素(selectin)家族属异亲型结合、Ca^{2+} 依赖

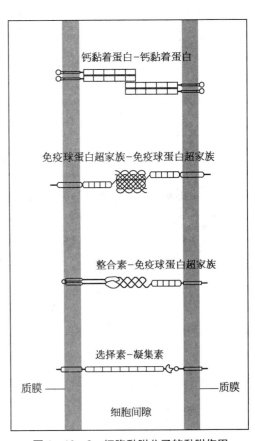

图 1-10-8 细胞黏附分子的黏附作用

型细胞黏附分子。选择素是跨膜蛋白,其胞外部分由 3 个结构域构成:N-端的凝集素结构域、EGF 样结构域和重复次数不同的补体结合蛋白结构域。其中,凝集素结构域高度保守,能特异性识别其他细胞表面的糖脂或糖蛋白的特异性糖基侧链。

现已发现至少有 3 种选择素:P(platelet)-选择素、E(endothelial)-选择素和 L(leukocyte)-选择素。选择素主要参与白细胞与血管内皮细胞之间的识别与黏着,对于召集白细胞到达炎症部位具有重要作用。由于选择素与细胞表面糖脂或糖蛋白的特异性糖基配体亲和力较小,血流中快速流动的白细胞在炎症部位的血管内皮上呈现黏着—分离、再黏着—再分离的循环往复减速滚动,同时活化其他的黏着因子如整联蛋白,最终与之较强地结合在一起后,穿过脉管进入炎症部位。

三、免疫球蛋白介导神经细胞黏附

免疫球蛋白超家族(Ig-superfamily,IgSF)是一类分子结构中具有与免疫球蛋白类似结构域的细胞黏附分子超家族。其中有的介导同亲型结合,有的介导异亲型结合,但一般不依赖于 Ca^{2+}。

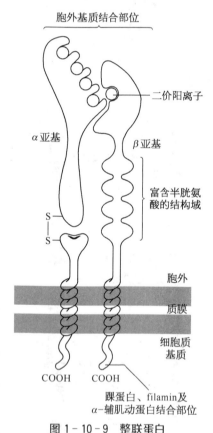

图 1-10-9 整联蛋白

大多数 IgSF 介导淋巴细胞和免疫应答所需要的细胞(如巨噬细胞、靶细胞)之间的黏着。但一些 IgSF 成员如 N-CAM(神经细胞黏附分子)、V-CAM(血管细胞黏附分子)介导非免疫细胞的黏着,在神经系统发育中有重要作用。

目前了解较多的是 N-CAMs(nerve-cell adhesion molecules),因其 mRNA 剪接不同和糖基化各异而有 20 余种不同的 N-CAM,参与神经组织细胞间的黏着。N-CAM 在胚胎发育早期的神经与神级管形成时就开始表达,在已分化的神经元、神经胶质细胞及肌细胞表面稳定表达。N-CAM 与配体的亲和力可能通过其分子糖侧链中唾液酸残基的数目来调节。胚胎时表达的 N-CAM 中唾液酸占整个分子质量的 1/4,而成体中唾液酸化为胚胎期 N-CAM 的 1/3,显然这使成体神经细胞之间建立更稳定的结合。

四、整联蛋白是兼具黏附和信号转导功能的受体

整联蛋白属于异亲型结合;Ca^{2+}、Mg^{2+} 或 Mn^{3+} 依赖的细胞黏附分子,由 α(120~185 kD)和 β(90~110 kD)亚基构成跨膜异二聚体。迄今已发现人至少有 24 种不同的 α 亚基和 9 种 β 亚基,可与不同的配体结合(图 1-10-9,表 1-10-1)。

表 1-10-1 整联蛋白的主要类型

整 联 蛋 白	主 要 配 体	分 布
$\alpha_L\beta_2$	IgSF	白细胞
$\alpha_2\beta_3$	纤维蛋白原	血小板

续　表

整 联 蛋 白	主 要 配 体	分　布
$\alpha_5\beta_1$	纤连蛋白	广泛
$\alpha_6\beta_1$	层粘连蛋白	广泛
$\alpha_6\beta_4$	层粘连蛋白	上皮细胞间的半桥粒
$\alpha_7\beta_1$	层粘连蛋白	肌细胞

　　整联蛋白在胞外与细胞外基质组分,包括纤连蛋白、胶原和蛋白聚糖结合;在胞内与骨架蛋白相互作用(图 1-10-10)。整联蛋白不仅介导细胞与细胞之间或细胞与细胞外基质间的黏附,更重要的是提供了一种信号途径,使胞外环境可以调控细胞内活性。整联蛋白的信号转导功能依赖于细胞内的酪氨酸蛋白激酶—黏合斑激酶(focal adhesion kinase,FAK),而 FAK 的活化又依赖于整联蛋白与细胞外基质配体的结合。一旦与配体结合,整联蛋白的胞内段就会快速与肌动蛋白骨架产生联系,募集包括 FAK 在内的相关蛋白因子形成黏合斑,通过级联激活将信号从细胞外向细胞内传递,调节细胞增殖、生长、生存、凋亡等重要生命活动。

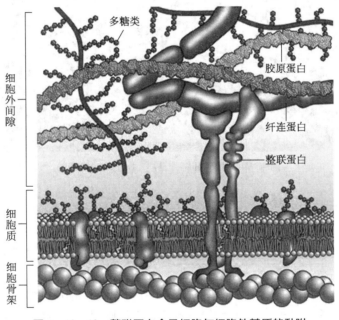

图 1-10-10　整联蛋白介导细胞与细胞外基质的黏附

第三节　细胞外基质及其与细胞间相互作用

　　细胞外基质(extracellular matrix, ECM)是指分布于细胞外空间,由细胞分泌蛋白和多糖所构成的网络结构。细胞外基质为细胞的生存及活动提供适宜的场所,并通过信号传导系统影响细胞的形态、代谢、功能、迁移、增殖和分化。

上皮组织、肌组织及脑与脊髓中的细胞外基质含量较少,而结缔组织中细胞外基质含量较高。细胞外基质的组分及组装形式由所产生的细胞决定,并与组织的特殊功能需要相适应。例如,角膜的细胞外基质为透明柔软的片层,肌腱的则坚韧如绳索。细胞外基质不仅静态地发挥支持、连接、保水、保护等物理作用,而且动态地对细胞产生全方位影响。

细胞外基质种类繁多,主要有 3 种类型: ① 结构蛋白,包括胶原(collagen)和弹性蛋白,分别赋予细胞外基质强度和韧性。② 蛋白多糖(proteoglycan),由蛋白和多糖共价形成,具有高度亲水性,赋予细胞外基质的抗压能力。③ 多糖粘蛋白,包括纤连蛋白(fibronectin)和层粘连蛋白(laminin),有助于细胞黏附到细胞外基质上(图 1 - 10 - 11)。

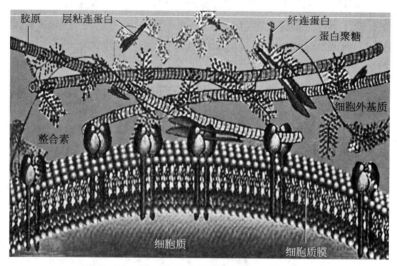

图 1 - 10 - 11   细胞外基质(引自 Karp, 1999)

一、胶原蛋白支撑着组织结构

胶原是动物体内含量最丰富的蛋白质,占人体蛋白质总量的 25% 以上。它由成纤维细胞、软骨细胞、成骨细胞及某些上皮细胞合成并分泌到细胞外加工而成,遍布于体内各种器官和组织,是细胞外基质中含量最高、最主要的水不溶性纤维蛋白。

胶原纤维的基本结构单位是原胶原(tropocollagen)。原胶原是由 3 条 α 肽链形成的 3 股螺旋结构。每条链由重复的 Gly - X - Y 序列构成(通常 X 为羟脯氨酸,Y 羟脯氨酸或羟赖氨酸)。Gly - X - Y 序列使 α 链卷曲为左手螺旋。3 股链再绕成右手超螺旋。在胶原纤维内部,原胶原蛋白分子呈 1/4 交替平行排列,使胶原形成周期性横纹(图 1 - 10 - 12)。原胶原分子组装成胶原纤维,后者再组装成胶原纤维(图 1 - 10 - 13)。

目前已发现的胶原类型有 20 多种,其 α 肽链由不同的结构基因编码,具有不同的化学结构及免疫学特性。Ⅰ~Ⅲ型胶原含量最丰富,形成类似的纤维结构,但并非所有胶原都形成纤维。此外,同一组织中,常含有几种不同类型的胶原。在不同组织中,胶原组装成不同的纤维形式,以适应特定功能的需要。几种主要类型的胶原及其特征见表 1 - 10 - 2。

胶原的刚性和抗张力强度最大,为细胞外基质提供了水不溶性骨架结构,决定了细胞外基质的机械强度,并影响细胞生长,参与细胞外基质信号传递网络调控。

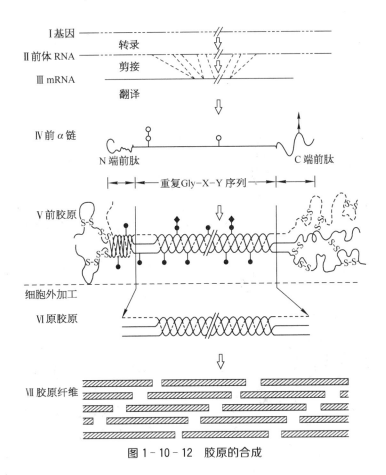

图 1-10-12　胶原的合成

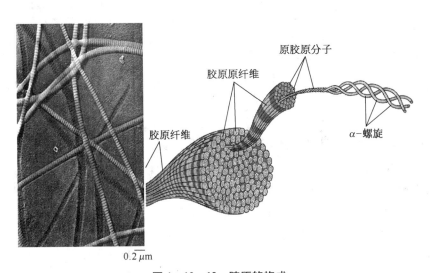

图 1-10-13　胶原的构成

表 1-10-2   几种主要类型的胶原及其特征

类型	亚基组成	分子结构特征	分布
I	$[\alpha_1(I)]_2[\alpha_2(I)]$	67 mm 横纹纤维	皮肤、肌腱、骨、韧带等
II	$[\alpha_1(II)]_3$	67 mm 横纹纤维	软骨、髓核、玻璃体等
III	$[\alpha_1(III)]_3$	67 mm 横纹纤维	皮肤、肌肉、结缔组织、常与 I 型胶原共分布
IV	$[\alpha_1(IV)]_2[\alpha_2(IV)]$	网状，C-端球状，不形成纤维束	基底膜
V	$[\alpha_1(V)]_2[\alpha_2(V)][\alpha_3(V)]_3$	细纤维，N-端球状	间隙组织，常与 I 型胶原共分布
VI	$[\alpha_1(VI)][\alpha_2(VI)][\alpha_3(VI)]$	微纤维，N-和 C-端球状，100 mm 横纹	间隙组织，常与 I 型胶原共分布

机体内胶原蛋白的异常与多种疾病有关，如坏血病是由于作为脯氨酰羟化酶辅助因子的维生素 C 缺乏，使胶原的脯氨酸羟化反应不充分，无法形成正常的胶原纤维，导致前 α 链在细胞内被降解。因此，膳食中缺乏维生素 C 可导致血管、肌腱、皮肤变脆，易出血，故称为坏血病。皮肤过度松弛症(Ehlers-Danlos 综合征)是由于胶原纤维不能正常装配，导致皮肤和其他结缔组织强度降低而变得非常松弛。

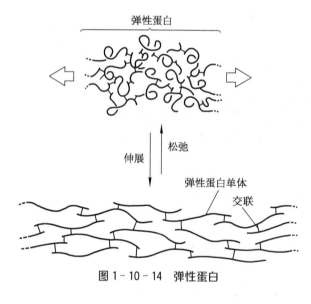

图 1-10-14   弹性蛋白

二、弹性纤维维持组织柔韧性

弹性纤维(elastic fiber)存在于韧带和脉管壁，其主要成分是弹性蛋白(elastin)，是高度疏水的非糖基化蛋白质，其肽链约含 830 个氨基酸残基，构象呈无规则卷曲状态，富含 Gly 和 Lys，很少羟基化，不含 Gly-X-Y 序列，通过 Lys 残基相互交联成网状结构(图 1-10-14)。

弹性纤维在皮肤结缔组织中含量丰富，赋予皮肤高度柔性。随着个体年龄的增长，胶原的交联度越来越大，韧性却越来越低；弹性蛋白也从皮肤等组织中逐渐丧失，结果，老年人的骨和关节灵活性降低，皮肤起皱，弹性降低。

三、蛋白多糖确保细胞外基质的水化凝胶性质

1. **糖胺聚糖**(glycosaminoglycan, GAG)   是由重复的二糖单位(氨基己糖＋糖醛酸)构成的长链多糖。根据糖的种类、糖基连接类型和硫酸基团的数量与位置，糖胺聚糖可分为透明质酸(hyaluronic acid)、硫酸软骨素(chondroitin sulfate)和硫酸皮肤素(dermatan sulfate)、硫酸乙酰肝素和肝素(heparan sulphate)以及硫酸角质素(keratan sulfate)4 类。

糖胺聚糖可吸水形成多孔的水合胶状体，赋予组织抗压能力并提供机械支撑作用。

透明质酸由多达 50 000 个二糖单位形成一个长且具有刚性的主干，分子表面含有大量的亲水

基团,可结合和摄入大量水分子,赋予结缔组织一定的抗压性,并起到强化和润滑作用。透明质酸还是增殖细胞和迁移细胞的胞外基质主要成分,能使细胞保持彼此分离,易于迁移和增殖并阻止细胞分化,因此在胚胎发育早期和组织创伤修复时含量特别丰富。

2. **蛋白多糖**(proteoglycan, PG)　是糖胺聚糖(除透明质酸外)与核心蛋白(core protein)共价结合而成的单体分子,其含糖量较高,可达 95% 以上。核心蛋白在粗面内质网合成后进入高尔基复合体装配为糖胺聚糖。其过程是先由核心蛋白的丝氨酸残基与一个特异的连接四糖共价结合,然后糖基转移酶将糖胺聚糖单位添加到连接四糖的末端。一个核心蛋白分子上可以连接 1～100 个的糖胺聚糖。若干蛋白多糖单分子借助连接蛋白与透明质酸以非共价键结合形成巨大的蛋白多糖多聚体(图 1 - 10 - 15)。

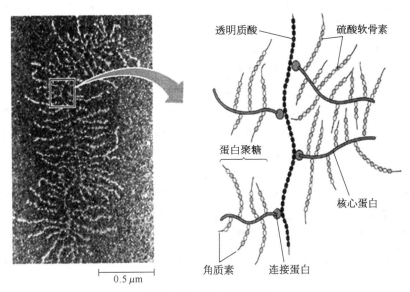

图 1 - 10 - 15　蛋白多糖

蛋白多糖常见于结缔组织和细胞外基质及许多细胞表面。蛋白多糖分子具有极大的亲水性,可吸收大量水而膨胀,占据胞外较大空间,具有很强的抗压力。核心蛋白与不同的糖胺聚糖结合使蛋白多糖呈现多态性的显著特征。构成软骨的蛋白多糖,其糖胺聚糖主要是硫酸软骨素和硫酸角质素,赋予软骨以凝胶样特性和抗变形能力。硫酸软骨素含量不足或代谢障碍可引起长骨发育不良,造成四肢短小。此外,蛋白多糖还是细胞外激素富集与储存库,可与多种生长因子结合,参与信号转导。

四、纤连蛋白连接细胞与胞外基质

纤连蛋白(fibronectin, FN)是高相对分子质量糖蛋白,含糖 4.5%～9.5%,由两个相似的亚基通过 C-端形成的二硫键交联成"V"形二聚体。每个亚基的相对分子质量为 22×10^4～25×10^4。不同亚基为同一基因的表达产物,只是在转录后 RNA 剪接的差异而产生不同的 mRNA。每个亚基的肽链折叠构成 5～7 个有特定功能的球状结构域,每个结构域之间由对蛋白酶敏感的肽段连接。这些结构域中有的能识别并结合细胞外基质中的分子,如胶原、蛋白聚糖、肝素及凝血蛋白等;有的能识别并结合细胞表面受体。与细胞表面受体结合的结构域中含有 RGD(Arg - Gly - Asp)三肽序列,是细胞识别与结合的最小结构单位。如果将人工合成的 RGD 三肽偶联在固体表面,细胞很容易黏附上去。

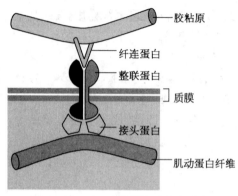

图 1-10-16　纤连蛋白介导细胞与
细胞外基质的黏附

纤连蛋白在体内分布非常广泛,可介导细胞与基质间相互作用,其细胞表面受体是整联蛋白家族成员,其胞外区有与 RGD 三肽序列高亲和性的结合部位,因此,纤连蛋白分子上既有与胶原结合的结构域,又有与细胞结合的结构域,如同分子"桥",将细胞锚定在细胞外基质中(图 1-10-16)。实验表明,将细胞置于纤连蛋白的表面上培养,细胞呈贴壁生长为扁平状,细胞内肌动蛋白丝的排列与纤连蛋白排列走向一致。由于肌动蛋白丝的定向对细胞形态具有决定性作用,因此,纤连蛋白有助于维持细胞形态。此外,很多癌细胞不能合成纤连蛋白,不但丧失了正常的细胞形态,还脱离细胞外基质。如果给这些癌细胞提供纤连蛋白,则细胞形态和结合细胞外基质的能力可以恢复到正常水平,这说明纤连蛋白可能与细胞癌变及癌细胞的扩散特性有关。

　　纤连蛋白还影响动物胚胎发育过程的细胞迁移和分化。例如,两栖类胚胎发生早期能分泌大量的纤连蛋白,诱导神经嵴细胞从神经管背侧迁移到胚胎各个区域并分化为肾上腺素能神经元。当神经嵴细胞停止迁移后,纤连蛋白消失,继而出现神经细胞黏附分子(N-CAM)。实验表明,通过显微注射纤连蛋白受体的抗体或含 RGD 序列的短肽能阻断细胞与纤连蛋白的结合,从而阻止了细胞的迁移,结果形成畸胎。

　　分布于血液和体液的可溶性纤连蛋白(plasma fibronectin, PF)来自肝实质细胞和血管实质细胞,能促进血液凝固、创伤愈合和细胞吞噬作用。创伤发生时,可溶性纤连蛋白与其他纤维蛋白结合,在伤口处吸引成纤维细胞、平滑肌细胞和内皮细胞向伤口迁移并形成肉芽,再渐次纤维化成瘢痕,同时刺激上皮细胞增生使创面修复。在炎症反应中,可溶性纤连蛋白能吸引网状内皮细胞、中性粒细胞及巨噬细胞到达炎症部位参与免疫应答。

五、层粘连蛋白与基膜

　　层粘连蛋白(laminin, LN)是高分子糖蛋白,相对分子质量约为 $82×10^4$ Da,含糖量高达 15%～28%,是迄今所知糖链结构最为复杂的糖蛋白。层粘连蛋白分子由 $α$(相对分子质量为 $4×10^5$ Da)、$β$(相对分子质量为 $215×10^3$ Da)和 $γ$(相对分子质量为 $205×10^3$ Da)亚基通过二硫键交联而成,外形呈"十"字形。现已发现 8 种亚基($α_1$, $α_2$, $α_3$, $β_1$, $β_2$, $β_3$, $γ_1$, $γ_2$),分别由 8 个结构基因编码。层粘连蛋白分子有多个不同的结构域,其中有的可与 IV 型胶原、肝素等胞外基质分子结合,有的可通过自身 RGD 三肽序列与细胞质膜上的整联蛋白受体结合。因此,如同纤连蛋白一样,层粘连蛋白也充当分子"桥",将细胞锚定于基膜(图 1-10-17)。

　　基膜是特化的细胞外基质,通常位于上皮层

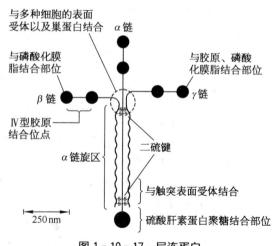

图 1-10-17　层连蛋白

的基底面,也存在于肌肉、脂肪和雪旺细胞(schwann cell)周围。基膜中除了层粘连蛋白和Ⅳ型胶原外,还有巢蛋白(nidogen)、基膜聚糖(perlecan)、核心蛋白聚糖(decorin)等多种蛋白质。层粘连蛋白与巢蛋白以1∶1组成复合物与Ⅳ型胶原结合,将细胞与基膜紧密结合在一起。

基膜不仅对组织起到支撑、保护和渗透性屏障作用,还决定细胞的极性,影响细胞的代谢、存活、迁移、增殖和分化。

第十一章 细胞增殖与分化

导学

细胞增殖是细胞生命活动的重要特征之一,细胞以分裂的方式进行增殖。单细胞生物通过细胞分裂增殖的方式产生新的个体。多细胞生物通过一个受精卵细胞的分裂、增殖分化,发育成一个新的多细胞个体。细胞的增殖是生物体生长、发育、繁殖以及遗传的基础。依据细胞分裂过程不同,细胞有有丝分裂,无丝分裂及减数分裂3种增殖方式,其中有丝分裂是细胞最为普遍的主要分裂方式,减数分裂是生殖细胞形成时的一种特殊的有丝分裂。细胞分裂的过程总是周期性进行,通常将细胞从上次分裂结束到下次分裂结束所经历的规律性变化称为一个细胞增殖周期(cell generation cycle),简称细胞周期(cell cycle)。细胞周期受到各种遗传因素和环境因素的严格控制,以确保生物的体积和生理机制的平衡。人体由200多种不同类型的细胞组成,这些来源于同一个受精卵的细胞在形态结构、生化组成和功能等方面均有显著的差异,将个体发育中形成的这种稳定性差异的过程称为细胞分化(cell differentiation),细胞的分化过程受内外多种因素的调控。在多细胞生物个体内,通常把具有无限增殖能力的和分化潜能的细胞称为干细胞(stem cell),根据其发生来源干细胞可分为胚胎干细胞与成体干细胞两大类。

第一节 细胞增殖

细胞增殖的方式有无丝分裂、有丝分裂和减数分裂3种方式。生物的生殖和发育都是建立在细胞分裂的基础之上的,单细胞生物通过增殖繁衍后代,多细胞生物通过增殖实现个体在生长发育过程中细胞数目的增多及衰老、死亡细胞的更新。

无丝分裂(amitosis)由亲代细胞直接断裂形成子代细胞,故又称为直接分裂(direct division),其特点是在分裂前会出现细胞和细胞核的体积增大以及核内DNA的复制,但进入分裂期后,细胞核核膜不消失,不出现纺锤丝和染色体组装,细胞核拉长成哑铃形,中央部分逐渐变细断开,细胞核和细胞质直接分裂,细胞随之分裂成两个。在无丝分裂中,两个子代细胞获得的遗传物质和胞质不能平均分配。无丝分裂是低等生物组织细胞的主要增殖方式。在人体中,无丝分裂可见于某些迅速分裂的组织(如口腔上皮)、创伤修复或病理性代偿的组织(如伤口附近、炎症部位),或离体培养的细胞。

有丝分裂(mitosis)，又称间接分裂，是高等真核生物细胞增殖的主要方式。有丝分裂过程中细胞核的形态发生急剧变化，形成由中心体、纺锤体和染色体组成的"有丝分裂器"(mitotic apparatus)，以确保复制好的两套遗传物质均等分配给两个子代细胞。此分裂方式有利于细胞在遗传上的稳定。

减数分裂(meiosis)，又称成熟分裂，发生于有性生殖细胞成熟过程中，是一种特殊形式的有丝分裂。其主要特点是细胞分裂过程中，染色体复制一次，而细胞分裂两次，结果使子代细胞中的染色体数目减半。减数分裂是构成生物变异及多样性的基础。

一、有丝分裂与细胞周期的调控

(一) 有丝分裂

有丝分裂是一个连续的动态变化过程，持续时间为 0.5～2 小时，根据分裂细胞的形态和结构的变化，有丝分裂可被分为前期、中期、后期及末期(图 1-11-1)。

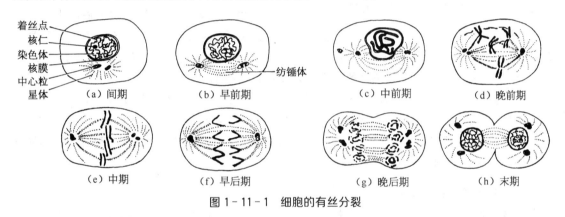

图 1-11-1　细胞的有丝分裂

1. 分裂前期　前期(prophase)细胞的主要形态特征变化包括：染色质凝集、分裂极确定、核仁缩小解体以及纺锤体形成。

前期的起始标志是核内松散的染色质纤维螺旋化并折叠，逐渐凝集成棒状或杆状的染色体，每条染色体含两条由着丝粒(centromere)连接的染色单体。着丝粒两侧逐渐装配形成由多种蛋白质组成的复合结构，称为动粒(kinetochore)。同时，在分裂间期经过复制的一对中心体分别向细胞的两极移动，分为两组(每组中心体包含 2 个互相垂直的中心粒)，它们最后的位置将决定细胞的分裂极。在染色质凝集过程中，因染色质上的核仁组织中心组装到了所属染色体中，导致 rRNA 合成停止，核仁开始逐渐分解，并最终消失。在前期末，出现对细胞分裂及染色体分离有重要作用的临时性细胞器纺锤体，纺锤体是由中心体组装形成的微管结构。中心体是细胞内的微管组织中心，其周围放射状分布着大量微管，这些微管与中心体一起被合称为星体(aster)。在每个中心体的周围呈放射状排列的称为星体微管(astral microtubule)，在两个中心体之间相互连接的称为极间微管(polar microtubule)，附着于染色体动粒之上的称为动粒微管(kinetochore microtubules)或染色体微管。星体微管、动粒微管和极间微管纵向排列构成纺锤样外观的结构，即形成纺锤体(spindle)(图 1-11-2)。

2. 分裂中期　中期(metaphase)细胞的主要特征是染色体达到最大程度的凝集，并且非随机地

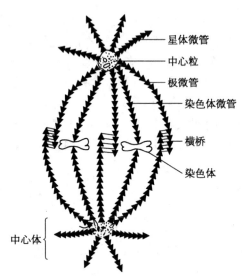

星体微管
中心粒
极微管
染色体微管
横桥
染色体
中心体

图 1-11-2　纺锤体及"有丝分裂器"

排列在细胞中央的赤道面上。

在染色体微管的牵引下,所有染色体有规律地排列在细胞两极间的赤道面上,形成赤道板(equatorial plate)。此时,从细胞两极方向观察,染色体大多排列在赤道面的周边,呈现环状;若从侧面观察,则呈"一"字形。每条染色体的着丝粒分别与两侧的动粒微管相连。

3. 分裂后期　后期(anaphase)细胞的主要特征是染色体两姐妹染色单体分离并移向细胞的两极。

着丝粒纵裂,两条染色单体从着丝粒处分开,在纺锤丝作用下,开始向细胞两极移动。此时每条染色单体含一个分子的 DNA,具有一个独立的动粒。后期可分为 A 和 B 两个连续的阶段。后期 A 时动粒微管去组装不断缩短而拉动染色体移向两极,后期 B 时染色体微管相连处不断组装,长度延伸使两极之间的距离拉长。后期赤道板周围的细胞膜及细胞质逐渐向内凹陷形成分裂沟(furrow)。在分裂沟下方,微丝成束排列,环绕细胞,形成收缩环(contractile ring)。分裂沟和收缩环的形成意味着胞质分裂的开始。

4. 分裂末期　末期(telophase)细胞主要的特征是子代细胞的核形成与胞质分裂。

末期的开始时,两组子代细胞染色体到达两极。染色体重新解螺旋成为染色质,核膜、核仁也重新形成。在赤道板处收缩环进一步收缩,分裂沟不断加深,最后收缩环处的细胞膜融合,胞质分裂,一个细胞分裂成两个子代细胞。

(二) 细胞周期及其调控

1. 细胞周期的概念　真核生物的细胞增殖具有一定的周期性。一般将通过细胞分裂产生的新细胞生长开始到下一次细胞分裂形成的子代细胞结束为止的过程称为细胞周期(cell cycle)。一个细胞周期可划分为间期(interphase)和分裂期两个阶段,间期又可根据细胞核内 DNA 合成的情况,划分为 DNA 合成前期、DNA 合成期、DNA 合成后期;分裂期又可分为前期、中期、后期和末期四个时期。

细胞从上一次有丝分裂结束开始,到下一次有丝分裂结束为止所经历的时间称为细胞周期时间(cell cycle time)。不同生物的细胞周期时间是不同的,同一系统中不同细胞的细胞周期时间也有很大的差异。如早期胚胎细胞只需几十分钟,某些上皮细胞和离体培养细胞要几十个小时,肝、肾实质细胞要 1~2 年。但同一种细胞的周期时间往往是相对恒定的。

细胞周期时间的长短主要取决于 G_1 期的时间长短,S 期、G_2 期和 M 期的时间是相对恒定的,其中 M 期尤为恒定,一般为半小时左右。不同细胞的 G_1 期时间长短不同,如胚胎早期的卵裂细胞几乎测量不到 G_1 期,淋巴细胞的 G_1 期只有几个小时,而神经元细胞终身停留在 G_1 期。

2. 细胞周期各期特点

(1) DNA 合成前期:即 G_1 期(Gap 1 phase),是从有丝分裂完成到 DNA 复制前的一段时期。在 G_1 期,细胞物质代谢活跃,呼吸旺盛,ATP 迅速合成,RNA 转录和蛋白质、糖类、脂类合成迅速进行,细胞体积增大,达到母细胞大小。趋向分化的细胞如神经元、肌纤维在 G_1 期合成与该细胞特殊形态及功能有关的蛋白质。G_1 期还为细胞进入 S 期作各种准备,合成 DNA 复制所需要的各种酶和前体物质,如脱氧核苷酸、胸苷激酶、DNA 聚合酶等。

在 G_1 期的晚期有一个特殊时期,称为限制点(restriction point),即 R 点。这一时期受到多种环境因素和遗传因素的调节,控制着细胞增殖活动的进程,是细胞增殖与否的转折点。这些调控因素包括:营养供给情况、细胞体积大小、cAMP 含量、激素刺激、DNA 是否损伤等。

通过 G_1 期限制点的细胞可有三种去向(图 1-11-3)。

永不增殖细胞:又称不育细胞或终末细胞。这些细胞已经高度分化,细胞始终停止在 G_1 期而失去增殖能力,直到死亡。这类细胞如神经元、肌纤维、白细胞等。

持续增殖细胞:也称周期性细胞,这类细胞一般分化较低,能不断进入周期,如骨髓造血干细胞、皮肤基底层细胞、小肠腺细胞、精原细胞等,通过细胞增殖使衰老死亡的细胞得以更新,从而保持这些组织细胞数量及功能的平衡。

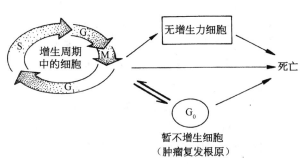

图 1-11-3 细胞增殖周期示意图

休眠细胞:又称 G_0 期细胞,这类细胞暂时脱离细胞周期,不进行 DNA 复制和分裂,有增殖能力但暂不增殖,可以看作是延长了的 G_1 期细胞,如肝细胞、肾细胞、成纤维细胞、淋巴细胞等。G_0 期细胞在一定的环境条件下可转入 G_1 期重新进入分裂状态。如肝细胞,外科手术切除部分肝脏后可诱导肝细胞恢复增殖能力,通过细胞分裂增殖来修复损伤的肝脏。若在化放疗后,病灶中有残留的处于 G_0 期的肿瘤细胞则是病情复发的一个根源。

胚胎发育早期,所有细胞均为增殖细胞;但随着个体发育成熟,某些细胞进入 G_0 期,某些细胞分化后丧失分裂能力,到成体时,只有少量细胞处于增殖状态,它们的增殖仅作为补充丢失的细胞,或对外界刺激的反应。

(2) DNA 合成期:又称 S 期(synthetic phase)。细胞周期中 S 期是最重要的一个阶段,在此期主要是进行 DNA 复制,同时进行组蛋白的合成。细胞质中合成的组蛋白通过核孔进入细胞核,与DNA 进行组装,最终形成染色质。S 期历时较恒定,一般为 6~8 小时。S 期结束,细胞核 DNA 含量增加一倍,体积明显增大。

(3) DNA 合成后期:又称 G_2 期(Gap 2 phase)。这一时期主要完成一些与有丝分裂相关的蛋白质合成,如微管蛋白、膜蛋白等。同时,一些促使细胞从 G_2 期进入 M 期的相关酶类也在这个时期形成和活化,如有丝分裂促进因子(mitosis promoting factor, MPF)能够促使核纤层磷酸化、核膜崩解以及 M 期染色体的凝集。G_2 期历时较短,也很恒定,一般为 1~1.5 小时。

(4) 分裂期:又称 M 期(mitotic phase)。此期内的主要特点是细胞在形态上发生剧烈的变化,形成临时性的装置"有丝分裂器"(图 11-2)。有丝分裂器指分裂期的染色体、纺锤体,中心体和星体等参与细胞分裂过程细胞器的总称,将 S 期数量倍增的染色质形成染色体,均分到两个子细胞中,同时细胞质也发生分裂。最终由一个细胞分裂为 2 个子细胞。如前述,通常可将分裂期人为地划分为前期、中期、后期和末期 4 个连续的阶段。

3. **细胞周期的调控** 在细胞周期中,细胞的生化特征、形态结构等方面的变化以及各时间段的转换,均是在细胞自身及环境因素的严格控制下有序进行的,以确保细胞数目和体积的均衡,以及遗传物质在上下代之间的正确传递。如果调控机制出现异常,将会导致细胞出现生长异常、遗传改变、癌变发生等现象,进而引发各种疾病,如肿瘤就是由于细胞增殖失去控制,无限制分裂的结果;在细胞增殖过程中如果染色体或基因的行为出现异常,将会导致各种遗传病的发生。

目前普遍认为,周期蛋白家族和周期蛋白依赖性激酶家族对细胞周期起着核心性的调控作用;细胞周期基因(cell division cycle gene)、癌基因和原癌基因、抑癌基因等遗传基因及其产物在细胞增殖的调控中发挥着重要的作用;生长因子、激素、抗原、药物等环境信号通过细胞膜受体或胞内受体及相关信号转导途径,最终调控着细胞的生长、增殖和分化。

(1) 周期蛋白家族和周期蛋白依赖性蛋白激酶家族:周期蛋白家族(cyclins)是一类随细胞周期的进程呈周期性表达、累积与分解的蛋白质,其浓度在细胞周期中呈周期性变化,能特异性地激活细胞周期依赖性的蛋白激酶,控制细胞周期循序进行。目前已经分离出几十种的周期蛋白,如高等动物细胞中有细胞周期蛋白 cyclinA、B、C、D、E、F、G、H 等。这些周期蛋白分别在细胞周期的不同时期起到调控作用,如 G_1 期蛋白 cyclinC、D、E 只在 G_1 向 S 期转化过程中起调节作用;cyclinA 合成发生于 G_1 期向 S 期转变的过程中,在中期时消失,属 S 期蛋白;cyclinB 的表达开始于 S 期,在 G_2／M 时达到高峰,随着 M 期的结束而被降解、消失。

周期蛋白依赖性蛋白激酶家族(cyclin-dependent kinase),即 CDKs 蛋白,是一类必须与周期蛋白结合才具有激酶活性的酶蛋白。目前已发现并命名的有 CDK1～CDK13 等。不同的周期蛋白-周期蛋白质依赖性蛋白激酶复合物能使特异的靶蛋白质磷酸化而激发细胞周期的进行。

(2) 细胞周期基因:是指参与细胞分裂和细胞周期调控相关的基因,也被称为 *cdc* (cell division cycle)基因。细胞周期基因最早被 P.Nurse 和 L.Hartwell 为代表的一批生物学家发现,他们以酵母为实验材料,发现在限定温度下不同突变株的某个基因发生突变,这些突变株的细胞就会停留在细胞周期中的某个特定时期。人们根据 *cdc* 基因被发现的先后顺序对这些基因进行了命名,如 *cdc*2、*cdc*25、*cdc*28 等(图 1 - 11 - 4)。*cdc* 基因表达的蛋白被称为 *cdc* 蛋白。

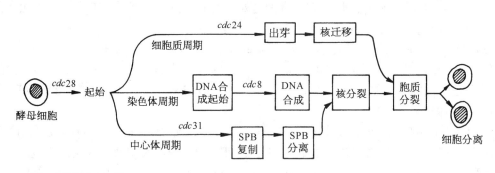

※SPB相当于中心体

图 1 - 11 - 4　酵母细胞 *cdc* 基因的调控

*cdc*2 基因是第一个被分离出来的 *cdc* 基因,它的表达产物是一种相对分子质量为 34×10^3 Da 的蛋白,被称为 p34cdc2,具有蛋白激酶的活性,可以使多种蛋白底物磷酸化,因此也被称为 p34cdc2 激酶。它能与周期蛋白 cyclin B 结合形成 MPF(卵细胞成熟促进因子),促进细胞从 G_2 期进入 M 期。p34cdc2 其实就是 CDK1,是第一个被发现的周期蛋白依赖性激酶。

(3) 癌基因和原癌基因:病毒癌基因(V - oncogene),即 *v - onc*,是指一些逆转录病毒的基因组所具有的,异常活化后可使受病毒感染的宿主细胞无限增殖进而癌变的 DNA 序列。在脊椎动物正常的组织细胞中,也存在和病毒癌基因相似的 DNA 序列,这些序列是正常细胞的增殖分化所必需的,不会导致细胞癌变,但当这些基因发生突变或被异常激活后,便会使细胞转化为异常增殖状态。将这些存在于正常组织细胞内的,与癌基因(oncogene)具有相同序列的基因称作原癌基因(proto-oncogene)或细胞癌基因(c-onc)。目前已识别的癌基因和原癌基因有 100 多个,如 src、ras、sis、myc、myb 等基因家族成员,其产物种类较多,可分为生长因子类(如 sis 家族)、生长因子和激素受体类(trk、c-fms 等)、信号转导分子类(src、abl、ras 家族等)和核转录因子类(c-jun、c-fos、c-myc 等)等类型。这样,通过不同的编码产物,癌基因与原癌基因能以多种方式参与对细胞周期的调控。

(4) 抑癌基因(anti oncogene):是正常细胞所具有的,能够抑制细胞恶性增殖的一类基因。这类基因编码的蛋白质通常能与转录因子结合或本身即为转录因子,作为负调控因子,影响细胞周期相关蛋白的合成及 DNA 复制,进而调节细胞周期的进程。抑癌基因产物的功能是抑制细胞周期,阻止细胞数目增多以及促使细胞死亡。当该基因发生变异或丢失,解除了对细胞增殖的抑制作用以后,就成为诱发肿瘤的重要因素。

迄今为止,已发现的抑癌基因有 10 多种,如 Rb 与 p53 基因的作用机制研究较为深入,p53 基因产物是分布于细胞核内相对分子质量为 53 000 Da 的蛋白,称为 p53 蛋白,通过启动下游调控因子 WAF1/CIP1 基因表达 p21 蛋白,从而抑制 Cdk - cyclin,最终抑制细胞周期的进程。Rb 基因,也称遗传性视网膜母细胞癌(retioblastoma)基因,编码产物为相对分子质量为 105×10^3 Da 的蛋白质,分布于细胞核内。Rb 蛋白广泛存在于各种组织细胞,通过和细胞核中的转录因子结合,抑制转录、阻止细胞越过 R 点,从而抑制细胞增殖。目前已在 G 肉瘤、乳腺癌、小细胞肺癌和膀胱癌等细胞中发现 Rb 基因的缺失、突变或表达异常。

(5) 生长因子与生长因子受体:生长因子(growth factor)是一类由细胞自分泌或旁分泌产生的多肽类物质。生长因子在与细胞膜上的特异性受体结合后,经信号转换及多级传递,可激活细胞内多种蛋白激酶,促进或抑制细胞周期进程相关的蛋白质表达,参与对细胞周期的调节,引起细胞增殖或产生其他的生物学效应。目前发现的能影响细胞增殖及调节细胞周期的生长因子有30 多种,如血小板源生长因子(platelet derived growth factor)、表皮生长因子(epidermal growth factor)、生长素介质 A 和 C(somatomedinA、C)等。血小板源生长因子是存在于血小板内的一种碱性蛋白质,相对分子质量为 3×10^4 Da。PDGF 能启动 G_0 期细胞进入细胞周期,促进 S 期 DNA 的合成,是一种较强的促有丝分裂因子。在大多数细胞的增殖过程中,需要血小板源生长因子的作用。很多生长因子受体具有激酶活性,一些原癌基因也是属于生长因子或生长因子受体类的。

(6) 细胞通信和信号转导:细胞通信是指一个细胞发出的信息通过介质传到另一个细胞产生反应。细胞之间可以通过分泌化学信号(远距分泌、旁分泌、自分泌)、相互接触或形成细胞连接等方式进行通信(详见第九章),从而对彼此的增殖活动造成影响。例如,正常细胞在体外培养时,当细胞沿培养皿底面铺展成单层后,毗邻的细胞由于彼此间的接触致使细胞分裂活动中止,细胞进入 G_0 期状态。这种现象的原因可能是邻近细胞之间生长因子的竞争和膜受体的占位性抑制。

信号转导是指细胞针对外源信号所发生的一系列应答反应,最终引起细胞内效应的全过程。周围环境中的各种信号(生长因子、激素、药物等),可以被膜受体或胞内受体所识别,通过细胞内的第二信使 cAMP、cGMP、IP3、Ca^{2+} 等进一步引起一系列级联反应,最终对细胞的代谢、增殖、分化进行调节。

(7) 细胞周期检验点(checkpoint):是指细胞受到内外环境因素影响而调整细胞周期的进程,以确保周期每一时相事件有序完成的调控点。主要有:① G_1/S 检验点。在酵母中称 start 点,在哺乳动物中称 R 点(restriction point)。控制细胞由 G_1 期进入 S 期。受到 DNA 损伤与否、细胞外环境是否适宜、细胞体积大小等因素的调控。② S 期检验点。只有 DNA 复制完成才能通过检验点。③ G_2/M 检验点。是决定细胞进入到分裂期的控制点,同样受 DNA 是否损伤和细胞体积是否足够大等因素的控制。④ 中-后期检验点(纺锤体组装检验点)。任何一个动粒没有正确连接到纺锤丝上,都会抑制后期促进因子(anaphase promoting factor)的活性,引起细胞周期中断。

二、减数分裂与配子发生

减数分裂(meiosis)又称成熟分裂,是一种特殊的有丝分裂形式,仅发生在真核生物有性生殖细胞形成过程中的某个阶段,生殖细胞形成时染色体由二倍减少到单倍。

减数分裂的主要特征是:仅在性腺部位,发生在初级精(卵)母细胞形成成熟的精(卵)子时,整个过程连续进行两次细胞分裂,形成 4 个子代细胞,但在此过程中染色体只复制 1 次,故子代细胞内染色体数目减半。减数分裂的关键时期是在第一次分裂,它的前期特别长,变化复杂,包括同源染色体配对、交换、交叉等过程。

(一) 减数分裂的第一次分裂(减数分裂Ⅰ)

1. 间期Ⅰ(interphaseⅠ) 完成染色体复制,复制后的两条染色单体由着丝粒连在一起。

2. 前期Ⅰ(prophaseⅠ) 时间较有丝分裂长且变化复杂,呈现出减数分裂的特征性变化:持续时间长,细胞核显著增大、同源染色体进行配对交换等。该期可分为细线期、偶线期、粗线期、双线期、终变期等。

(1) 细线期(leptotene stage):此期光镜下可逐渐见到染色体,染色质在凝集前已复制但仍呈细线状,并相互交织成网。电镜下可观察到此期的染色体是由两条染色单体构成。

(2) 偶线期(zygotene stage):同源染色体从靠近核膜的某一点开始相互靠拢在一起,称为配对(pairing),然后沿其长轴相互紧密结合,称为联会(synapsis),形成的结构叫二价体(bivalent)。配对的同源染色体之间通过蛋白质性质的物质相互连接形成一种复合结构,称联会复合体(synaptonemal complex)。电镜下可见联会复合体的细微结构(图 1 - 11 - 5),主要由侧体、中央成分和横纤维组成,与染色体的配对,交换和分离密切相关。

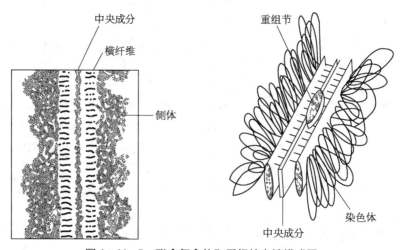

图 1 - 11 - 5　联会复合体和重组结电镜模式图

(3) 粗线期(pachytene stage)：染色体明显缩短变粗(至少缩短了1/4)，并与核膜继续保持接触，姐妹染色单体分开，形成四分体(tetrad)。粗线期最重大的事件是非姐妹染色单体之间发生染色体片段的互换，称为交换(crossing-over)。电镜下，可见此时在联会复合体中出现一个圆球形或椭圆形的结构，称为重组节(recombination nodule)，含有一些蛋白质成分，可能是一些与重组有关的酶类。

(4) 双线期：联会复合体解体，同源染色体相互分离，但仍然有几个地方相互联系形成交叉(crossover)。交叉部位含有残留的联会复合体，这表明非姐妹染色单体之间在此处发生了交换。

(5) 终变期：四分体高度螺旋化，变得很粗短并移至核周边区；随着染色体进一步凝集，交叉的位置逐渐向两端移动，称为交叉的端化(terminalization)；核膜、核仁消失。

3. 中期Ⅰ(metaphaseⅠ)　纺锤体形成并移到细胞中央，两侧的纺锤丝分别与一对同源染色体的动粒相连。在纺锤丝的牵引下，四分体排列在细胞中央的赤道面上，同源染色体在着丝粒和端部仍然相互连接。

4. 后期Ⅰ(anaphaseⅠ)　四分体中的同源染色体彼此分开，形成二分体(dyad)。在纺锤丝的牵引下，二分体随机的分别移向细胞的两极。由于在粗线期进行了交换，每个二分体的2条染色单体的DNA组成已不相同。

5. 末期Ⅰ(telophaseⅠ)　二分体到达两极，染色体解螺旋呈伸展状，核膜、核仁重新出现。最后完成胞质分裂，形成两个子代细胞。

经过减数分裂Ⅰ，同源染色体彼此分离，进入到不同的子代细胞，细胞的染色体数目减少了一半。每个子代细胞中含发生了重组的23个二分体，再也不是原来意义的23对染色体了。

（二）减数分裂的第二次分裂（减数分裂Ⅱ）

1. 间期Ⅱ　时间很短，不进行DNA复制，有的生物无明显的间期Ⅱ，直接由末期Ⅰ进入前期Ⅱ。

2. 前期Ⅱ　核膜、核仁消失，每个细胞有单倍数(n)个二分体。

3. 中期Ⅱ　各二分体排列在赤道面上，两侧的纺锤丝各自连于2条染色单体的动粒上。

4. 后期Ⅱ　着丝粒处纵裂，二分体变为单分体(monad)，在纺锤丝的牵引下向两极移动。

5. 末期Ⅱ　两组单分体移到细胞两极，重新解螺旋称为染色质，分别形成新的细胞核。

在第二次减数分裂结束时，一个亲代细胞共形成了4个子代细胞，各子代细胞中染色体数目与分裂前相比，数目减少了一半(图1-11-6)。子代细胞间在染色体组成及组合上也存在差异，这些变化主要在第一次减数分裂过程中完成。

（三）减数分裂的生物学意义

1. 减数分裂保证了生物染色体数目的恒定性　减数分裂保证了有性生殖生物个体世代之间染色体数目的稳定性。减数分裂导致了配子细胞的染色体数目减半(即由体细胞的$2n$条染色体变为n条染色体的雌雄配子)，再通过两性配子细胞结合，又使合子细胞的染色体数目重新恢复到亲代细胞的$2n$水平，使有性生殖的后代始终保持亲代细胞固有的染色体数目。

2. 减数分裂是生物遗传复杂性的细胞学基础　在减数分裂过程中非同源染色体重新组合，同源染色体间发生部分交换，结果使配子的遗传基础多样化，使后代对环境条件的变化有更大的适应性。

减数分裂过程中，染色体的种种变化符合遗传学的三大基本定律，即基因分离定律、基因自由组合定律、基因连锁和交换定律。

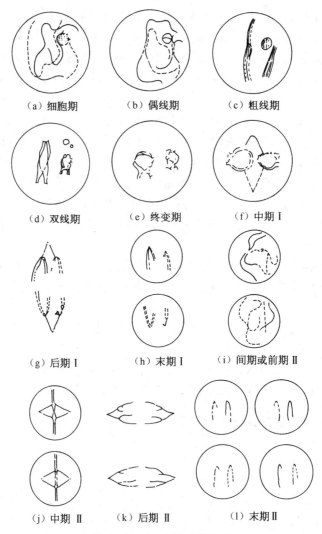

（a）细胞期　（b）偶线期　（c）粗线期

（d）双线期　（e）终变期　（f）中期Ⅰ

（g）后期Ⅰ　（h）末期Ⅰ　（i）间期或前期Ⅱ

（j）中期Ⅱ　（k）后期Ⅱ　（l）末期Ⅱ

图 1-11-6　减数分裂图解

（四）配子发生

配子发生(gametogenesis)是指配子的形成过程。配子分为雄配子精子(sperm)和雌配子卵子(female gamete)。在配子发生过程中,二倍体的原始生殖细胞都要通过减数分裂和分化才能转化成单倍体的卵子或精子。精子的发生(图 1-11-7)或卵子的发生(图 1-11-9)都经过增殖期、生长期、成熟期,另外精子的发生还经历一个变形期,且都在成熟期进行减数分裂。

1. 精子发生　在睾丸生精小管上皮中,有二倍体($2n$)的精原细胞。当男性进入青春期时,在垂体促性腺激素作用下,精原细胞进入增殖期,通过有丝分裂大量增殖。在随后的生长期,精原细胞体积增大,细胞质增加,细胞核也增大,形成初级精母细胞($4n$)。随后进入成熟期,进行第一次减数分裂,产生两个次级精母细胞($2n$),染色体数目减半。此时不经过 DNA 复制,次级精母细胞直接进行第二次减数分裂,产生 4 个精子细胞(n),然后经过变形期成为蝌蚪状的精子(n)(图 1-11-8)。从精原细胞发育为成熟的精子,需 60~70 日。男性的年龄越大,精原细胞分裂的次数越多,发生基因突变的风险增大,在遗传学上称为父亲的年龄效应。

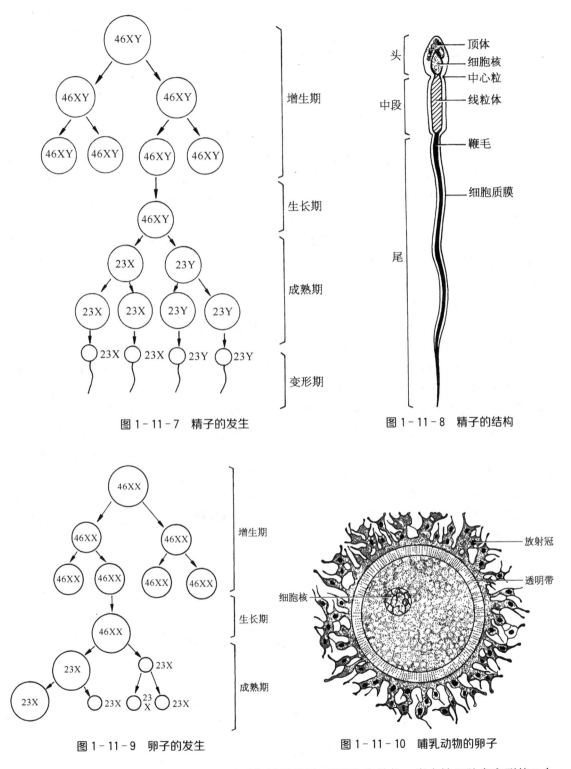

图 1-11-7　精子的发生

图 1-11-8　精子的结构

图 1-11-9　卵子的发生

图 1-11-10　哺乳动物的卵子

2. **卵子发生**　卵子发生很早,从胚胎时期就开始了,以卵泡为单位。当女性胚胎发育到第 3 个月时,卵巢中的卵原细胞即进入增殖期,经过有丝分裂形成大量的卵原细胞($2n$)。每个卵原细胞围绕着一层扁平的卵泡细胞,形成原始卵泡。第 5 个月时双侧卵巢有 700 万个左右的原始卵泡,以后随年龄增长逐渐减少。出生时卵巢中有 100~200 万个卵泡,女性青春期卵巢中卵泡数为 4~5 万个。当女性进入青春期后,卵原细胞进入生长期,体积增大,形成初级卵母细胞(4n)。此时初级卵母细胞中积累了大量的 RNA、蛋白质等营养物质,而初级卵母细胞周围的卵泡细胞由扁平变为立方形或柱状,由一层增殖分裂为多层,出现透明带、放射冠,称为初级卵泡。进一步卵泡出现卵泡腔、卵丘、卵泡膜等结构,称为次级卵泡。次级卵泡最后发育为成熟卵泡。在青春期前,由于体内激素水平不足,初级卵母细胞长期停止在减数分裂前期 I 的双线期;从青春期到绝经期的 30~40 年时间,在垂体促性腺激素的作用下,卵泡随月经周期呈现周期性的发育。每个周期卵巢有 15~20 个卵泡生长发育,但通常只有一个卵泡发育成熟并完成排卵(图 1-11-10)。女性一生共排卵为 400~500 个,其余卵泡在不同发育阶段退化为闭锁卵泡。成熟期中,停止在减数分裂前期 I 的初级卵母细胞在排卵前 36~48 小时完成第一次减数分裂,形成次级卵母细胞(2n)和第一极体。从卵巢排出到输卵管壶腹部的次级卵母细胞停止于中期 II,在排卵后 24 小时内,如受精,再继续完成第二次减数分裂,形成卵细胞(n)和第二极体;如未受精则次级卵母细胞退化消失。女性的年龄越大,越容易发生染色体数目的异常,形成异常的卵子,导致染色体病的发生,这种风险在遗传学上称为母亲的年龄效应。

3. **受精** 是精子和卵子结合形成受精卵(合子)的过程(图 1-11-11)。正常的受精是在排卵后 24 小时内,在输卵管壶腹部内完成的。首先精子需要获能(capacitation),即指进入子宫、输卵管的精子同女性生殖管道中的各种酶发生生化反应,使其表面的特异性糖蛋白-抗精素显露出来,使得精子具有受精的能力。抗精素和卵细胞表面的特异蛋白-受精素发生免疫反应,相互识别、吸引,是受精的先决条件。获能的精子通过顶体释放各种酸性水解酶分解次级卵母细胞外侧的透明带和放射冠,促使精卵细胞膜相接触,随后出现膜的融合,精子的细胞核和细胞质进入卵子内,形成雄原核。与此同时在受精的过程中,受精子的激发,次级卵母细胞终于完成了第二次减数分裂形成一个卵子和一个第二极体。在雄原核形成的同时,雌原核形成,雌雄原核相互靠近,融合在一起,最终受精卵(合子)形成。当第一个精子进入卵细胞后,受精过程中发生了皮质反应和透明带反应,其他精子被阻止再次进入卵细胞内,确保单精受精,维持受精卵染色体数目恢复稳定的 2 倍体。

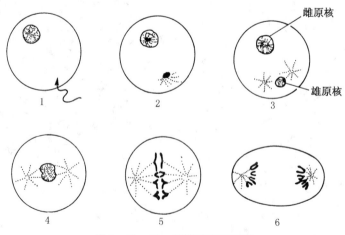

图 1-11-11 受精过程示意图

第二节　细胞分化

脊椎动物包括人类在内,机体里有 200 多种不同类型的细胞组成,如有突起并以突触方式和效应细胞接触的神经元;含有肌动蛋白和肌球蛋白具有收缩功能的肌纤维;能够合成携带氧气的血红蛋白,外形呈双凹圆盘状的红细胞等等。这些都来源于单个受精卵的细胞,在形态结构、生化组成和功能等方面均存在明显的差异,将个体发育中形成这种稳定性差异的过程称为细胞分化。细胞分化是个体发育的核心事件,阐明细胞分化的机制,对于认识个体发育的机制和寻找新的疾病防治措施具有重要意义。

一、细胞分化的基本概念

细胞分化(cell differentiation)是指在个体发育中,同一来源的细胞在增殖过程中逐渐产生结构和功能上的稳定差异性的过程。在胚胎发育阶段,由一个受精卵经过细胞分化发育为各种形态结构和功能不同的细胞;在成体阶段,依然保持着分化潜能的各种成体干细胞通过增殖和分化,补充体内衰老和死亡的细胞,但是细胞决定先于细胞分化并制约着分化的方向。

细胞决定(cell determination)是指在个体发育过程中,细胞在尚未出现可识别的分化特征之前,未来的分化的方向就已由细胞内部的变化及受周围环境的影响而决定。

二、细胞分化的分子基础

细胞分化的分子基础在于基因表达的控制,但细胞质及细胞外的某些因素也对其有重要的影响。

1. **基因的选择性表达**　在个体发育过程中,细胞中的基因按照一定的时空顺序相继活化表达的现象,称为基因的选择性表达(gene selective expression)。生物体在个体发育的不同时期、不同部位,通过基因水平、转录水平、翻译水平及翻译后的加工和修饰水平等的调控,表达基因组中不同的部分,合成各种专一性的蛋白质,形成形态结构和生理功能不同的细胞。

2. **管家基因和奢侈基因**　根据基因同细胞分化的关系,可将表达的基因分为两类:一类是在所有细胞中都表达的基因,其产物是维持细胞基本生命活动所必需的,称管家基因(house-keeping gene),如编码组蛋白基因,微管蛋白基因、糖酵解酶基因、核糖体蛋白的基因等;另一类是在不同细胞类型中特异性表达的基因,指导合成组织特异性蛋白质,称奢侈基因(luxury gene),或称组织特异性基因(tissue-specific gene),如红细胞表达的血红蛋白基因、表皮细胞表达的角蛋白基因等。

3. **组合调控引发组织特异性基因的表达**　人体内 200 多种不同类型的细胞,如果每种类型的细胞分化都需要一种调控蛋白的话,至少需要 200 种以上的调控蛋白,而事实上是由少数的调控蛋白启动了数目繁多的细胞分化过程。这种由多种调控蛋白共同调控一种细胞分化过程的现象称为组合调控(combinatory control)。在组合调控中,起关键作用的往往只是 1 或 2 种调控蛋白,借助组合调控,一旦某种关键性基因调控蛋白与其他的调控蛋白形成适当的调控蛋白组合,不仅可以将一种类型的细胞转化为另一种类型的细胞,而且遵循类似的机制,甚至可以诱发整个器官的形成。例如,在成肌细胞分化为骨骼肌纤维的过程中,一种关键性调控蛋白 MyoD 的表达将引起级联反应,使 MRF4、Myogenin 等基因顺序活化,导致肌纤维分化。如果在体外培养的成纤维细胞中表达 MyoD 基因,结果使来自皮肤结缔组织中的成纤维细胞表现出骨骼肌纤维的特征,表达大量的肌动蛋白和肌球蛋白并构成收缩单位,在细胞膜上出现神经递质的受体和离子通道蛋白,细胞融合为多核细胞等。可见在成纤维细胞中已经具备了肌纤维特异性基因表达所需的其他调控蛋白,而 MyoD 是这个组合调控过程中的关键蛋白。

三、影响细胞分化的因素

1. 细胞的不对称分裂对细胞分化的影响　受精卵细胞具有极性,细胞核不是位于中央而是偏向极体排出的一极,细胞核所在的一极称为北极或动物极,相对的一极称为南极或植物极;细胞质中蛋白质和 mRNA 等成分分布也不对称。因此受精卵的卵裂过程呈现出不对称分裂的特点,不同的细胞质分到不同的子代细胞,细胞质的特性决定了子代细胞核的分化命运。例如,昆虫以表面卵裂的方式形成胚层细胞,迁入卵的后端极质部的细胞发育为原始生殖细胞,用紫外线照射这一区域,破坏极质,卵将发育为无生殖细胞的不育个体。在干细胞中也体现出不对称分裂的特点:由一个干细胞分裂产生一个干细胞和一个祖细胞,祖细胞进一步增殖分化成为终端细胞。

胞外信号分子对细胞分化的影响如下。

(1) 胚胎诱导:在早期胚胎发育过程中,一部分细胞会影响周围细胞使其向一定方向分化,这种作用称近端组织的相互作用(promixate tissue interaction),也称胚胎诱导(embryonic induction),如脊索可诱导其背侧的外胚层发育成神经板、神经沟和神经管;视泡可诱导其外侧的外胚层细胞形成晶体,而在视泡和晶体的共同诱导下外胚层细胞进一步形成角膜。

(2) 激素与生长因子的影响:激素是通过血液循环远距离调节细胞间相互作用的分化调节因子。在个体细胞分化与发育过程中,除相邻细胞间可发生相互作用之外,不相邻的远距离的细胞间也可以借助激素来完成彼此之间的相互作用,如蝌蚪变态过程中,尾部退化及前后肢形成等变化是在甲状腺素的调控下完成的。近端组织的相互作用也可通过细胞旁分泌产生的信号分子细胞生长分化因子来实现,如人体的造血干细胞的分化受到多种细胞因子的调节。

(3) 细胞外基质分子对细胞分化的影响:体外培养发现,细胞外基质成分影响干细胞的分化方向。例如,干细胞在Ⅳ型胶原和层粘连蛋白上分化为上皮细胞,在Ⅰ型胶原和纤连蛋白上形成纤维细胞,在Ⅱ型胶原及软骨粘连蛋白上发育为软骨细胞。

2. 环境因素对细胞分化的影响　细胞分化的方向可因环境影响而改变,目前已了解到,物理、化学和生物性因素均可对细胞分化与发育产生重要影响。在哺乳类动物体内,B 淋巴细胞的分化发育过程依赖于外来性抗原的刺激。人类的正常发育可被多种环境因素干扰,如饮食中碘缺乏将引起甲状腺肿、智力和生长发育迟缓。妊娠期妇女如感染风疹病毒易引起视器和心脏的发育畸形,造成新生儿患有先天性白内障和先天性心脏病。

四、干细胞

干细胞(stem cell)是指一类处于未分化或低分化状态,具有自我更新能力(self renew)和多向分化潜能的细胞。干细胞存在于人体或动物个体发育各个阶段的组织器官中,是各种分化细胞或特化细胞的初始来源。在胚胎发育过程中,由一个受精卵经过增殖、分化形成一个完整的个体。在成体的生长发育过程中,一部分细胞由于高度分化而完全失去了分裂增殖的能力,最终走向衰老死亡；与此同时另一部分干细胞仍然保持着增殖、分化的能力，处于未分化或低分化状态，这些细胞通过增殖和分化补充体内受损伤或衰老死亡的细胞。干细胞是维持个体生长发育、组织器官的结构和功能动态平衡，以及组织器官损伤后再生修复的细胞学基础。

（一）干细胞的分类

通常，干细胞会有两种分类方法。

1. 根据干细胞所处的发育阶段分类

（1）胚胎干细胞（embryonic stem cell）：是指从胚胎发育早期阶段得到的干细胞，它们具有多向分化的能力。在胚胎发育的特定阶段，早期胚胎形成一个被称为胚泡的中空球形结构，在其内的一侧出现一个小的细胞团，胚胎学称其为内细胞群（inner cell mess），内细胞群细胞具有分化为成熟个体中所有类型细胞的潜能，可以发育成为人体内 200 多种细胞类型中的任何一种，但不具备形成一个完整个体的能力。胚胎干细胞现在的研究阶段仍是刚起步，许多研究是以人类以外的动物为模型，如老鼠、牛或是羊等。

（2）成体干细胞（adult stem cell）：是指存在成体组织中的特定位置上，具有修复和再生能力的细胞。如骨髓中的造血干细胞、神经组织中的神经干细胞、表皮的基底层细胞、肌组织中的肌卫星细胞等。成体干细胞在正常情况下大多处于休眠状态，在病理状态或外因诱导下可以表现出不同程度的再生和更新能力。

2. 根据干细胞分化潜能分类

（1）全能干细胞（totipotent stem cell）：是指具有形成完整个体分化潜能的早期胚胎细胞，如人类的受精卵及早期卵裂形成的卵裂球（8 细胞期之前）都属于全能干细胞，而受精卵是最初全能干细胞。如果将处于这个阶段的任何一个细胞植入子宫后，这些细胞都具有发育为一个完整个体的可能性。随着胚胎的继续发育，全能性细胞将进一步发生分化，其后代细胞的分化潜能也将进一步趋于"变窄"。

（2）多能干细胞（pluripotent stem cell）：是指具有分化出多种组织细胞的潜能，但失去了发育成完整个体能力的细胞。骨髓多能造血干细胞是典型的例子，它可分化出至少 12 种血细胞。

（3）单能干细胞（unipotent stem cell）：也称专能、偏能干细胞。这类干细胞只能向一种类型或密切相关的两种类型的细胞分化，如上皮组织基底层的干细胞、肌肉中的肌卫星细胞等。

（二）胚胎干细胞

胚胎干细胞通常是指存在于囊胚期胚胎中的内细胞群细胞。从人体发育的角度来看，这种细胞具有分化为胎儿或成体组织中的各种细胞类型的潜能。目前已经知道，胚胎干细胞可以在体外无限扩增，并可以进行传代、遗传操作和冻存，也可以在体外条件下将其诱导分化为多种细胞或组织，而且，还可将其与受体胚胎嵌合，形成嵌合体（可嵌合进入包括牛生殖腺在内的各种组织）。但在自然情况下获得胚胎干细胞数量较少，存在时间短，故目前对其生物学特性的认识都是基于体外培养的胚胎干细胞的间接分析。胚胎干细胞是个体发育的起始细胞，最基本的生物学特性是能够有序地分化成为三个胚层组织的前体细胞。胚胎干细胞具有原始细胞的形态和生化特征：胚胎干细胞的体积较小，核质比例较大，细胞内各种细胞器不发达。在囊胚中，它们以致密的集落样的形式（即内细胞群）生长，并附着于囊胚的内侧壁。在体外培养的条件下，胚胎干细胞的体积仍然很小，核质比例很大，核中可有多个核仁，它们也是以致密的集落样的形式生长，形似鸟巢，而且各种哺乳类动物的胚胎干细胞在体外培养条件下都具有类似的形态特征。胚胎干细胞可表达早期胚胎细胞的分子标记,但在不同的物种之间,其表面抗原的表达情况可有很大的差异性。

(三) 成体干细胞

成体干细胞是在成体组织内具有自我更新能力及能分化产生一种或一种以上子代组织细胞的未成熟细胞,研究已证实成体干细胞在多种成体组织中存在,如造血组织中的造血干细胞、结缔组织中的间充质干细胞、神经组织中神经干细胞、表皮干细胞、肠干细胞及肝干细胞等。在特定条件下,成体干细胞或者产生新的干细胞,或者按一定的程序分化,形成新的功能细胞,从而使组织和器官保持生长和衰退的动态平衡。

1. **造血干细胞**(hematopoietic stem cell) 是最先被认识的成体干细胞,并于 1961 年首次由小鼠脾集落形成实验证实了造血干细胞也在成体非造血组织内的存在。在哺乳动物发育过程中,造血干细胞首先出现在卵黄囊,随着胚胎发育,经迁大动脉、性腺脊和中期肾等区迁移进入胎肝,在出生前,造血干细胞又移位至骨髓并在那里保留至整个生命过程。造血干细胞是存在于造血组织中的一群原始造血细胞,属于多能干细胞,能增殖分化为多能淋巴样祖细胞和多能髓性祖细胞,前者进一步分化为各种淋巴细胞,后者分化为粒细胞巨噬细胞系、红细胞系及巨核细胞系造血祖细胞,再进一步分化为各种白细胞、红细胞和血小板(图 1-11-12)。目前对造血干细胞的形态仍无定论,一般认为类似于小淋巴细胞,且主要通过表面标志来分离纯化造血干细胞。造血干细胞可存在于骨髓、外周血及脐带血中,在骨髓移植和疾病治疗方面有重要作用。1957 年,美国华盛顿大学的多纳尔-托马斯发现正常人的骨髓移植到病人体内,可以治疗造血功能障碍,并因此荣获了诺贝尔奖。这一技术很快得到全世界的认可,并已成为根治白血病的主要手段。目前,造血干细胞移植可用于恶性血液病,部分恶性肿瘤,部分遗传性疾病等 75 种致死性疾病的治疗。

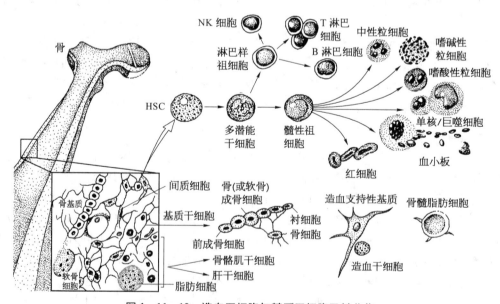

图 1-11-12 造血干细胞与基质干细胞及其分化

2. **间充质干细胞**(mesenchymal stem cells) 是来源于中胚层的一类多能干细胞,主要存在于结缔组织和器官间质中,在体内或体外特定的诱导条件下,可分化为脂肪、骨、软骨、肌肉、肌腱、韧带、神经、肝、心肌、内皮等多种组织细胞。间充质干细胞最初在骨髓中发现,以骨髓组织中含量最为丰富。间充质干细胞连续传代培养和冷冻保存后仍具有多向分化潜能,可作为理想的种子细胞用于衰老和病变引起的组织器官损伤的修复。

3. 神经干细胞(neural stem cell)　是存在于成体脑组织中的一类多能干细胞。可分化为神经元、星形胶质细胞、少突胶质细胞等神经组织的细胞。传统观点认为,哺乳动物和人中枢神经系统的神经元在出生后不久就丧失其再生能力,成人脑细胞一经损伤就不能再生。但近来的一些研究证明,在中枢神经系统中部分细胞仍具有自我更新及分化产生成熟脑细胞的能力,这些细胞被称为神经干细胞。实验表明,哺乳动物脑中侧脑室的室管膜下区包括室管膜的细胞中,存在着有增殖能力的神经细胞。1992 年 Rynol 和 Weiss 首先在成体小鼠的脑旁侧室膜下的神经组织中分离和培养了神经干细胞;Svendse 等用相同的方法从人的胚胎中分离出神经干细胞。

目前人们将神经干细胞表达的一种中间纤维蛋白——巢素蛋白作为神经干细胞的特征性生化标记。该蛋白的表达起始于神经胚形成时;当神经细胞的迁移基本完成后,巢素蛋白的表达量开始下降,并随神经细胞分化的完成而停止表达。

神经干细胞在表皮生长因子(epidermal growth factor,EGF)的作用下不断分裂,但它可能并不是维持神经干细胞的唯一因子;成纤维细胞生长因子-2 也能刺激神经干细胞的增殖与分化。有人认为表皮生长因子主要作用可能是维持神经干细胞的生存,而成纤维细胞生长因子-2 可能对神经干细胞的分化起着重要的作用。目前常用表皮生长因子、成纤维细胞生长因子-2 受体及巢素蛋白等细胞标志从各种中枢神经区域分离成体神经干细胞。在神经干细胞培养过程中,如果以小牛血清代替表皮生长因子,神经干细胞可进一步分化为星形胶质细胞、少突状细胞和神经元,巢素蛋白的表达逐渐减少,而出现神经元特征性的微管结合蛋白-2 及胶质细胞特征性神经胶质原纤维酸性蛋白等。

4. 表皮干细胞(epidermal stem cells)　是存在于皮肤中的干细胞类型。皮肤是再生能力很强的组织,如人的表皮细胞每两周更替一次。研究发现,表皮干细胞包括多种类型:毛囊干细胞、毛囊间表皮干细胞、皮脂腺干细胞以及峡部干细胞等。其中位于毛囊隆突部位的毛囊干细胞目前研究的最为清楚,它对于维持毛囊组织稳态以及皮肤创伤愈合十分重要;毛囊间表皮干细胞位于表皮基底层,对于维持动物无毛部位稳态发挥作用;皮脂腺干细胞在维持皮脂腺组织稳态过程中发挥作用。临床应用将表皮干细胞体外培养形成的融合皮片应用于烧伤、创伤长期不愈合以及溃疡等病人的表皮重建过程中,能够减少在获取移植皮肤的过程中造成的额外损伤。

5. 肠上皮干细胞(intestinal epithelial stem cell)　是位于肠腺基部或近基部的干细胞。肠腺保持着自体稳定性,增殖慢的肠干细胞可以很快地转变为快增殖过渡放大的细胞,移向肠腺中部并分化为肠上皮吸收细胞、杯状细胞、肠内分泌细胞及潘氏细胞。研究发现,参与肠干细胞和皮肤干细胞调控的机制有许多相似之处。分化细胞的凋亡对肠干细胞似乎有最为重要的调控作用。

6. 肝干细胞(hepatic stem cell)　近年才确认其存在。目前认为两种细胞与肝干细胞有着密切的关系:一种是肝卵圆细胞,在肝脏中数量极少,可以向肝细胞和胆管细胞双向分化,它因形态小、胞质少、胞核呈卵圆形故而得名,已从人的肝胚细胞瘤、肝细胞瘤中发现卵圆细胞;另一种是从大鼠肝脏中分离到的"小肝细胞"。但它们本身是肝干细胞,还是肝干细胞的子代细胞,尚不能确定。

肝干细胞的增殖和分化机制尚不清楚。一般的看法是在某些特殊情况下,如成熟肝细胞的增殖受到抑制或肝脏受到损伤时,存在于肝组织内的少量干细胞就会大量的增殖和分化而进行肝脏的重建。在部分肝切除术后半小时就发现若干转录因子基因被诱导激活表达,如 STAT3、NF-κB、APl 等。一系列促有丝分裂信号或肝细胞生长信号在血液中存在,目前已被鉴定参与肝再生的因子有:肝细胞生长因子、肿瘤坏死因子 β、IL-6、表皮生长因子、去甲肾上腺素、胰岛素以及 TGF-β 等。一般认为肝细胞生长因子在此过程中发挥着最重要的作用,其他的细胞因子可能只起了辅助性的作用。另外在肝细胞克隆培养过程中也观察到几种"胚胎标记",包括甲胎蛋白、核糖激酶、醛缩酶、丙酮酸激酶同工酶等。

组成肝脏组织的细胞种类较多且功能复杂,推测至少肝脏的两种实质细胞(肝细胞和胆管上皮细胞)和某些非实质细胞(如产生细胞外基质的主要细胞 Iho 细胞)可由肝干细胞再生。

第十二章 细胞衰老与死亡

导学

　　生物体内的任何细胞都要经历生长、分化、发育、衰老和死亡的生命现象和生命历程。细胞的衰老和死亡是细胞生命活动的必然规律,是机体整体衰老和死亡的基础。生物体内细胞的衰老和死亡是由诸多因素调控的,本章将探讨细胞衰老和死亡的机制,对揭示生物体的生长、分化、发育、畸形、衰老、疾病和癌症的发生具有重要的生物学意义。

第一节 细胞衰老

　　衰老是生物体结构和功能上退化的综合表现,是不可逆的生命过程。细胞衰老(cell aging 或 cell senescence)是指随着时间的推移,细胞在结构和功能上表现的渐进、缓慢的衰变和退化,直至细胞死亡。

　　细胞是生命活动的基本单位,生物体的衰老有其细胞生物学基础,生物体的衰老与细胞衰老相关联。细胞同生物体一样,有一定的寿命,生物体各类细胞的寿命差别很大,细胞衰老及增殖与细胞的分化程度密切相关。通常具有持续分裂能力的细胞是不容易发生衰老,分化程度高又不分裂的细胞寿命是有限的,见表 1-12-1。

表 1-12-1 成年小鼠各种细胞的寿命

接近或等于生物体本身寿命的细胞	更新缓慢的细胞(超过30日,低于生物体的平均寿命)	快速更新的细胞(小于30日)
神经元	皮肤结缔组织细胞	红细胞、白细胞
胃酶原细胞	胃壁细胞	角膜细胞
各种肌细胞	肾上腺皮质细胞	表皮细胞
褐色脂肪细胞	呼吸道上皮细胞	口腔和胃肠上皮细胞
骨细胞	肝细胞	
肾髓质细胞	胰腺细胞和胰岛细胞	
肾上腺髓质细胞	唾液腺细胞	

人体内 200 多种细胞的寿命各不相同。寿命接近人体的细胞,包括神经细胞和心肌细胞等,在人体出生后发育到一定阶段就停止分裂,随着年龄的增长,细胞逐渐发生衰老死亡,可用作细胞衰老研究的材料。快速更新的细胞,如细胞血液中的红细胞和肠道上皮细胞等,不具有普遍意义的衰老过程,存活时间不长就发生衰老死亡,不断被新生的分化成熟细胞来补充替代,保持细胞数量的稳定。此外,分化程度较高的暂不增殖细胞,如肝、肾实质细胞等,在体内发育到一定阶段后,功能稳定,不再进行细胞分裂,但保留分裂能力。当体内组织细胞受到损伤时,如肝脏部分切除后,可刺激细胞恢复分裂和增殖能力,补充失去的细胞。生物体中各类寿命不同的细胞,分工合作并组成统一的整体。存在于组织或器官中的未分化细胞,包括骨髓造血干细胞和小肠隐窝干细胞等,终身保持分裂能力,能够自我更新,称为成体干细胞。它是研究细胞衰老的理想模型,对预防和治疗老年性疾病和神经退行性疾病具有重要的临床意义。

一、细胞衰老的特征

衰老细胞对环境变化的适应能力降低,不能维持细胞内环境的稳定,脱离细胞周期并丧失增殖能力,出现功能紊乱,在形态结构和细胞生理生化特性上会发生复杂的变化。

(一)衰老细胞的形态变化

(1)细胞内水分减少,细胞皱缩,细胞膜由液晶态变为凝胶态,流动性下降。

(2)细胞核体积增大,染色深,核膜内折是衰老细胞核最明显的变化,染色质凝聚固缩,最终破碎、溶解。

(3)线粒体是细胞衰老的生物钟,其发生老化是细胞衰老的重要原因之一,其状态是衡量细胞生命力旺盛程度的重要标志。细胞衰老时,线粒体数目减少、体积增大,线粒体内嵴的数量也减少并呈现萎缩状,细胞内 ATP 合成能力下降,能量供给减少。

(4)细胞衰老时溶酶体内酶的活性下降,吞入的外来物质不能及时消化、分解,积存在细胞内,细胞质中脂褐素等残余体沉积,糖原减少、脂肪积聚。

(5)内质网趋于解体,丧失有序排列,粗面内质网总量减少,核糖体效率和准确性降低,蛋白质合成能力下降;高尔基复合体出现空泡和碎裂。

(二)衰老细胞的理化特性的变化

在形态变化的同时,衰老细胞内的蛋白质、核酸、脂类等大分子也在发生各种变化,细胞的代谢能力下降。

(1)DNA 复制与转录受到抑制,端粒 DNA、mtDNA 缺失,DNA 氧化、断裂、缺失和交联,甲基化程度降低,RNA 含量降低。

(2)蛋白质合成下降,发生各种修饰、交联;酶分子活性中心被氧化,金属离子丢失,酶分子的二级结构、溶解度、等电点发生改变,最终导致酶失活。

(3)脂类不饱和脂肪酸被氧化,引起膜脂之间或与脂蛋白之间交联,造成膜的流动性降低。

二、细胞衰老的学说

细胞衰老是一个复杂的生命现象,受到体内因素和环境因素的共同调控和影响,关于衰老的机制有许多不同的学说,目前仍然未形成较为一致的论点,下面介绍几种影响较大的细胞衰老学说。

（一）损伤累积学说

该学说认为细胞衰老是各种细胞成分在受到内外环境的损伤后，因缺乏完善的修复，使"差错"积累，导致细胞衰老。根据对导致"差错"的主要因子和主导因子的认识不同，可分为不同的学说。

1. **代谢废物积累学说**　细胞代谢废物积累至一定量后会危害细胞，引起衰老。如脂褐素的沉积，由于脂褐素结构致密，不能被彻底水解，又不能排出细胞，结果在细胞内沉积增多，阻碍细胞的物质交流和信号传递，最后导致细胞衰老。研究发现，阿尔兹海默病(AD)患者脑内的脂褐素、脑血管沉积物中有β-淀粉样蛋白，因此β-淀粉样蛋白可作为 AD 的鉴定指标。

2. **大分子交联学说**　过量的大分子交联是细胞衰老的一个主要因素，如 DNA 交联和胶原交联均可损害其功能，引起衰老。临床研究发现胶原交联和动脉硬化、微血管病变有密切关系。

3. **自由基学说**　细胞代谢过程中的活性氧分子基团(reactive oxygen species, ROS)引发的氧化性损伤的积累导致了最终的衰老。ROS 主要有 3 种：超氧自由基($\cdot O_2^-$)、羟自由基($\cdot OH$)和H_2O_2。正常细胞内存在清除自由基的防御系统，包括超氧化物歧化酶(SOD)、过氧化氢酶(CAT)、谷胱甘肽过氧化物酶(GSH-PX)等酶系统和维生素 E、醌类物质等非酶系统。

自由基的化学性质活泼，当 ROS 过度产生时，可攻击生物体内的 DNA、蛋白质和脂类等大分子物质，造成氧化损伤，如 DNA 的断裂、交联、碱基羟基化，蛋白质的变性，膜脂中不饱和脂肪酸的氧化而使流动性降低。如果体内清除自由基的酶类或抗氧化物质活力减退、含量减少，细胞将发生衰老。例如，DNA 中 OH8dG(8-羟基-$2'$-脱氧鸟苷)随着年龄的增加而增加，OH8dG 完全失去碱基配对特异性，不仅 OH8dG 被错读，与之相邻的胞嘧啶也被错误复制。反之，细胞内超氧化物歧化酶与抗氧化酶的活性升高能延缓机体的衰老。

1956 年，Harman 提出了衰老的自由基学说，认为代谢过程中不断产生的自由基，主要是氧自由基，增加 DNA 突变，导致功能蛋白合成误差并发生化学交联，细胞发生衰老，最终死亡；维持体内适当水平的抗氧化剂和自由基清除剂水平可以延缓衰老，延长寿命。维生素 C 和维生素 E 等具有清除自由基的作用，适当补充能够帮助清除体内的自由基，发挥延缓衰老的目的。

4. **DNA 损伤学说**　细胞诱发和自发突变的积累和功能基因的丧失，减少了功能性蛋白的合成，导致细胞的衰老和死亡。如辐射可以导致幼年的哺乳动物出现衰老的症状，和个体正常衰老非常相似。正常细胞存在 DNA 修复系统，可使 DNA 损伤得到修复，但随着年龄增长，修复能力下降，导致 DNA 的错误积累，最终细胞衰老死亡。在线粒体氧化磷酸化生成 ATP 的过程中，有 1%～4% 的氧将转化为氧自由基，而线粒体 DNA(mtDNA)裸露于基质中，极易受到自由基的损伤，线粒体内缺乏必要的修复酶，导致 mtDNA 突变频率明显升高。mtDNA 突变后，会影响呼吸链功能，导致自由基堆积，如此反复循环，导致细胞衰老的发生。研究表明，衰老个体细胞中 mtDNA 缺失随年龄增加，并且与老年衰退性疾病有密切关系，如人类的阿尔兹海默病和老年性糖尿病。

5. **重复基因失活学说**　真核生物基因组 DNA 重复序列不仅增加基因信息量，而且也是使基因信息免遭损害的一种保护机制。重复基因的一个拷贝受损或选择关闭后，其他拷贝被激活，直到最后一份拷贝用完，细胞因缺少某种重要产物而衰亡。实验证明小鼠肝细胞重复基因的转录灵敏度随年龄而逐渐降低。哺乳动物 rRNA 基因数随年龄而减少。

（二）遗传学说

该学说认为衰老是遗传基因决定的自然演进过程，一切细胞均有内在的预定程序决定其寿命,外部因素只能使细胞寿命在限定范围内变动。

1. **衰老相关基因学说**   物种的寿命主要取决于遗传物质,可能存在一些"长寿基因"或"衰老基因"来决定个体的寿限。这些衰老相关基因(senescence associated gene, SAG)的抑制或激活状态的改变控制着细胞衰老相关过程的启动或延长。$p16$、$p21$、$p53$和超氧化物歧化酶基因及CLK基因家族等都是重要的衰老相关基因。研究表明当细胞衰老时,一些衰老相关基因表达特别活跃,其表达水平大大高于年轻细胞,已在人1号染色体、4号染色体及X染色体上发现衰老相关基因。Werner早衰综合征是一种隐性遗传性疾病,其细胞可传代数远低于正常人,研究发现,该病与一种称为WRN的基因突变有关,病人体内解旋酶存在突变,该酶基因位于8号染色体短臂。

2. **抗衰老相关基因**   存在于基因组中一些与抗衰老有关的基因,统称为抗衰老相关基因,如凋亡抑制基因、抗氧化类基因、延长因子-1α(EF-1α)等通过调控机体代谢能力和增强应激能力参与细胞"长寿"的调节。

生物的生长、发育、衰老和死亡都是由基因程序控制的,衰老相关基因和抗衰老相关基因的表达会影响细胞的寿命,衰老是相关基因顺序开启和关闭的结果。例如,小鼠肝细胞胚胎期表达A型谷丙转氨酶,衰老时表达B型。人与动物不同之处在于,人的寿命除了遗传因素和外部环境的影响,还会受社会因素和精神压力等因素的影响,因此基因并不能完全决定人类的衰老或长寿。

(三) 端粒学说

1961年,L.Hayflick首次报道了人的成纤维细胞在体外培养时增殖次数是有限的。后来许多实验证明,正常的动物细胞无论是在体内生长还是在体外培养,其分裂次数总存在一个"极值",此值被称为"Hayflick"极限,亦称最大分裂次数。如人胚成纤维细胞在体外培养时只能增殖60～70代。

端粒是位于真核细胞染色体末端的特化结构,端粒由碱基串联重复序列和结合蛋白组成,发挥稳定染色体,维持染色体结构完整,防止染色体DNA降解的作用。现在普遍认为细胞增殖次数与端粒DNA长度有关。1991年,Harley等发现体细胞染色体的端粒DNA会随细胞分裂次数增加而不断缩短。DNA复制一次端粒就缩短一段,当缩短到一定程度达到Hayflick点时,细胞停止复制,走向衰亡。研究资料表明,人的成纤维细胞端粒每年缩短14～18 bp。这些结果表明染色体的端粒有细胞分裂计数器的功能,能记忆细胞分裂的次数。

端粒的长度还与端聚酶的活性有关,端聚酶是一种反转录酶,能以自身的RNA为模板合成端粒DNA,在精原细胞和恶性肿瘤细胞(如Hela细胞)中有较高的端聚酶活性,而正常体细胞中端聚酶的活性很低,呈抑制状态。

此外,衰老还与神经内分泌系统退行性变化及免疫系统的程序性衰老有关。

三、干细胞的衰老

人体衰老是由器官衰老引起的,而器官衰老是由组织衰老引起的,人体的所有器官和组织又都是由细胞组成的。目前普遍认为,人类组织衰老与干细胞的数目减少和活性下降有关。正常组织内环境的稳定是由组织中的干细胞来维持与控制,衰老的机体在应激与损伤状态时保持稳态能力和恢复稳态能力均显著下降,这些现象与组织中干细胞数量的减少和功能的衰退密切相关。干细胞并非是"长生不老"的细胞,它们随年龄增加也会逐渐衰老,干细胞衰老将导致其自我更新和多向分化能力逐渐衰退,甚至增殖分化失控,这必将引发组织器官结构与功能的逐渐衰退、组织损伤后难以修复再生,随之伴随着相关疾病的产生。

造血干细胞的衰老与机体的衰老有着密切的联系,衰老机体的造血干细胞克隆形成能力较年轻机体的明显降低,胚胎肝造血干细胞的增殖能力明显强于成年骨髓造血干细胞。造血干细胞损伤衰老表现为数量降低,增殖分化形成造血祖细胞的能力下降,进而增殖分化形成各系成熟血细胞功能衰退,表现为外周血全血细胞下降,骨髓明显抑制,发生再生障碍性贫血。

间充质干细胞衰老后在体外传代的次数明显低于年轻个体,老化的间充质干细胞形成成纤维细胞集落(CFU-F)的能力降低,且形成的集落较小,集落的细胞数量少,多为体积较大的扁平细胞。人间充质干细胞随着年龄增加而增殖能力和多向分化能力也逐步下降,与衰老相关的酶和多种衰老相关基因表达增强。老化的间充质干细胞在伤口愈合过程中受到某种程度的抑制,促进修复的能力下降,伤口愈合时间延长。随着年龄增加,正常人与骨关节炎、类风湿性关节炎患者的骨髓细胞中成骨细胞减少,而成脂肪细胞及成破骨细胞增多。老化骨髓间充质干细胞的某些基因受到修饰,其成骨作用减弱,成脂肪细胞和成破骨细胞作用增强,这种变化将导致老年性骨质疏松。

第二节　细 胞 死 亡

死亡是生命的普遍现象,但细胞死亡并非与生物体死亡同步。细胞死亡是多细胞生物生命过程中重要的生理或病理现象。根据细胞死亡的模式和调控机制的不同,主要分为细胞坏死(necrosis)、细胞凋亡(apoptosis)和细胞自噬(autophagy)三种类型。

细胞坏死是细胞受到化学因素(如强酸、强碱、有毒物质)、物理因素(如可高热、辐射)和生物因素(如病原体感染)等环境因素的伤害,引起细胞死亡的现象。主要形态学特点表现为细胞膜破坏,内质网、线粒体肿胀,继而溶酶体破裂,细胞自溶,细胞内容物流出,引起周围组织炎症反应。

一、细胞凋亡

细胞凋亡的概念来自希腊语,原意是指树叶或花的自然凋落,1972年由Kerr最先提出这一概念。细胞凋亡是一种为维持内环境稳定,由基因编码调控的细胞自主死亡方式。

(一)细胞凋亡的意义

细胞凋亡是生物体在生长发育和衰老过程中,以及抵御各种外界因素时,作为一个自我平衡的机制,选择性地清除那些无用的、多余的、衰老和受损伤的或癌变的细胞,以维持组织稳态平衡的一种自我调节机制。发生凋亡的细胞形成凋亡小体后将被吞噬细胞吞噬,不影响其他细胞的正常功能。蝌蚪尾的消失,脊椎动物神经系统的发育,发育过程中手和足的形成过程都伴有细胞凋亡的发生。一旦细胞凋亡调控机制出现障碍,将导致神经退行性疾病、自身免疫性疾病和恶性肿瘤等多种疾病的发生。

(二)细胞凋亡的形态学变化和生化特征

1. 形态学变化　在细胞凋亡早期,细胞间连接及微绒毛等细胞附属结构的消失,细胞膜收缩,细胞器更紧凑,细胞质密度增加。细胞内各细胞器发生相应改变,如细胞骨架排列紊乱,内质网膨大,线粒体肿胀。DNA染色体断裂,核仁消失,染色质凝集并边缘化,细胞核固缩。细胞质内形成凋亡小体——包含胞质、细胞器及碎裂的染色质并由细胞膜包裹的泡状小体或芽状突起。在细胞凋亡后期,逐渐裂解形成单层膜包裹的"膜泡样"的凋亡小体并被邻近的巨噬细胞、上皮细胞等识别、吞噬、消化。没有内容物的泄露,不会引起炎症反应(图1-12-1)。

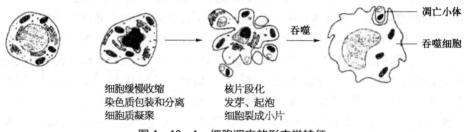

图1-12-1   细胞凋亡的形态学特征

2. 生化特征   在凋亡发生早期,细胞膜上的磷脂酰丝氨酸(PS)由细胞膜内侧外翻到细胞膜外表面,这一特征可以作为早期凋亡细胞的特殊标志,研究中常用荧光素标记的Annexin-V来检测暴露在细胞膜外的PS。内源性核酸内切酶活化导致DNA染色体断裂,形成180~200 bp或其整数倍的片段(呈梯状电泳现象),这是凋亡细胞最显著的生化改变。琼脂糖凝胶电泳后可见DNA梯状条带。细胞质内钙离子浓度持续增高,导致线粒体损伤,细胞内的caspase家族蛋白通过激活一系列凋亡信号途径诱导细胞发生凋亡。

(三) 细胞凋亡的调控机制

细胞凋亡是一个主动的、耗能的复杂的生物学过程,细胞内外的多种基因蛋白和信号调节分子均参与对这一过程的调控。caspase家族蛋白、Bcl-2家族蛋白和p53蛋白是一些重要的细胞凋亡调节因子。

1. caspase家族蛋白   半胱氨酸-天冬氨酸蛋白酶(cysteine-aspartic specific protease, caspase)是一组存在于细胞质中的具有高度特异和保守性的内源性蛋白酶,该家族成员的共同特点是特异地切断半胱氨酸天冬氨酸残基后的肽键,是秀丽隐杆线虫(C. elegans)发育调控中凋亡基因Ced-3的同源物,是细胞凋亡的重要执行者,一旦被激活后将降解细胞内的蛋白质,使细胞不可逆的走向死亡。

目前已在哺乳动物体内发现了该家族至少有15种成员,每种caspase作用底物不同,如caspase-2,-8和-1等,能够接受凋亡信号,主导细胞凋亡的启动;caspase-3,-6,-7和9等,作为凋亡下游的执行者,通过剪切靶蛋白,执行细胞凋亡的发生。

2. Bcl-2家族蛋白   Bcl-2是B细胞淋巴瘤白血病2基因(B-cell lymphoma-leukemia-2 gene)的缩写,与秀丽隐杆线虫的死亡抑制基因Ced-9同源,是调控细胞凋亡的一类重要蛋白质。根据Bcl-2家族成员的结构和在细胞凋亡中的作用,分为两大类:抗凋亡蛋白Bcl-2、Bcl-xL、Bcl-w及Mcl-1等和促凋亡蛋白Bax、Bid、Bad、BOK等。

当细胞凋亡发生时,抗凋亡蛋白和促凋亡蛋白的比例决定其发挥促进凋亡或抑制凋亡的作用。抗凋亡蛋白Bcl-2位于线粒体外膜、胞浆、核膜和内质网膜上,稳定线粒体膜并抑制细胞色素c(cytochrome c)由线粒体外膜释放到细胞质,促凋亡蛋白Bax以无活性的单体形式存在于胞质中,当受到凋亡刺激时发生构象变化形成同源或异源二聚体或多聚体转位到线粒体外膜上,如果Bcl-

2/Bax比率降低,就促使细胞色素c由线粒体向胞质释放,从而引发细胞凋亡。

3. **p53蛋白** *p53*是人类发现的第一个也是最重要的抑癌基因(tumor suppressor gene, TSG),这些基因主要参与细胞周期调控、DNA修复、维持基因组稳定和抑制肿瘤血管生成。*p53*在DNA损伤不能修复时就会诱导细胞发生凋亡,抑制肿瘤发生。尽管肿瘤的发生是多阶段、多因素作用的结果,现已证实50%的人类癌症中都发现有不同形式的*p53*基因的突变或缺失。野生型*p53*能够引导或促进细胞凋亡,而突变的*p53*则对细胞凋亡有抑制作用。

p53也参与线粒体凋亡途径的调控。p53在凋亡过程中可转位至线粒体与线粒体外膜上的Bcl-2/Bcl-xL结合,增加线粒体膜通透性(mitochondrial outer membrane permeabilization, MOMP),促进凋亡因子的释放。

另外,相关研究还表明自由基引发的凋亡也与p53有关。

4. **转录因子NF-κB** 真核细胞转录因子NF-κB(nuclear transcription kappa B)家族蛋白与肿瘤的发生发展、转移等密切相关,在多数肿瘤细胞中NF-κB通路呈组成性持续性活化。NF-κB还参与病毒复制的调控、自身免疫性疾病、炎症反应等细胞活动。

NF-κB在细胞质内通常是与NF-κB抑制蛋白I-κB(inhibitor of NF-κB, I-κB)结合成无活性的复合物存在于正常细胞的胞质内,当细胞受到细胞因子、氧自由基、细菌和病毒产物等因素刺激后,在I-κB磷酸化的激酶IKK(I-κB kinase)的作用下可以引起I-κB的磷酸化和降解,NF-κB与I-κB解离,NF-κB就被释放出来并进入细胞核中,与靶基因增强子的特定序列结合并促进其转录的能力。NF-κB的靶基因包括凋亡相关蛋白、炎性细胞因子(IL-1、TNF-α)、ICAM、诱导型氧化亚氮合酶(Inducible nitric oxide synthase, iNOS)等,可调控细胞凋亡和多种基因的转录和表达。

(四) 细胞凋亡的主要信号途径

细胞凋亡受到来自细胞内和细胞外多种信号分子的调控,形成不同的凋亡信号通路和错综复杂的调控网络,目前了解得比较清楚的是线粒体途径和死亡受体途径的细胞凋亡信号通路。

1. **线粒体凋亡途径** 又称非受体依赖性凋亡途径(intrinsic mitochondria dependent apoptosis pathway),是细胞凋亡的两条主要信号途径之一。

线粒体凋亡途径中许多重要事件与线粒体有关,如发生在凋亡的早期线粒体跨膜电位($\Delta\Psi_m$)崩溃与线粒体通透性改变(permeability transition, PT)。研究表明抑制$\Delta\Psi_m$下降,能有效阻止细胞凋亡的发生。凋亡细胞的线粒体$\Delta\Psi_m$下降与PT改变有关。

Bcl-2蛋白家族的成员可调节线粒体外膜的稳定性和线粒体通透性转换(MPT)。线粒体在接受凋亡信号刺激后释放促凋亡因子,包括细胞色素c和AIF(apoptosis inducing factor)等。

细胞色素c释放后触发参与凋亡小体装配的凋亡蛋白活化因子1(apoptosis protein activating factor, Apaf-1),活化的Apaf-1能与caspase-9相应的同源序列结合,进而激活效应caspase-3和caspase-7等,从而导致DNA片段化,引发caspase依赖性线粒体凋亡程序(图12-2)。

2. **死亡受体途径细胞凋亡** 又称外源性凋亡途径(extrinsic apoptotic pathway)。死亡受体是肿瘤坏死因子(tumor necrosis factor, TNF)超家族成员,当死亡受体与同源的配体相结合时,细胞就会启动自杀机制。Fas途径是最具代表性的死亡受体途径。

Fas是相对分子质量为45 kDa的跨膜蛋白,细胞外区富含与肿瘤坏死因子受体同源的半胱氨酸,细胞内区被称为死亡结构域(death domain, DD)。Fas受体与相应配体结合后会发生三聚化,通过 C-端的死亡结构域召集 Fas 相关死亡结构域(Fas-associated death domain, FADD),随后通过 FADD 的 N-端死亡效应结构域(death effector domain, DED)结合 procaspase-8 或者 procaspase-10,共同形成死亡诱导信号复合物(death inducing signaling complex, DISC),激活 caspase-8,活化的 caspase-8 又激活凋亡执行分子 caspase-3 或者 caspase-7 的切割及活化,从而诱导凋亡(图 1-12-2)。

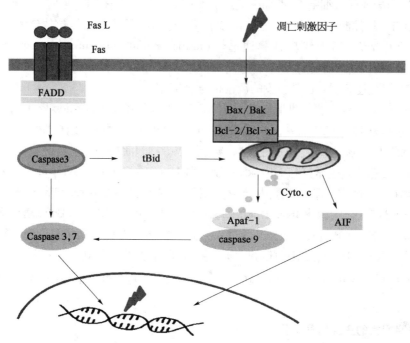

图 1-12-2　线粒体和死亡受体途径的细胞凋亡

此外,Fas 激活 caspase-8 后还能裂解 Bid 为 tBid(truncated Bid, tBid),t-Bid 转位到线粒体外膜,改变线粒体膜的通透性,tBid 与 Bax 结合后激活 Bax,诱导细胞色素 c 的释放,活化线粒体凋亡通路,同时线粒体途径和死亡受体途径交联连接,放大了凋亡信号。

（五）细胞凋亡与相关疾病

1. 细胞凋亡与肿瘤　恶性肿瘤的发生发展是多种致癌因素共同作用的结果,细胞癌变后就会失去终末分化作用,细胞增殖失去调控,生长不受控制,没有接触性抑制,肿瘤细胞的凋亡受到抑制,不能正常进行细胞凋亡并具有侵袭转移性。因此,细胞凋亡与肿瘤的发生有着密切的联系。

临床上治疗肿瘤的化疗药物主要是通过损伤 DNA,抑制细胞增殖,诱导肿瘤细胞凋亡来发挥治疗作用。针对肿瘤细胞凋亡异常的信号分子,选择性地诱导肿瘤细胞凋亡成为治疗恶性肿瘤的主要策略之一。很多细胞凋亡的调节分子因为能激活凋亡的信号,或能阻断细胞内抑制凋亡的信号通路,被用来作为抗肿瘤药物筛选的药物靶点。抑癌基因 $p53$ 参与细胞周期调控和 DNA 修复。许多化疗药物如三氧化二砷就是通过上调 $p53$ 表达,进而激活 caspase,最终诱导细胞凋亡来消除肿瘤。

此外,细胞凋亡信号的调控异常与肿瘤细胞的耐药性形成有关,而耐药性是影响恶性肿瘤生存的关键因素。因此,克服肿瘤细胞对细胞凋亡的抵抗性对肿瘤的治疗至关重要。

2. 细胞凋亡与自身免疫性疾病　自身免疫性疾病是机体对自身抗原发生免疫应答而导致自身组织损害所引起的一系列疾病,自身免疫性的 T 淋巴细胞和 B 淋巴细胞是自身免疫性疾病发生的病理机制。正常情况下,未成熟的淋巴细胞结合自身抗原后可通过凋亡途径死亡。如果不正常的淋巴细胞凋亡失调,会导致自身免疫性疾病。因此,自身免疫性疾病的发生与细胞凋亡失调相关。

3. 细胞凋亡与神经系统的退行性病变　神经退行性疾病(neurodegenerative disease)是中枢神经系统的神经元逐渐丧失的疾病状态。神经细胞一般是不会再生的,因此,神经元逐渐丧失会导致功能障碍。中枢神经系统特别容易受凋亡途径紊乱的损害,特别是涉及钙和自由基生成的途径。凋亡细胞的死亡及其辅助分子在许多神经退变性疾病均发挥作用,如阿尔茨海默病、帕金森病等。研究发现阿尔茨海默病患者海马神经元的细胞凋亡增强。

二、细胞自噬

autophagy 一词源自希腊语,auto 指自身,phagy 是吃的意思,因此被译为"细胞自噬",定义为真核细胞内溶酶体对细胞质和细胞器的降解。区别于泛素-蛋白酶体系统所降解的短半衰期蛋白质,通过自噬,被溶酶体降解的底物多为长寿蛋白和一些细胞器等能够在生物合成的过程中被循环利用的合成大分子。

(一) 细胞自噬的分类

在真核生物的生理和病理过程中都有自噬发生,自噬被认为是细胞对内外界环境压力变化的一种反应,自噬作用并非是一个具体的机制,而是代表着一系列的反应。细胞自噬是对细胞内物质进行周转的重要过程,细胞自身一些损坏的蛋白或细胞器被双层膜结构包裹形成囊泡状的自噬小泡,被输送至溶酶体,与溶酶体融合形成自噬溶酶体,随后溶酶体降解其所包裹的内容物,从而完成细胞自身代谢的需要以及细胞器的更新。根据细胞质中底物被运送到溶酶体上的不同路线,细胞自噬主要有 3 种类型:巨自噬(macroautophagy)、微自噬(microautophagy)和分子伴侣介导的自噬(chaperone-mediated autophagy, CMA)(图 1 - 12 - 3)。

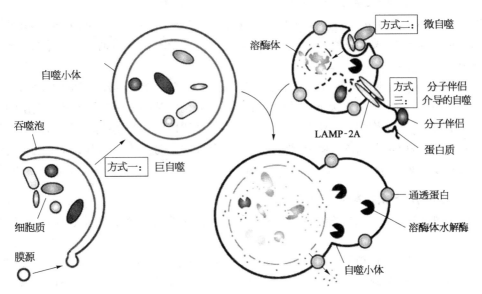

图 1 - 12 - 3　细胞自噬的类型

1. **巨自噬**　即通常所指的细胞自噬,常发生在应激或压力的情况。在巨自噬体发生过程中,非来源溶酶体单层膜凹陷形成杯状双层膜结构的吞噬泡,随后将细胞器和细胞质中的物质包裹在内形成自噬体(autophagosome)。自噬体双层膜起源目前还不清楚,但早期的自噬体内含有粗面内质网的标志物。自噬体的形成依赖自噬相关蛋白(autophagy-related proteins, Atg)家族和微管相关蛋白 1 轻链 3(Microtubule associated protein 1 light chain 3, MAP - LC3)组成的两个泛素样蛋白加工修饰系统的调节作用。自噬相关蛋白 MAP - LC3 前体形成后,在自噬体形成的过程中被加工成胞质内可溶性形式的 LC3 Ⅰ,再被 Atg7 活化,转化为自噬体膜(内膜和外膜)结合形式 LC3 Ⅱ,因此,LC3 的转化和定位被认为是自噬发生的特异性标记。

随后,自噬体外膜与溶酶体融合,将其内部囊泡中需要降解的物质运送到溶酶体中,被溶酶体消化分解成其组成成分(如蛋白质分解为氨基酸,核酸分解为核苷酸),并被细胞再利用,这种吞噬了细胞内成分的溶酶体被称为自噬溶酶体(autophagolysosome, autolysosome)。

2. **微自噬**　没有自噬体膜的形成过程,由溶酶体或者液泡膜直接内陷形成小囊泡,随后将其包含的细胞底物降解的过程。

3. **分子伴侣调控的自噬**　是一种高度选择的自噬的方式,通过一段短的多肽序列(- KERFQ)将胞质内目标蛋白靶位到溶酶体上,随后被细胞质中的分子伴侣如热休克蛋白识别,并将蛋白靶位到溶酶体膜的 LAMP - 2 受体上(lysosome associated membrane protein type 2,LAMP - 2),再被转运到溶酶体腔中由溶酶体酶消化分解。

CMA 常发生在动物细胞衰老反应过程中,其所作用的底物都是可溶的错误折叠的蛋白质分子和肽段。

(二)细胞自噬的主要调控因素

1. **mTOR 激酶与自噬**　哺乳动物雷帕霉素靶蛋白(mammalian target of rapamycin, mTOR)激酶是一种丝氨酸,苏氨酸激酶,该激酶在感受营养信号、细胞生长与增殖的调节中发挥重要作用,作为自噬的负调控分子,抑制自噬的发生。mTOR 是自噬诱导剂雷帕霉素(rapamycin)的靶分子,雷帕霉素可抑制 TOR 激酶,诱导自噬发生。

2. **AMPK 激酶与自噬**　腺苷酸活化蛋白激酶(5′ adenosine monophosphate-activated protein kinase, AMPK)能够感受能量的变化,参与细胞的传感和能量的调控,同时作为自噬的正调控分子参与调节自噬。

3. **PI3K 激酶与自噬**　哺乳动物体内的二聚体蛋白磷脂酰肌醇 3 -激酶(PI3K)家族,主要通过影响下游多种效应分子的活化状态,参与细胞的增殖、分化以及细胞内信号转导。根据脂质特异性和结构不同,PI3K 家族成员被分为 3 个亚型,其中Ⅰ型和Ⅲ型 PI3K 参与自噬的调节。

4. **Bcl - 2 蛋白家族与自噬**　哺乳动物体内第一个被发现的自噬基因 *Beclin* 1 位于人染色体 17q21,是酵母 Atg6/ Vps30 的同源基因。Beclin 1 有 BH3 结构域,因此其被归于 Bcl - 2 蛋白家族。

(三)细胞自噬与疾病发生

自噬作用是对压力和饥饿条件的一种存活反应,在人类的进化,细胞的生长和发育,细胞的死亡和存活中起到了双重作用。

自噬对细胞代谢的作用主要包括:在营养缺陷时是细胞的适应性反应,自噬的降解产物为生物合成提供氨基酸等原料;自噬作为细胞保持稳定状态的管家机制,调控长寿蛋白、过氧化物体、线粒体的更新和内质网大小的改变;自噬还与某些组织的特异功能有关,如它参与了红细胞成熟过程中一些细胞器的降解。

　　自噬与多种疾病密切相关,如对肥胖症、糖尿病、神经退行性疾病、免疫失调及癌症等疾病,自噬均发挥重要的调控作用。进一步认识与细胞自噬相关的疾病的发生机理,有望为这些疾病的诊断和治疗提供新的思路。

第二篇

医学遗传学

第一章　医学遗传学概述

导学

绝大多数疾病的发生、发展和转归都是遗传因素和环境因素综合作用的结果，疾病是环境因素（外因）和机体遗传因素（内因）相互作用而形成的一种特殊的生命过程。医学遗传学是遗传学的一个重要分支，它运用基因突变、表观遗传学、分离率、自由组合率、连锁互换率等遗传学的原理和方法研究人类正常性状与病理性状的遗传现象及其物质基础。

医学遗传学（medical genetics）是医学与遗传学相互渗透的一门学科，它是遗传学知识在医学中的应用，是现代医学的一个新领域。医学遗传学是探讨人类正常性状与病理性状的遗传现象及其物质基础的人类遗传学（human genetics）的一门重要分支学科，其主要研究人类（包括个体和群体）病理性状的遗传规律及其物质基础。医学遗传学通过研究人类疾病的发生发展与遗传因素的关系，提供诊断、预防和治疗遗传病（genetic disease）以及与遗传有关疾病的科学依据及手段，从而对改善和提高人类健康素质做出贡献。

第一节　遗传学与医学

临床上一般把婴儿出生时就已经显现出来的疾病叫先天性疾病（congenital disease），例如，先天愚型、多指等。可是，也有不少出生时，确诊为先天性疾病，例如，先天性白内障、某些先天性心脏病等是在胚胎发育过程中，由于某些环境因素造成的。这些病虽然是先天性疾病，可是并非遗传病，而有些遗传病出生时并不发病，只有发育到一定年龄才发病。遗传性小脑运动失调，男人秃顶在 30 岁以后才发病，即都有特定的发病年龄，这些后天性疾病也是遗传病。其次，就家族性疾病来说，也不等于都是遗传病，上面我们提到的多指或并指是一种显性遗传病，表现为家族性。但是，同为家族性疾病的夜盲症是由于同一家族的不同成员生活在相同的环境中，如食物中长期缺乏维生素 A 所致，也常常表现为家族性，但不遗传，这不是遗传病。一些常染色体隐性遗传病，如白化病，先天性聋哑等，由于只在纯合子时才发病，致病基因频率很低，形成纯合状态的机会少，常常只有在近亲婚配时才可能发病，表现为散发病例（sporadic case），即使是罕见的常染色体显性或 X 连锁隐性遗传病，也可看到由于新生突变而致的散发病例，所以，患儿的父母、爷爷、奶奶都正常而他却有病，这仍然是遗传病。

一、遗传因素在疾病发生中的作用

现代医学认为,绝大多数疾病的发生、发展和转归都是遗传因素和环境因素综合作用的结果,疾病是环境因素(外因)和机体遗传因素(内因)相互作用而形成的一种特殊的生命过程,伴有组织器官形态、代谢和(或)功能的改变。但在某一具体疾病的发生中,环境因素与遗传因素的相对重要性则要具体分析。大致有下面3种情况:第一类是遗传因素起主导作用的疾病,看不到特定环境因素的作用。例如,成骨不全症、血友病A和染色体病等,这些疾病的发生完全取决于突变的基因或染色体。第二类是遗传因素与环境因素都起作用,遗传因素提供了产生疾病的必要的遗传背景,环境因素促使疾病表现出相应的症状和体征。例如,唇裂和腭裂、哮喘等疾病,遗传因素为75%～80%,环境因素只为20%～25%。消化性溃疡、先天性心脏病等疾病,遗传因素为30%～40%,环境因素只为60%～70%。第三类是环境因素起主要作用的疾病,与遗传因素基本无关,如外伤。任何表现型都是基因型与环境相互作用的结果,遗传因素起主导作用的疾病,也都有环境因素参与。

二、医学遗传学研究内容

医学遗传学主要由人类细胞遗传学(human cytogenetics)和人类生化遗传学(human biochemical genetics)组成。它们分别用形态学和生物化学方法研究人类正常及变异性状的物质基础。而分子遗传学(molecular genetics)是生化遗传学的发展和继续;分子细胞遗传学(molecular cytogenetics)则是细胞遗传学与分子遗传学结合的产物。它们互相补充,甚至正融为一体,使人们能从基因水平提示各种遗传病的本质,从而不断完善基因诊断、预防以至治疗遗传病的措施。与医学遗传学关系密切的其他遗传学分支还有:群体遗传学(population genetics)、药物遗传学(pharmacogenetics)、遗传毒理学(genetic toxicology)、免疫遗传学(immunogenetics)、体细胞遗传学(somatic cell genetics)、肿瘤遗传学(cancer genetics)、发育遗传学(developmental genetics)、行为遗传学(behavior genetics)、生态遗传学(ecological genetics)、人类基因组学(human genetics)。

三、遗传性疾病的特征和类型

遗传性疾病(genetic disease)是遗传物质改变所导致的疾病。遗传物质的改变既可发生在生殖细胞,也可发生在体细胞。遗传病通常具有3个基本特征:① 遗传物质改变。所有遗传病都有遗传物质的改变,这是遗传病发生的物质基础。遗传物质改变包括细胞核中的基因突变和染色体畸变,还有细胞质中线粒体DNA的改变。② 遗传性。异常的遗传物质通过复制由母细胞传递给子细胞,但是,不是任何细胞的遗传物质改变都可以传给下代,所以必须强调生殖细胞或受精卵的遗传物质发生改变。这种遗传物质在细胞之间的传递又可构成个体间由亲代传给子代的基础。所以,在一些家系中可以看到遗传病由上代向下一代传递,但不是每个遗传病的家系中都可观察到这一现象。③ 遗传病患者在亲代和子代中往往以一定数目的比例出现,但也有散发的;同时,一卵双生比二卵双生同时患病的机会大得多。

由于遗传病是遗传物质改变所引起的疾病,而遗传物质包括,细胞核中的染色体、染色体上的基因、线粒体中的DNA,根据遗传物质和传递方式的不同,可将遗传病分为以下几类。

1. **单基因病**　人类的体细胞中染色体是成对的,称为同源染色体,其上的基因也是成对的,称为等位基因(allele)。如果,一种遗传病的发病涉及一对基因,又称为主基因(major

gene），它所导致的疾病就称为单基因病（monogenic disorders）。单基因病包括，以下几种类型：常染色体显性遗传病、常染色体隐性遗传病、X连锁显性遗传病、X连锁隐性遗传病、Y连锁遗传病。

2. **多基因病**　一些常见的疾病和畸形，有复杂的病因，既涉及遗传基础，又需要环境因素的作用才发病，称为多基因病（polygenic disorders）。也称为多因子病（multifactorial disorders）。其遗传基础不是一对基因，而是涉及许多对基因，这些基因称为微效基因（minor gene），近年来的研究表明，多基因病中也可能有主基因的参与。

3. **染色体病**　由于染色体数目异常或结构异常（畸变）使基因组平衡被破坏所导致的疾病，称为染色体病（chromosomal disorders）。由于染色体病往往涉及许多基因，所以，常表现为复杂的综合征。人体细胞中有23对染色体，1～22号为常染色体，X和Y为性染色体，故染色体病可以分为常染色体异常综合征和性染色体异常综合征。

4. **体细胞遗传病**　体细胞中的遗传物质改变所致的疾病，称为体细胞遗传病（somatic cell genetic disorders）。例如，肿瘤可称为体细胞遗传病，因在其发生发展过程中，遗传物质-基因及基因的异常起着重要的作用。在肿瘤中，有些是按照孟德尔式遗传的，有些是肿瘤易感基因和环境因素共同作用所造成的。这种在体细胞突变基础上发生的体细胞遗传病，一般不在上下代之间垂直传递。

5. **线粒体遗传病**　线粒体中也含有DNA，称mtDNA。mtDNA上也有编码特定蛋白质的基因，当线粒体中的基因突变发生时所引起的疾病，称为线粒体遗传病（mitochondrial disorders）。由于线粒体存在于细胞质中，当精子和卵子结合形成受精卵时，精子主要是细胞核参与受精，而大部分细胞质被排斥在受精卵之外，所以，线粒体的基因突变在绝大多数情况下由卵子传递给后代，这种遗传现象称为母系遗传（matrilinear inheritance），现已发现与mtDNA突变有关的疾病有：Leber遗传性视神经病、MERRF综合征（肌肉阵挛性癫伴碎红纤维病）、Melas综合征（线粒体肌病脑病伴乳酸中毒及中风样发作）、慢性进行性眼外肌麻痹或Kearns-Sayre综合征、线粒体心肌病、帕金森病、非胰岛素依赖型糖尿病、氨基糖苷诱发的耳聋等。此外，有不少学者认为，人的衰老与mtDNA突变有关。

四、识别疾病遗传基础的方法

医学遗传学广泛地采用了形态学、生物化学、免疫学、生物统计学等研究技术。这里主要介绍对于一些病因不明的疾病，怎样识别其遗传基础。

1. **群体普查法**　采用高效、简便、准确的方法，对某一人群进行某种疾病的普查。这种普查需要在一般人群和特定人群（患者及其家属）中进行，通过患者亲属的发病率与一般群体的发病率的比较，来确定该病是否与遗传有关，如果发现患者亲属的发病率明显高于一般人群，而且一级亲属（父母、同胞、子女）的发病率大于二级亲属（祖父母、外祖父母、叔、伯、姑、舅、姨、侄）的发病率，二级亲属发病率大于一般群体发病率，而且，有特定的发病年龄，则表明不同的遗传继承关系影响该病的发生。为了排除环境因素影响的可能性，可以将血缘亲属与非血缘亲属加以比较，如果，血缘亲属发病率高于非血缘亲属发病率，则可初步确定该病有遗传基础。

2. **系谱分析法**　系谱（pedigree）是指在详细调查某种遗传病患者家族中各成员的发病情况后，按照一定的形式，绘制成的一个图解。根据这个图解分析家族遗传病的传递方式的方法称为系谱分析法。如果，对该病的几个系谱进行分析，无法确认为单基因病中的何种类型，就要考虑为多基因遗传了。对比某种病的患者一级亲属的发病率和一般群体的发病率,如果符合 Edward 公式,则可认为,这种病有多基因遗传的基础。系谱分析不仅可以辨别单基因病或多基因病,确定其遗传方式,而且对开展遗传咨询及产前诊断等都有重要意义。

3. 双生子法　双生子分两种,一种称为单卵双生或同卵双生(monozygotic twin, MZ),是指受精卵在第一次卵裂后,每个子细胞各发育成一个胚胎,因此,他们的性别相同,遗传特征及表型特征也基本相同;另一种称为双卵双生或异卵双生(dizygotic twin, DZ),来源于两个卵子分别与两个精子受精而发育成的胚胎,因此,他们的性别不一定相同,遗传特征及表型特征仅有某些相似。对比 MZ 和 DZ 疾病发病一致性(concordance)的差异就可以估计出某种疾病是否有遗传基础。发病的一致性是指双生子中一个患某种疾病,另一个也患有同样的疾病。如果,MZ 的一致性高于 DZ 的一致性,就表示这种病与遗传有关,如果,两者差异不显著,则表明遗传对这种病的发病不起作用。如果,有了一定的数据,按下列公式即可求遗传率:

$$H^2 = CMZ - CDZ / 1 - CDZ$$

上式中,H^2 表示遗传率;CMZ 表示单卵双生子发病一致性;CDZ 表示双卵双生子一致性。

举例:经统计,双卵双生子中,原发性癫痫的 MZ 一致率为 60.1%,DZ 一致率为 9.4%,代入上述公式,即求出遗传率。

$$H^2 = 1.601 - 0.094 / 1 - 0.094 = 56\%$$

经计算,原发性癫痫的遗传率为 56%,这说明此病有遗传基础。现已确定为遗传病。

4. 种族差异比较　种族是在繁殖上相对隔离的群体,也是地理和文化上相对隔离的人群。各种族的基因库(群体中包含的总的遗传信息)彼此不同。世界上主要的人种有 6 种,即:高加索人(白种人);黑种人;亚洲蒙古种人;美洲印第安人;澳大利亚人;巴斯克人(西班牙及法国南部)。每一种族还可分为若干亚种。不同种族不仅在肤色、发型、发色、虹膜颜色、颧骨外形、身材等外部形态各不相同,而且,血型、组织相容性抗原(HLA)类型、血清型、同工酶等方面也有显著差异,这说明这些差异有遗传基础。如果,某种疾病在不同种族中的发病率有显著差异,那么,就应该考虑此病有遗传基础。例如,中国人的鼻咽癌发病率在世界上居首位。在中国出生侨居美国的华裔鼻咽癌发病率比当地美国人高 34 倍。

5. 疾病分析法　是指对待比较复杂的疾病,特别是其发病机制尚未完全弄清的疾病,如果,需要研究其有无遗传基础,可以把该病"拆开",对某一发病环节(组分)进行单独的遗传学研究,如果,研究证明这一疾病的某一组分受遗传控制,则可认为此病有遗传基础。例如,冠心病是一种比较复杂的疾病。高血脂是其发病的一个环节,即组分之一。已知家族性高胆固醇血症是常染色体显性遗传病。因此,可以认为冠心病有遗传基础。

6. 关联分析法　关联(association)是指两种遗传上独立的性状非随机的同时出现,而且,并非有连锁关系。如果,其中的一种性状决定于染色体上某个基因座位的等位基因,就可以作为遗传标记(genetic marker)来检测另一种性状是否与它关联,如果有关联,那么,则表明后一种性状也有遗传基础。例如,HLA - B8 是位于 6P21.3 的由单基因决定的抗原,在正常人群中的检出率仅为 1%,但在慢性活动性肝炎患者中的检出率大于 20%,这表明,HLA - B8 与慢性活动性肝炎之间有关联,即慢性活动性肝炎有遗传基础。

7. 染色体分析法　染色体分析又称核型分析。一个体细胞的全部染色体所构成的图像叫核型(karyotype)。按照一定的体制配对、排列后,分析确定是否与正常核型完全一致的过程叫核型分析。核型分析是确定人类性别和染色体病的主要方法。这对于一些多发性畸形、体格和智能发育不全或者是怀孕早期有反复流产的妇女,如果,怀疑其有染色体改变,通过染色体分析法就可以确认是否有染色体异常的病因。

8. 基因分析法　又称基因诊断(gene diagnosis),是利用 DNA 分析技术直接从基因水平检测遗传病的基因缺陷。这一诊断方法不仅可以对患者,还可以在发病前作出基因诊断,也可以对有遗传病风险的胎儿作出生前的基因诊断。此外,基因诊断不受基因表达的时空限制。这一技术还可以有效地检出携带者。因此,近年来这一技术日新月异地迅速发展起来了,随着人类基因组计划的实现,基因诊断技术在医学遗传学中必然发挥越来越大的作用。

第二节　遗传的分子基础

一、基因的结构与功能

(一) 断裂基因

人类基因的 DNA 顺序包括编码顺序和非编码顺序两部分。编码顺序在 DNA 分子中是不连续的,被非编码顺序隔开,形成镶嵌排列的断裂形式,因此称为断裂基因。结构基因(structural gene)是指令合成各种生物功能分子-蛋白质、mRNA、tRNA、rRNA 的基因。结构基因多为断裂基因,其含有的编码顺序,称为外显子(exon)。两个外显子之间的顺序无编码功能,称为内含子(intron)。不同结构基因所含内含子数目和大小也不同。例如,人血红蛋白 β 珠蛋白基因有 3 个外显子和 2 个内含子,全长约 1 700 个碱基对,编码 146 个氨基酸(图 2-1-1)。断裂基因中内含子和外显子的关系并非是固定不变的。有时在同一条 DNA 分子上的某一段 DNA 顺序,在作为编码某一条多肽链基因时是外显子,但作为编码另一条多肽链基因时是内含子,结果造成同一段 DNA 顺序(或结构基因区域的 DNA 顺序)可以转录两条或两条以上的 mRNA 链,此为真核生物基因结构及其表达的重要特点。

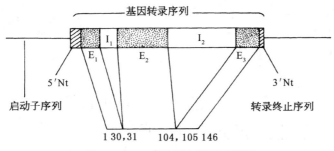

图 2-1-1　β 珠蛋白基因示意图

每个断裂基因中第一外显子和最末一个外显子的外侧都有一段不被转录的非编码区,称为侧翼序列,其上有一系列调控顺序,对基因的有效表达起着调控作用。这些结构包括启动子、增强子和终止子等。启动子(promoter)是一段特异的核苷酸序列,通常位于基因转录起始点上游 100 bp 的范围内,是 RNA 聚合酶的结合部位,能促进转录过程。增强子是位于启动子上游或下游的一段 DNA 序列,它可以增强启动子转录的能力,提高基因转录的效率。例如,人类珠蛋白基因的增强子是由两个相同顺序的 72 bp 串联重复序列所组成的,可以位于转录起始点上游−1 400 bp 或下游 3 300 bp 处,能使转录活性增加 200 倍。终止子(terminator)是位于 3′端非编码区下游的一段碱基序列,在转录中提供转录终止信号。

(二) DNA 的复制

高等真核生物中,染色体为 DNA 分子的载体,每条染色体为一个 DNA 分子。每个 DNA 分子上有多个复制单位,称为复制子(replicon)。每个复制子都有一个复制起始点,DNA 的复制即从该点开始。每个复制子含 30~300 kb,如此计算,人类的 1 个基因组内大约含有 10 个复制子。复制子仅有起点而无终点,从复制起始点开始双向复制,在起始点两侧分别形成一个复制叉(replication fork),也称生长点。随着复制叉的移动,彼此相邻的复制子汇合相互连在一起(图 2-1-2)。当亲代 DNA 分子上的所有复制子都汇合连接成两条连续的子代 DNA 分子时,复制得以完成。真核生物的种类不同,复制子的大小不同;同一种生物在不同生理条件下,复制子的大小也不相同,在个体生长快时复制叉小。

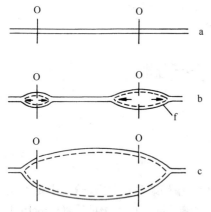

图 2-1-2 真核生物 DNA 的双向复制

DNA 复制的过程有先后之差,常染色质部分复制早;异染色质复制较晚,称为迟复制。

由于 DNA 聚合酶只能通过在多核苷酸的游离 3′端加上单核苷酸,使 DNA 链的 3′端加脱氧核苷酸,所以新合成的 DNA 链只能沿 5′→3′的方向进行。在以 3′→5′方向为模板的链上,DNA 恰好是沿 5′→3′的方向复制,复制是连续的,复制速度较快,称为前导链(leading strand);而以 5′→3′链方向为模板合成的 3′→5′方向的互补链,合成过程则需要引物(primer)的存在,即需要一个长约 10 bp 的 RNA 序列以提供 DNA 聚合酶所需的 3′端,而且每一引物只能始动合成一个 100~200 bp 的 DNA 片段,称为冈崎片段,因此在 5′→3′方向的模板链上,DNA 的复制是不连续的。当一个个冈崎片段合成后,引物被去除,在 DNA 连接酶的作用下,补上一段 DNA。所以,这一条 DNA 链合成较慢,称为延迟链或后导链(lagging strand)。DNA 分子复制时一条链的复制是连续的,另一条链的复制是不连续的,故称半不连续复制,复制后的 DNA 分子保留原来分子的一条链,故称半保留复制(图 2-1-3)。

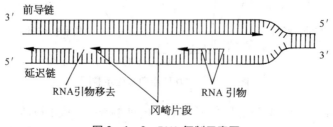

图 2-1-3 DNA 复制示意图

二、基因突变与修复

(一)基因突变

基因突变(gene mutation)是 DNA 分子中的核苷酸序列发生改变,导致遗传密码编码信息的改变,造成基因的表达产物蛋白质的氨基酸变化,从而引起表型的改变。基因突变普遍存在于自然界中,任何生物的基因都会以一定的频率发生突变。发生在生殖细胞中的突变,将引起后代中遗传性质的改变。发生在体细胞中则为体细胞突变(somatic mutation),在有性生殖的个体中,这种突变不会造成后代的遗传改变,而主要是导致突变细胞在形态和功能上的改变。一旦突变的体细胞经有丝分裂,形成一群具有相同遗传改变的细胞时,这样的细胞群就构成一个突变克隆或突变的无性系,它是细胞恶变的基础。自然状态下,未发生突变的类型称野生型(wild type)突变后所形成的新生类型称为突变型(mutant)。事实上,各种等位基因的产生都是由于基因突变而形成的。

基因突变所形成的突变型可以是中性的,也可能是有害的,各种致病基因最初都是由正常基因突变而来。基因突变可以是自发的,也可以是诱发的。目前认为基因突变的方式有 3 种:碱基替换、移码突变和动态突变。

DNA 分子中一个碱基对被另一个不同的碱基对所替代,称为碱基替换,是 DNA 分子中发生的单个碱基的改变,也称为点突变(point mutation)。碱基替换包括转换和颠换两种方式。转换(transition)是指一种嘌呤被另一种嘌呤替换,或者一种嘧啶替换另一种嘧啶;颠换(transversion)是指一种嘧啶被一种嘌呤替换,或一种嘌呤被一种嘧啶替换。点突变的后果可以造成同义突变(same sense mutation)、错义突变(missense mutation)和无义突变(non-sense mutation)。

移码突变(frame shift mutation)是指 DNA 分子的碱基组成中增加或者减少 1 个或几个碱基对,造成在缺失或插入点以下的 DNA 编码框架全部发生改变。碱基的插入和缺失可以是 1 个或几个碱基对,也可以是很大的片段,这种更大片段的插入或缺失所导致的肽链改变将更为复杂。因此,移码突变产生基因突变的遗传后果一般比较严重,甚至导致严重的遗传病。

动态突变(dynamic mutation)是指在人类基因组中存在的一些微卫星 DNA 或称为短串联重复序列(short tandem repeat,STR),尤其是以三核苷酸为单位的串联重复,在靠近基因或位于基因序列之中时,其重复次数在一代一代传递过程中会出现明显增加的现象,结果将导致某些遗传病的发生。

(二)突变的修复

DNA 分子在环境中的 X 线、紫外线、电离辐射、化学等因素的作用下,均可受到损伤而导致基因突变。然而,基因是相对稳定的。基因稳定性的实现依靠 DNA 损伤的修复。在正常生理情况下,DNA 损伤后,通过细胞内多种酶的作用下,可使损伤的 DNA 得到修复,恢复其正常结构。DNA 修复功能的实施有赖于细胞的 DNA 修复系统的存在。在人类细胞中 DNA 损伤的修复主要有切除修复、直接修复和重组修复。

1. **切除修复**(excision repair) 是一种多步骤的酶反应过程。首先将受损的 DNA 部位切除,然后再合成一个片段连接到切除的部位以修补损伤,是人类的主要修复方式。(图 2-1-4)

2. **直接修复** 无须去除碱基或核苷酸,只需一种酶经一步反应修复 DNA 损伤的机制。是人类细胞不常用的一种修复方式。目前了解最清楚的是 6-甲基鸟嘌呤甲基转移酶(MGNT),它能将

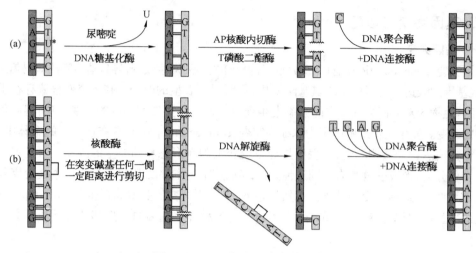

图 2 - 1 - 4   DNA 损伤的切除修复

(a) 碱基切除修复:一个特异的 DNA 糖基化酶将一个胞嘧啶脱氨基后形成的尿嘧啶切除,残留的糖——磷酸碳水化合物随后被 A 内切核酸酶和磷酸二酯酶相继除去,DDNA 聚合酶将一个脱氧胞苷 (dCMP)插入,之后 DNA 连接酶将弥补这一缺口;(b) 核苷酸切除修复:嘧啶二聚体被识别为一个大的病灶,一个多聚酶复合体内的核酸酶在含有突变链的任何一侧一定距离之外进行剪切,解旋酶将除去中间片段,产生一个有 20 个以上核苷酸大的缺口,该缺口由 DNA 聚合酶连续插入 dNMP 残基,随后由 DNA 连接酶封闭修复

DNA 链鸟嘌呤 06 位上的甲基移到酶的半胱氨酸残基上而修复损伤的 DNA。

3. 重组修复   由基因的同源重组介导的修复过程。它不能完全去除损伤,损伤的 DNA 段落仍然保留在亲代 DNA 链上,只是重组修复后合成的 DNA 分子是不带有损伤的,经多次复制后,损伤被冲淡了。

三、人类基因组

人类基因组包括细胞核内的基因组及细胞质内线粒体基因组,它们大致结构如图 2 - 1 - 5。

1. 细胞核基因组   每条染色体含 1 个 DNA 分子,1 个细胞的全部遗传信息(基因)都编码在线状的 DNA 分子上。由于每个体细胞中有 2 套染色体($2n$),故所含的 DNA 是由两个基因组 (genome)构成。每个单倍体基因组约为 3.2×10^9 bp。人类基因的平均长度为 $1 \sim 1.5$ kb,所以基因组足以编码 1.5×10^6 蛋白质,但实际上编码蛋白质的结构基因只不过 3 万个,仅占总基因组的 2%~3%。其余的 DNA 顺序包括基因之间的间隔顺序、基因内插入顺序、重复顺序等。目前,对它们的功能知之甚少,绝大多数重复顺序只不过是过剩的 DNA。但是,其中一些则有着特殊的功能,包括:调节基因的表达,增强同源染色体之间的配对和重组,维持染色体结构,调节前 mRNA 的加工以及参与 DNA 的复制等。

细胞核基因组中有许多来源相同,结构相似,功能相关的基因,这组基因称为基因家族(gene family)。基因家族的成员可以分布于几条不同染色体上,也可集中于一条染色体上。集中成簇的一组基因称为基因簇(gene cluster)。例如,人类白细胞抗原(HLA)系统的 7 个连锁基因座位排列成 A—C—B—D—DR—DQ—DP,形成一个基因簇;人类的类 α 和 β 珠蛋白基因簇分别集群串联排列于 16p13 和 11p15 上。有些基因家族的成员并不集中排列为基因簇,而是散布在基因组中不同部位,如微管蛋白基因家族,微管相关蛋白 2(MAP2)定位于 2q34 - q35,微管相关蛋白 tau - β

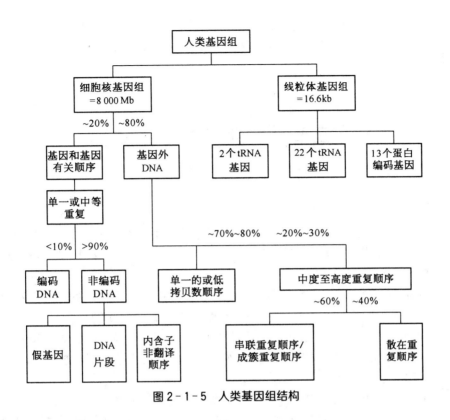

图 2-1-5　人类基因组结构

(MAPT1)定位于 17q21,微管相关蛋白 tau-2(MAPT2)定位于 6q21。

细胞核基因家族中的某些成员并不产生有功能的基因产物,称为假基因(pseudogene),假基因起始也可能有功能,后来由于缺失、倒位或点突变等原因使这些基因成为无功能的基因。假基因可以与有功能基因连锁,也可以由于染色体易位或作为转座子,从一部位移到另一新的部位。

2. 线粒体基因组　人类线粒体 DNA 是独立于细胞核染色体外的又一基因组,它能自主复制,由 16569 个碱基对组成,含有 37 个基因。

四、表观遗传学

表观遗传学(epigenetics)是与遗传学相对应的概念,是研究基因的核苷酸序列不发生改变的情况下,基因表达了可遗传的变化的一门遗传学分支学科。

在基因组中除了 DNA 和 RNA 序列以外,还有许多调控基因的信息,它们虽然本身不改变基因的序列,但是可以通过基因修饰,蛋白质与蛋白质、DNA 和其他分子的相互作用,而影响和调节遗传的基因的功能和特性,并且通过细胞分裂和增殖周期影响遗传。整个生命过程中,遗传学信息提供了合成包括表观遗传学修饰在内的各种蛋白质的信息,而表观遗传学信息则提供何时、何地和怎样应用遗传学信息的指令。它不仅对基因表达、调控、遗传有重要作用,而且在肿瘤、免疫等许多疾病的发生和防治中亦具有十分重要的意义。

表观遗传学的主要研究内容分为基因转录过程的调控和基因转录后的调控两部分。前者主要研究作用于亲代的环境因素造成子代基因表达方式改变的原因,包括 DNA 甲基化(DNA methylation),组蛋白共价修饰,染色质重塑(chromatin remodeling),基因沉默(gene silencing)和

RNA 编辑(RNA editing)等；后者主要研究 RNA 的调控机制，包括基因组中的非编码 RNA、微小 RNA(miRNA)、反义 RNA(antisence RNA)、核糖开关(riboswitch)等。

第三节 遗传学基本规律

一、分离律

早在 19 世纪中叶，遗传学的奠基人，奥地利学者孟德尔(Mendel，G，1822—1884 年)用了十余年时间，将统计学分析引入以豌豆为材料的植物杂交实验，并于 1865 年发表论文《植物杂交实验》，提出了分离规律和自由组合规律。

在实验中孟德尔收集了 34 个豌豆品种，种植两年后从中选出 22 个纯系的实验材料仔细观察后，从中选取了具有 7 对相对性状的一些植株进行杂交，并在严格控制的条件下进行，基本保证了自花传粉，防止了自然传粉可能发生的误差，同时采取了互交进行比较(即让两个杂交亲本互为父本或母本)，对各种相对性状在杂种后代中的表型都做了仔细的观察、记载，实验一直进行到第七代，最后得出结论。

性状(trait)是指生物所具有的形态的、机能的或生化的特点；相对性状是指同一性状的相对差异，一个个体非此即彼，不能同时具有某一相对性状中的两种。相对性状的形成是受等位基因控制的，等位基因(allele gene)是指位于一对同源染色体的相同位点上，影响和控制一对相对性状的两个基因。

孟德尔选用纯合体的亲本进行杂交实验。纯合体(homozygote)，即一对等位基因的组成相同，在严格自交情况下，后代一般不会发生性状分离。杂合体(heterozygote)，即一对等位基因的组成不同，自交时后代必然发生性状分离。生物个体表现出的性状，称为表现型(phenotype)，简称表型。控制生物性状的遗传组成称为基因型(genetype)。杂合体状态下表现出的性状，称为显性性状(dominant character)，而未表现出的性状，称为隐性性状(recessive character)。杂合状态下发挥作用，控制显性性状的基因称为显性基因，杂合状态下不发挥作用，控制隐性性状的基因称为隐性基因。孟德尔观察了子一代(F_1)植株自花授粉后形成的子二代(F_2)植株情况，发现其中有显性性状，也有隐性性状，且两者的数量之比约为 3：1，这种现象称为性状分离(segregation)。

(一)一对性状亲本杂交实验

以圆形种子植株和皱形种子植株为亲本杂交为例，F_1 杂合体植株的种子全部为圆形，而 F_2 中除圆形种子外，还出现了与亲代一样的皱形种子，经统计两者之比为 2.96：1，接近 3：1)。孟德尔进行了 7 对相对性状的杂交实验，子二代杂交后代的实验结果记录如表 2-1-1 所示。

(二)遗传因子假说的证实——测交(回交)实验

隐性纯合亲本所产生的配子，只带隐性基因，不会掩盖 F_1 配子中基因的作用，能使 F_1 中被掩盖的基因完全表现出来。下例中，F_1 与隐性纯合亲本测交，若 F_1 中含有的一对基因是 Rr，且产生配子时 Rr 确实分离，那么它将产生含有 R 和 r 的两种配子，而测交的隐性亲本所含的一对因子若为 rr，

表 2-1-1 豌豆杂交试验的子二代结果

相对性状		子二代植株总数	子二代显性数	子二代隐性数	显隐性比例
显性	隐性				
黄子叶	绿子叶	8 023	6 022	2 001	3.01：1.00
圆子叶	皱子叶	7 324	5 474	1 850	2.96：1.00
红花	白花	929	705	224	3.15：1.00
凸豆荚	凹豆荚	1 181	882	299	2.95：1.00
绿豆荚	黄豆荚	580	428	152	2.82：1.00
腋花	顶花	858	651	207	3.14：1.00
长茎	短茎	1 064	787	277	2.84：1.00
总　数		19 959	14 949	5 010	2.97：1.00

就只能产生一种带有 r 的配子,因此它们受精结合后必将产生 Rr 和 rr 两种合子,发育成数目相等的显性杂合体(Rr)和隐性纯合体(rr)两种后代,比例为 1:1(图 2-1-6),实验结果与理论分析完全相符。

综合上述实验结果,孟德尔提出:生物在形成生殖细胞时,成对的等位基因彼此分离,分别进入到不同的生殖细胞,每个生殖细胞只能得到成对基因中的一个,这一基因的行动规律就称为分离规律(law of segregation),也称为孟德尔第一定律。它的细胞学基础就是减数分裂过程中同源染色体的彼此分离。

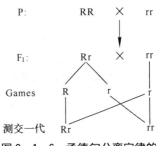

图 2-1-6 孟德尔分离定律的测交验证

二、自由组合定律

(一)两对性状亲本杂交实验

孟德尔在应用一对相对性状进行实验的基础上,又针对两对相对性状进行了杂交实验。他用圆形黄色种子和皱形绿色种子的纯种豌豆做亲本进行杂交,F_1 种子全为黄色圆形,说明圆形和黄色是显性性状,F_1 自交,F_2 出现 4 种不同的表型,比例接近 9:3:3:1。除亲本类型圆形黄色和皱形绿色外,还出现了皱形黄色与圆形绿色,原有的性状组合叫亲组合(parental),原来没有的性状组合叫重组合(recombination)(图 2-1-7)。

(二)测交实验

孟德尔用 F_1 黄色圆滑种皮的豌豆(YyRr)与绿色皱缩种皮的双隐性亲本(yyrr)测交,并预测:YyRr 型豌豆应该产生数目相等的 4 种配子,即 YR、Yr、yR 和 yr 型;它们分别与双隐性个体产生的 yr 型配子随机受精后,子代的基因型和表现型均应为 4 种,即 YyRr(黄色圆滑)、Yyrr(黄色皱缩)、yyRr(绿色圆滑)、yyrr(绿色皱缩),比例应为 1:1:1:1(表 2-1-2),实验结果与预期完全一致。

孟德尔总结实验结果,又提出:生物形成生殖细胞时,在每对等位基因彼此分离的同时,不同对的非等位基因之间可分可合,独立行动,随机组合在一个生殖细胞中。这就是自由组合定律(law of independent assortment),也称为孟德尔第二定律。它的细胞学基础是减数分裂过程中非同源染色体之间的自由组合。

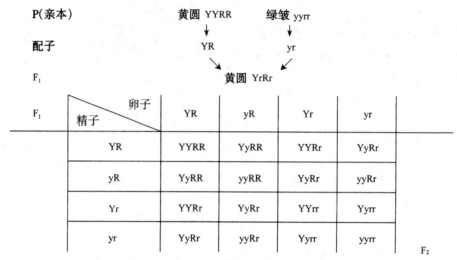

图2-1-7 豌豆两对相对性状杂交图解

表2-1-2 自由组合定律的测交验证

	F₁代所产生配子的基因型	YR Yr yR yr(YyRr型豌豆)		Yr(双隐性个体)	
测交后代	预期结果 基因型	YyRr	Yyrr	yyRr	yyrr
	表 型	黄圆	黄皱	绿圆	绿皱
	比 率	1:	1:	1:	1
	实际结果 测交1实得数	31	27	26	26
	测交2实得数	24	22	25	26
	总 数	55	49	51	52
	相对比例	1:	1:	1:	1

生物变异的原因很多,自由组合定律为我们解释生物的多样性提供了理论基础。假如一个生物有20种性状,每种性状由一对基因控制,它的基因型的数目就有 $3^{20} = 34$ 亿种,表型的数目为 2^{20} ,超过100万,而实际上生物的性状远远超过20种,这反映了遗传基础的无限多样性。

三对或三对以上的非等位基因,也遵循自由组合定律。以三对基因为例(表2-1-3)。

表2-1-3 亲代基因对数与子代基因型和表型的关系

亲代 基因对数	子一代 配子数	子一代 配子组合数	子二代 基因型数	子二代 表型数	分离比
1	2	4	3	2	$(3+1)^1$
2	4	16	9	4	$(3+1)^2$
3	8	64	27	8	$(3+1)^3$
4	16	256	81	16	$(3+1)^4$
⋮	⋮	⋮	⋮	⋮	⋮
n	$2n$	$4n$	$3n$	$2n$	$(3+1)^n$

三、连锁与互换律

当孟德尔的杂交实验广泛引起人们关注后,在 1905 年,美国学者摩尔根(Morgan.T.H.),用果蝇为材料进行遗传实验,发现了生物的另一类遗传现象,确定了连锁与互换规律,补充和发展了孟德尔遗传规律。

摩尔根在实验中选择灰身长翅(BBVV)和黑身残翅(bbvv)的果蝇为亲代,杂交后形成的 F_1 果蝇全部是灰身长翅(BbVv);之后,他用 F_1 雌果蝇与黑身残翅(bbvv)的雄果蝇进行测交,按自由组合定律预测,F_2 中应出现灰身长翅(BbVv)、灰身残翅(Bbvv)、黑身长翅(bbVv)和黑身残翅(bbvv)4 种类型,而且其比例应为 1:1:1:1,然而实验的结果却是,F_2 中所出现的上述 4 种类型,比例分别为:灰身长翅(BbVv)和黑身残翅(bbvv)各占 41.5%、灰身残翅(Bbvv)和黑身长翅(bbVv)各占 8.5%。前 2 种是亲代中出现过的性状组合——亲组合型,共占 83%;后 2 种是亲代中未曾出现的新的性状——重组合型,共占 17%。这样亲组合型远远多于重组合型的现象称为不完全连锁(图 2-1-8)。

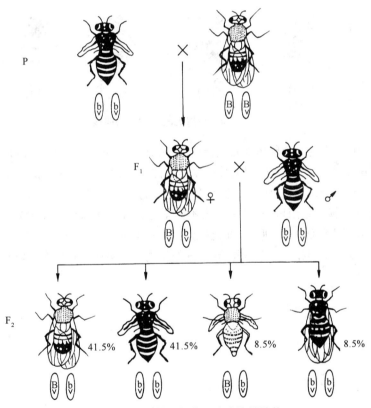

图 2-1-8　雌果蝇的不完全连锁遗传

如果在实验中用 F_1 雄果蝇与黑身残翅的雌果蝇进行测交,其结果是 F_2 只有 2 种类型:灰身长翅(BbVv)和黑身残翅(bbvv),而且两者的数目之比为 1:1。这种不同对的基因之间完全联合在一起传递给后代的现象称为完全连锁(图 2-1-9)。

综合上述实验结果,摩尔根总结:染色体可以自由组合,基因在染色体内呈直线排列不能自由组合,这些不同的基因将伴随染色体共同传递-连锁(linkage)。如果连锁的基因在减数分裂时没有

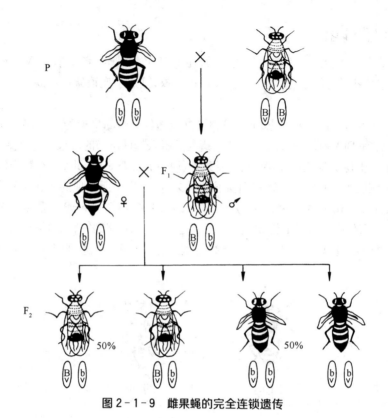

图 2 - 1 - 9　雌果蝇的完全连锁遗传

发生互换,都随染色体作为一个整体向后代传递,这种连锁称为完全连锁(complete linkage);如果同源染色体上的等位基因之间发生交换,使原来连锁的基因发生变化,构成新的连锁关系,这一现象称为互换(crossing over)。如果同一条染色体上连锁的基因大部分联合传递,仅有一小部分由于等位基因之间发生互换而重组,这种现象称为不完全连锁(incomplete linkage)。它的细胞学基础是减数分裂过程中,同源染色体的联会、非姐妹染色单体之间的片段交换。在生物界,完全连锁的情况很少见,只发现雄果蝇和雄家蚕有此情况,其他生物中普遍存在的是不完全连锁。

第二章 人类染色体与染色体病

导学

染色体是遗传信息的载体,它由核酸和蛋白质构成,是染色质在细胞分裂时期高度螺旋盘曲、折叠而成的条状或棒状结构。真核细胞的基因大部分存在于细胞核内的染色体上,具有储存和传递遗传信息的作用。生物界中的各种物种在形态、结构和数目上都是相对恒定的,而且在世代间保持相对恒定。通过染色体复制和细胞分裂,遗传信息可以在世代之间传递。根据人类基因计划的研究成果,正常人的单倍体染色体组上有 2～3 万个基因,平均每条染色体上含有上千个基因。当染色体数目或结构发生改变时,会导致多个基因的表达异常或功能丧失,在人类可能表现为自发流产或染色体病患儿的出生。

第一节 人 类 染 色 体

一、人类染色体的数目、形态和结构

人类的一个正常体细胞中染色体数目是 46 条($2n=46$),其中 22 对为常染色体(autosome);另外 1 对为性染色体,决定了人类的性别,女性为一对 X 染色体(XX),男性为一条 X 染色体和一条 Y 染色体(XY)。人类的一个正常生殖细胞(卵细胞或精子)中染色体数目为 23 条($n=23$),每个生殖细胞只含有成对的同源染色体当中的一条。

在细胞增殖周期中的不同时期,染色体的形态结构不断地变化。有丝分裂中期的染色体具有最为典型的形态特征,可以在光学显微镜下观察,常用于染色体研究和临床上染色体病的诊断。

每一条中期染色体都是由两条姐妹染色单体(sister chromatid)通过着丝粒(centromere)连接在一起构成,来源于有丝分裂间期 DNA 的复制和染色质的组装(详见"有丝分裂"),因此具有完全相同的遗传组成。在细胞分裂过程中,纺锤丝将附着在着丝粒上,牵引染色体发生移动,断裂的染色体片段通常由于不含着丝粒而最终丢失。着丝粒将染色体划分为短臂(p)和长臂(q)两部分。着丝粒处可见凹陷缩窄浅染的部分,称初级缢痕(primary constriction);而某些染色体的长、短臂上也可见凹陷缩窄浅染的部分,则称为次级缢痕(secondary constriction)。

端粒(telomere)是染色体短臂和长臂末端具有的一个特化的结构,由端粒 DNA 和端粒结构蛋

白组成。端粒 DNA 为高度重复序列,进化上高度保守;端粒结构蛋白为非组蛋白,可保护端粒免受酶的降解。端粒的功能是维持染色体形态和结构的稳定性,并与细胞的寿命直接相关:染色体如果失去端粒,将会产生黏性末端,使断裂染色体的断端发生黏连,形成结构异常的染色体;而多次分裂的细胞则会由于端粒 DNA 不能完全复制而导致端粒的损耗,一旦端粒消耗殆尽,细胞将会立即激活凋亡机制,即细胞走向凋亡。

染色体上的着丝粒位置是恒定不变的,根据着丝粒的位置,不同生物种类细胞中的染色体可分为 4 种类型:① 中央着丝粒染色体(metacentric chromosome),着丝粒位于或靠近染色体中央。若将染色体全长分为 8 等份,则着丝粒位于染色体纵轴的 1/2～5/8 之间。② 亚中着丝粒染色体(submetacentric chromosome),着丝粒位于染色体纵轴的 5/8～7/8 之间。③ 近端着丝粒染色体(acrocentric chromosome),着丝粒靠近一端,位于染色体纵轴的 7/8～末端之间,短臂很短;人类近端着丝粒染色体的短臂末端有一球状结构,称为随体(satellite)。人类的第 13、14、15、21、22 号染色体末端有随体结构。随体与短臂间的细丝样结构属于次级缢痕。人类随体染色体次级缢痕与核仁的形成有关,称为核仁形成区或核仁组织者区(nucleolus organizing region, NOR)(图 2 - 2 - 1),所以随体染色体也称为核仁组织染色体(nucleolar-organizing chromosome)。④ 端着丝粒染色体(telocentric chromosome),着丝粒位于染色体的顶端,没有短臂,这种类型的染色体只在某些动物细胞中存在,人类没有真正的端着丝粒染色体(图 2 - 2 - 2)。

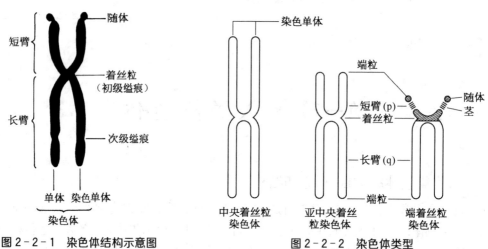

图 2 - 2 - 1　染色体结构示意图　　　　图 2 - 2 - 2　染色体类型

二、人类染色体的核型

核型(karyotype)是指一个体细胞中的全部中期染色体,按其大小、形态特征、分组配对、顺序排列所构成的图像(图 2 - 2 - 3)。对这些图像进行染色体数目、形态结构特征的分析称为核型分析(karyotype analysis)。一个体细胞的核型既可以代表该个体的染色体特征也可以作为该物种染色体特征的描述。

Denver 体制是世界通用的正常人类核型的描述体系,确立于 1960 年美国丹佛市召开的第一届国际细胞遗传学会议。该体制将人类的 22 对常染色体由大到小依次编为 1～22 号,并分为 A、B、C、D、E、F、G 七个组,A 组最大,G 组最小;X 染色体归入 C 组,Y 染色体归入 G 组。每一号染色体都包括两条同源染色体,各组染色体的基本特征见表 2 - 2 - 1。人类核型的描述包括两部分内

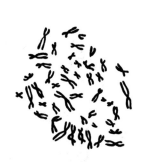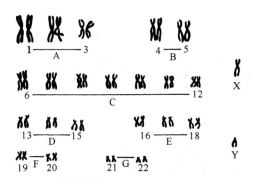

图 2-2-3　正常男性核型

容,染色体总数和性染色体的组成,两者之间用",,"分隔开。正常女性核型描述为:46,XX,正常男性核型描述为:46,XY。如有异常变化,如 21 三体(即 21 号染色体有 3 条),则描述为 47,XX(XY),+21,表明多了一条 21 号染色体。

表 2-2-1　人类染色体分组与形态特征

组	染色体编号	大小	着丝粒位置	副缢痕	随体
A	1～3	最大	近中、亚中着丝粒	1 号可见	
B	4～5	大	亚中着丝粒		
C	6～12	中等	亚中着丝粒	9 号可见	
D	13～15	中等	近端着丝粒		有
E	16～18	较小	近中、亚中着丝粒	16 号可见	
F	19～20	小	近中着丝粒		
G	21～22;Y	最小	近端着丝粒		21,22 有;Y 无

　　1. 非显带核型　按常规方法(Giemsa 染色)染色,染色体除着丝粒和次缢痕浅染外,其他部位都均匀着色,所得到的核型称为非显带核型。Denver 体制就是基于非显带核型技术提出的,然而即使是非常熟练的细胞遗传学家也无法准确地鉴定染色体的序号,染色体细微结构的改变更是难以发现。这种常规的染色方法严重制约了染色体结构异常的研究和临床上染色体病的诊断,已经不适应细胞分子生物学快速发展的需求。

　　2. 显带核型　20 世纪 60 年代末,出现了染色体显带技术(banding technique),即将染色体经过一定程序的处理并用特定染料染色以后,在普通光学显微镜或荧光显微镜下可以观察到染色体沿其长轴显示出明暗相间的带纹结构,称为染色体带(band)。经过显带技术处理的染色体称为显带染色体(banding chromosome)。由显带染色体所组成的核型称为显带核型。显带技术可将人类的 24 种染色体(1～22 号常染色体,X,Y)显示出各自特异的带纹,称为染色体带型(banding pattern)。据此可鉴定每一条染色体,可识别染色体所发生的细微的结构改变,临床上用于染色体病的准确诊断。目前,用不同的显带技术可得到不同的显带染色体标本,如 Q 带、G 带、C 带等;其中 G 显带方法简便(染色体经胰酶等处理,Giemsa 染色),带纹清晰,在普通显微镜下即可观察,是目前最广泛使用的一种带型(图 2-2-4)。

　　3. 染色体带的命名　人类体细胞中每条染色体是由一系列连续的带纹组成的,没有非带区。根据《人类细胞遗传学命名的国际体制》(简称 ISCN)规定的界标(landmark),每条显带染色体可划

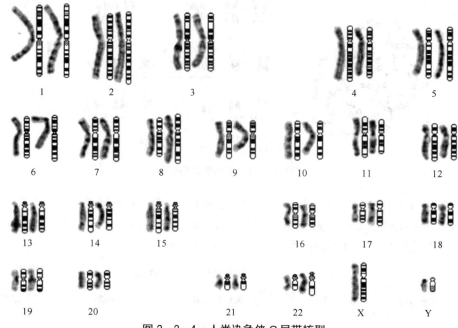

图 2-2-4　人类染色体 G 显带核型

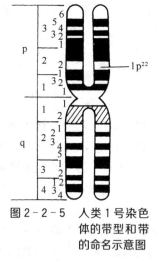

图 2-2-5　人类 1 号染色
体的带型和带
的命名示意图

分为若干个区(region),每个区又包括若干条带(band)。界标是染色体上稳定的、具有显著形态学特征的结构区域,如着丝粒、长短臂的末端以及某些特殊的带。两相邻界标之间为区。区和带均从着丝粒为起点向臂的远端依次编号;靠近着丝粒的两个区分别记为长臂或者短臂的 1 区,依次是 2 区、3 区……每个区内的带也依据同样的原则编为 1 带、2 带、3 带……作为界标的带成为此界标以远区的"1"带,被着丝粒一分为二的带,分别标记为长臂的 1 区 1 带和短臂的 1 区 1 带(图 2-2-5)。描述某一特定带时需要写明 4 个内容:① 染色体序号;② 臂的符号;③ 区的序号;④ 带的序号。这些序号依次列出,无需间隔或标点符号。例如,1p31 表示 1 号染色体短臂 3 区 1 带。

标准的中期单倍体的带纹数为 450 条。而通过 G 显带或者 R 显带技术染色,前中期和晚前期的单倍体染色体带纹数可达 550～850 条,甚至更多,这种染色体技术称为高分辨显带(high-resolution banding),也称为早中期显带。高分辨显带核型能够揭示临床上更为细微的染色体结构改变,对临床染色体病诊断和研究具有重要意义。

第二节　染色体畸变

生物界中各物种的染色体在形态、结构和数目上都是相对恒定的。但在病理条件或环境因素的作用下,细胞中染色体的形态和数目可发生改变,即染色体畸变。当染色体发生畸变时,由于涉及的基因较多,因此受累个体将出现先天性多发畸形,智力发育障碍,生长发育迟缓等临床症状。

体细胞或性细胞内染色体发生异常的改变称为染色体畸变(chromosomal aberration),包括数目异常和结构异常两大类,可发生在一条(多条)常染色体或(和)性染色体中,在临床上会产生巨大的影响。染色体畸变可以自发地产生;也可以通过物理的、化学的或生物的诱变作用而产生。迄今为止,临床上最常见的染色体畸变是非整倍体改变,由一条或多条染色体的增、减而引起,通常会导致身体和智力的发育障碍。相互易位(非同源染色体之间的节段交换)也相对常见,虽然通常没有表型效应,但可能产生染色体异常的子代,后面会述及。

染色体畸变所导致的临床表型效应取决于多个方面的因素,包括染色体自身的性质,所涉及的基因组的失衡,发生异常的特定基因,遗传给下一代的可能性等。对于遗传咨询特别是产前咨询来说,预测临床后果是很困难的。因此在研究染色体畸变类型时,首先要牢记一些基本原则:

> 活婴中的不平衡核型:总的咨询准则
> ▶ 单体比三体危害更大
>   ● 除了 X 单体以外,几乎没有可以存活的完全单体。
>   ● 13、18、21、X 和 Y 染色体完全三体可存活。
> ▶ 部分非整倍体的表型取决于
>   ● 不平衡染色体片段的大小。
>   ● 失衡属于单体还是三体,涉及的是基因组的哪些区域和哪些基因。
> ▶ 嵌合体的表现型:"全无定数,一切难料!"
> ▶ 倒位
>   ● 臂间倒位:倒位涉及的染色体片段越大,后代为出生缺陷的风险越高。
>   ● 臂内倒位:异常表型的风险很低。

一、染色体数目异常

人的染色体数目不是 $2n=46$ 的,都称为异倍体(heteroploid)。以单倍体染色体数(n)位基数成倍地增加或减少,称为整倍体(euploid),其他类型的数目改变都称为非整倍体(aneuploid)。

(一) 整倍体

整个染色体组数目的减少可形成单倍体(haploid),单倍体个体在人类尚未见到。整个染色体组数目的增加可形成多倍体(polyploid),如三倍体($3n=69$)、四倍体($4n=92$),临床上在胎儿中偶尔都能观察到,虽然三倍体胎儿可以活产,但都不会存活太久。在得到确认的妊娠胎儿中,三倍体的发生率是 $1\%\sim3\%$,能存活过妊娠前三个月的胎儿大多都是双雄受精(dispermy)的结果(图 2 - 2 - 6)。还有一部分是由于减数分裂过程当中细胞质分裂失败(两次分裂当中任意

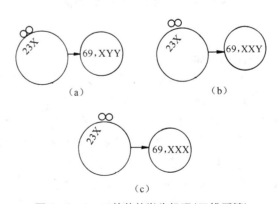

图 2 - 2 - 6　三倍体的发生机理(双雄受精)

(a) 69,XYY 的形成;(b) 69,XXY 的形成;(c) 69,XXX 的形成

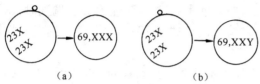

图 2-2-7 三倍体的发生机理(双雌受精)

(a) 69,XXX 的形成;(b) 69, XXY 的形成

一次)形成二倍体的卵子或者精子(图2-2-7)。三倍体的表现型取决于多余的那套染色体的来源:若来自父亲,就会形成畸形的胎盘,称为部分葡萄胎(partial hydatidiform moles);若来自母亲,就会在怀孕早期自动流产。四倍体的核型一般都是92,XXXX 或者 92,XXYY,而没有 XXXY 或 XYYY 的性染色体组合方式,表明四倍体通常都是由于受精卵早期卵裂不完全导致。

(二) 非整倍体

在人类染色体病中,非整倍性是最常见也是最有临床意义的染色体异常,至少占所有妊娠的5%。大部分非整倍体的患者为三体(某对正常的染色体多了一条),或为较少见的单体(某对正常的染色体少了一条)。无论是三体还是单体,都将导致严重的表型后果。

基因组任何一个部分都可能能形成三体,但是整条染色体形成的三体会引起生命遗传组成的严重失衡。

尽管形成非整倍体的机制尚不明了,目前认为减数分裂不分离(meiotic nondis junction)是其最常见的原因。减数分裂不分离是指在两次减数分裂中的一次(通常是减数分裂Ⅰ)过程中,配对的染色体没有正确分开,由此而形成的配子则会多一条染色体$(n+1)$,或少一条染色体$(n-1)$,这种异常的配子结合正常配子后将会形成三体型和单体型的合子(图2-2-8、图2-2-9)。

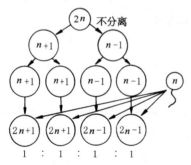

图 2-2-8 后期Ⅰ染色体不分离

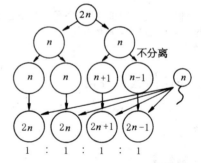

图 2-2-9 后期Ⅱ染色体不分离所形成的配子与受精后的结果

(三) 嵌合体

如果分裂不分离发生于合子形成后的有丝分裂中,若发生在卵裂早期,可能会引起临床上的镶嵌现象(mosaicism),形成嵌合体(图 2-2-10)。含有两种或两种以上不同核型细胞系的个体称为嵌合体,如46,XY/47,XXY 和 45,X/46,XX 等都是嵌合体。嵌合体各细胞系所占比例大小与染色体发生不分离的时间有关。产生嵌合体的另一原因是染色体遗失,在细胞有丝分裂过程中某一条染色体未能进入任何一个子细胞核,使子细胞核内的染色体少了1条,也称染色体后期迟缓(anaphase lag)。未能进入细胞核内的染色体遗留在细胞质中,逐渐消失,结果该细胞即因丢失1条染色体而成为亚二倍体(图2-2-11)。嵌合体患者的临床症状往往不够典型。

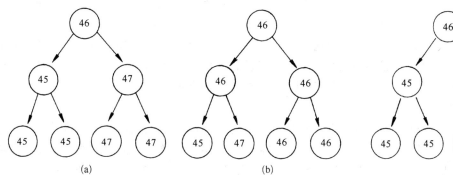

图 2-2-10　嵌合体形成图解

(a) 第一次卵裂不分离；(b) 卵裂初期不分离

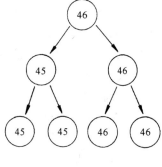

图 2-2-11　染色体遗失形成的嵌合体图解

二、染色体结构畸变

染色体结构畸变(Abnormalities of Chromosome Structure)是由于染色体发生断裂,继而发生异常重建形成的结果,也称为染色体的重排。重排有多种方式,在新生儿中的发生率约为 1/375,总体而言低于非整倍体的发生率。自发的染色体重排发生率比较低,还可以由其他外界因素诱发,如电离辐射、病毒感染以及化学药品。与数目畸变一样,结构畸变可以发生在个体的所有细胞中,也可以形成嵌合体。重排发生的时间不同,受影响的可能是染色体或者染色体单体。如果重排发生于 G_1 期,经过 S 期的复制,同一染色体的两条单体都有同样的结构畸变。如果重排发生在 G_2 期,这时染色体已经复制,由两条染色单体构成,重排通常只影响两条单体中的一条。

结构重排可以分为平衡(balanced)结构重排和非平衡(unbalanced)结构重排,前者指重排后染色体组的总量没有增减,后者指染色体组的总量发生了增或者减。有些重排很稳定,细胞可以顺利进行有丝分裂和减数分裂,而另外一些重排形成的结构则是不稳定的。结构稳定的重排染色体必须具备有功能的着丝粒和两个端粒。

(一)非平衡重排

对于非平衡重排(unbalanced rearrangement)而言,表型异常通常是由缺失(deletion),重复(duplication)或者两者兼有造成的。染色体部分片段的重复可以导致部分三体型,部分片段的缺失则导致部分单体型的发生。任何干扰功能基因平衡的改变都可能导致发育异常。涉及至少几百万个碱基对的大片段的缺失和重复一般可以通过常规染色体显带技术检测出来,包括高分辨率核型。而小的片段缺失和重复则需要更加复杂精细的分析,如荧光原位杂交(FISH)技术。

1. **缺失**(deletion)　即染色体的部分片段丢失,既可以发生在染色体的末端(末端缺失),也可以发生在染色体臂上(中间缺失)。缺失都会导致染色体结构的不平衡。缺失的临床后果通常显示为单倍不足(haploin sufficiency,指的是单拷贝的基因不足以维持通常是由两个等位基因来完成的正常功能),一般取决于缺失片段的大小和其中涉及的基因的数量和功能。细胞遗传学可见的常染色体缺失在新生儿中的发生率大概为 1/7 000;而通过微矩阵技术鉴别到的小的片段缺失则更为多见,而由其引起的临床学意义还没有得到充分的研究。

缺失可能来源于简单的染色体断裂和无着丝粒片段的丢失,也可能是由于减数分裂过程中,没有正确配对的同源染色体或者姐妹染色体单体之间发生了不对等交换导致。

2. **重复**(duplication) 与缺失一样,重复源于染色体的不等交换或易位、倒位携带者减数分裂过程中的异常分离或倒位。总体说来,重复的后果不及缺失严重。然而,由于配子细胞核中部分染色体片段的重复会形成部分三体,导致遗传物质失衡,并且染色体发生断裂时可能会破坏基因的完整结构,因此重复也会造成某些表型异常,重复片段过大也会严重影响受精卵的活力,甚至造成胎停,自发流产等。重复基因的排列顺序可以是相同的,称串联重复(tandem repeat),也可以是反向的,称反向重复(inverted repeat)。

3. **环形染色体**(ring chromosomes) 如果染色体发生了 2 次断裂,然后断端连接在一起组成的环形结构就称为环形染色体。环形染色体非常少见,但每条人类染色体都可能形成环形染色体。如果着丝粒是位于环内,这个环形染色体在有丝分裂时就可以稳定正常的分离。然而有一些环形染色体的两条姐妹染色单体在分裂后期趋于分离的时候会缠绕在一起,导致环的断裂和重新融合,从而产生大小不一的环形染色体。由于有丝分裂过程中的这种不稳定特征,只有一部分细胞中可以观察到环形染色体。

4. **等臂染色体**(isochromosomes) 是指染色体的两臂在形态遗传结构上完全相同。一个有46 条染色体同时带有一条等臂染色体的人,就意味着其有一条染色体臂的遗传物质是单拷贝的(部分单体型),而另一条染色体臂的遗传物质是三拷贝的(部分三体型)。而一个具有一对正常同源染色体外加一条等臂染色体的个体,则意味着等臂染色体涉及的那部分基因形成了部分四倍体。等臂染色体形成的机制目前还没有非常清晰的了解,可能是减数分裂Ⅱ时,着丝粒错误发生了横裂导致的,这样形成的等臂染色体只有一个着丝粒。也有两个着丝粒的等臂染色体,一般是染色体的一条臂和它的同源染色体(姐妹染色单体)在非常靠近着丝粒的位置发生了交换形成的。

最常见的等臂染色体是 Xq 等臂染色体;i(Xq),可见于某些 Turner 综合征患者。也有常染色体等臂染色体,如 18p 等臂染色体;i(18p),12p 等臂染色体;i(12p)。在实体瘤和血液恶性肿瘤的核型中,也常见等臂染色体。

5. **双着丝粒染色体**(dicentric chromosome) 为染色体畸变中罕见的类型。两条都带有着丝粒的染色体片段在断端处融合,其无着丝粒片段丢失。

(二) 平衡重排

如果染色体发生平衡重排(balanced rearrangement),通常不会影响表型,因为细胞核内的遗传物质并没有增减,只是结构稍有变化。这里要注意区分真正的平衡重排和那些从细胞学水平上平衡而在分子水平上不平衡的重排。

即便是真正的平衡重排,虽然携带者自身没有明显的表型异常,但其产生遗传不平衡的配子的概率还是很高,从而导致下一代表型异常的风险也随之增高(根据重排类型不同,风险率为1%~20%)。同时如果染色体断裂也可能破坏基因的完整结构,导致突变的发生。

1. **倒位**(inversion) 一条染色体同时发生两处断裂,中间片段作 180°倒转后再与两断端相接,使基因的排列顺序发生颠倒。倒位有两种类型:臂内倒位(不包括着丝粒),两个断裂点在同一个臂上;臂间倒位(包括着丝粒),两个断裂点分别位于两条臂上。

一个个体的倒位,可以是纯合体(一对同源染色体发生同样的倒位),也可以是杂合体(一对同源染色体中的一条发生倒位)。倒位纯合体一般是完全正常的,并不影响个体的生活。倒位杂合体在减数分裂时,同源染色体不能以直线形式进行配对,通常要形成一个圆圈,才能完成同源部分的配对。这种圆圈就称为倒位环(inversion loop)。无论着丝粒在倒位环的外面,还是在倒位环的里面,如果在环内有交换发生,那么交换过的染色单体都带有缺失和重复,进入配子后,往往引起配子的死亡,使最后所得到的配子几乎都是在环内没有发生过交换的,所以倒位可以抑制或大大地降低倒位环内基因的重组。臂间倒位携带者生育异常核型的子代的风险为 5%~10%。

人类染色体最常见的倒位是 9 号染色体的一个小的臂间倒位,经细胞遗传学实验室研究证实,在人群中的发生率高达 1%。inv(9)(p11q12)携带者无表型异常,也不会导致流产或产生不平衡子代。因此,它被认为是一种正常的变异体。

除了细胞学上可见的倒位,基因组学研究检测到越来越多的更小的倒位,大多数情况下,这些倒位并不会形成异常的表型,对下一代也没有不良影响。

2. 易位(translocation)　　通常为两条非同源染色体之间的片段发生交换。分为相互易位和罗伯逊易位。

相互易位(reciprocal translocation),非同源染色体分别发生断裂,其断片相互交换位置后重接,形成两条结构上重排的染色体,称为相互易位。通常相互易位只涉及两条染色体,又因为交换是相互的,并不会改变染色体的总数目(复杂的涉及三条以及三条以上的染色体的易位也有报道,但非常罕见)。相互易位比较常见,在新生儿中的发生率约为 1/600。相互易位一般是无害的,虽然在智力发育迟缓的患者中更为多见。与其他平衡结构重排相同,相互易位产生不平衡配子和异常妊娠的风险较高。经历两次或多次自然流产的夫妇及不育男性,更易检出平衡易位。

罗伯逊易位(Robersonian translocation),两条近端着丝粒染色体在其着丝粒区发生断裂,之后长臂在着丝粒区连接形成一条新染色体,短臂丢失。结果该平衡核型只有 45 条染色体,包括一条由 2 条染色体长臂形成的易位染色体。由于 5 对近端着丝粒染色体的短臂上都有编码 rRNA 的基因,因此一两条染色体的短臂丢失不会有害。由于断裂点位置不同,罗伯逊易位可以产生单着丝粒染色体或假双着丝粒染色体(只有一个着丝粒有活性)。

研究表明,所有的近端着丝粒染色体都可以发生罗伯逊易位,但是 13/14(13q14q)和 14/21(14q21q)易位更为常见。13q 和 14q 的易位发生率为 1/1 300,至今仍是临床最常见的一种染色体重排。

虽然罗伯逊易位携带者自身表型正常,但是有生成不平衡配子的风险,因此可能生育遗传不平衡的后代。后代的风险受特定的罗伯逊易位和携带者父母的性别影响。通常来说携带者母亲把易位传递给下一代的风险要高一些。罗伯逊易位最主要的临床意义在于,21 号染色体的罗伯逊易位携带者有生育易位型 Down 综合征患儿的风险。

(三) 镶嵌现象

当个体发生了染色体畸变,畸变通常发生在所有细胞中。然而,个体也可能同时表现 2 种甚至更多种的染色体核型,这种现象就称为镶嵌现象(mosaicism)。镶嵌可以是数目不同,也可以是结构不同(较少见)。镶嵌现象的常见原因是受精卵早期卵裂中(有丝分裂)染色体不分离。通常很难彻底区分真镶嵌现象和假镶嵌现象。特别是在绒毛膜培养的细胞遗传学分析中,镶嵌现象相对常见,对于产前诊断的判断有较大影响。

临床上对镶嵌现象的研究有两点不足:首先,如果没有明显的临床症状,人们一般不会主动进行核型检测,因此很难发现哪些表型正常的嵌合体个体;再者,对产前诊断所检测出的嵌合体胎儿,很少再进行随访。但总体而言,特定染色体异常的嵌合体,如嵌合体 Down 综合征,嵌合体 Turner 综合征的临床症状比非嵌合体要轻很多。

（四）染色体畸变的发生率

几项大规模的调查显示了不同的染色体畸变发生率(表2-2-2)。主要的数目异常为3种常染色体(21三体、18三体和13三体)，以及4种性染色体非整倍体：Turner综合征(45,X)，Klinefelter综合征(47,XYY),47,XXY和47,XXX。在自然流产中，三倍体和四倍体占了一小部分，染色体畸形引起的自然流产占40%～50%。在流产胚胎中，最常见的为45,X,占自然流产胚胎的20%。其他的性染色体异常在活产中很常见，在流产胚胎中则很少见。16三体至少占了流产胚胎的1/3,却从没有在活产胎儿中发现过。新生儿的染色体畸形发生率约为1/160(0.7%)。

表2-2-2　自然流产胎儿染色体异常发生率

类　　型	%	类　　型	%
45,X	19	22三体	5
常染色体单体	<1	其他三体	23
常染色体三体(合计)	52	三倍体	16
16三体	16	四倍体	6
18三体	3	结构重排	4
21三体	5		

第三节　染色体病

因先天性染色体数目异常或结构畸变而引起的疾病,称为染色体病(chromosome disease)。目前已发现的人类染色体数目异常或结构畸变有10 000多种,几乎涉及每一号染色体。已确定或已描述过的综合征有100多种。这些畸变如涉及第1～22号常染色体,称常染色体病,如涉及X、Y性染色体,则称性染色体病。常染色体发生畸变,临床上常见的有21三体综合征、18三体综合征、13三体综合征和猫叫综合征等。性染色体发生畸变,临床上常见的有先天性睾丸发育不全综合征和先天性卵巢发育不全综合征等。

一、常染色体病三体型

有很多罕见的染色体异常是由于多了或者缺失了整条染色体或者染色体的片段导致的,这些异常通常在自然流产的胚胎中发现或者只涉及很短的染色体片段。出生后能存活的涉及整条染色体(非嵌合体)三体的染色体病只有3种：21三体(Down综合征)、18三体和13三体。

这些常染色体三体都伴有生长迟缓、智力发育迟缓和多发性的先天畸形等临床症状。同时,每一种异常都有其独特的表型特征。任何一种三体的发育异常的特征都是由多余的那条染色体上多余的特定基因决定的。无论是由于染色体非平衡造成的基因增加或者丢失,都会因为相关基因数量的改变而产生特异的表型效应。

（一）Down综合征(21三体综合征)

Down综合征又称21三体,是目前最常见,也是研究最多的一种染色体病。同时也是最常见的由单一遗传因素引起的中度智力发育迟缓。大约每 800 个儿童中有 1 例 Down 综合征患者,年龄在 35 岁以上的孕妇的后代罹患本病的概率更高。

1866 年,Langdon Down 首先报道了此病。但在此以后的整整一个世纪中,Down 综合征的病因始终是个谜。直到 1959 年,细胞学研究发现大部分的 Down 综合征患者都有 47 条染色体,额外的那条染色体是一条近端着丝粒染色体,后来被确认为第 21 号染色体。

1. 表型 Down 综合征出生时即可诊断,或可以根据出生不久后显著的特征性畸形加以判断。Down 综合征最严重的症状是智力发育迟缓。新生儿的第一个被注意到的异常通常是肌张力减退。即使是未经过专业训练的人也能够意识到典型的面部畸形,身材短小,短头,后脑勺扁平;脖子短,后颈部皮肤松弛;鼻梁低平,耳常为低位,耳郭呈折叠状畸形;口张开,舌头通常有裂纹并伸出口外;眼距宽,眼裂小,内眦赘皮,虹膜发育不全(图 2 - 2 - 12);患者常有特征性的皮肤纹理,常见通贯手;第一第二脚趾头之间间距宽。

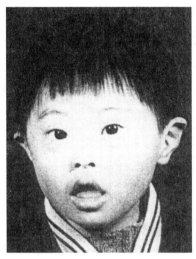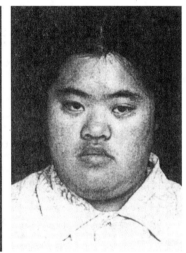

图 2 - 2 - 12 21 三体综合征患者面容

2. 产前及产后存活 产前诊断的畸形有大约 1/2 是由于 21 三体导致。只有 20%～25%的 21 三体妊娠胚胎能最终成活出生。在所有的 21 三体胚胎中,最致命的是先天性心脏病。3/4 的 21 三体综合征胎儿在妊娠期已自发流产,且大部分发生在妊娠头三个月内,仅约 1/4 胎儿能活到出生。出生后患者平均寿命 16.2 岁,50%在 5 岁以前死亡,8%可超过 40 岁,2.6%超过 50 岁。

存活的 Down 综合征患者至少有 1/3 伴先天性心脏病,在流产胚胎中比例更高。Down 综合征的婴儿在新生儿期之后,罹患白血病的风险为正常个体的 15 倍。阿尔茨海默病也可见于几乎所有的 Down 综合征患者。

3. 临床诊断 21 三体综合征的诊断主要依靠染色体检查。根据患者的核型组成的不同可分为以下 3 种类型。

(1) 21 三体型:约 92.5%的先天愚型患者属于此类型。患者的核型为 47,XX(XY),+21(图 2 - 2 - 13),即比正常人多了一条 21 号染色体。随着孕妇年龄的增长(特别是 30 岁以后),生育 21 三体患儿的风险随之增高(表 2 - 2 - 3)。三体通常发生在母方的减数分裂不分裂中(约 90%的病例),主要是发生在减数分裂Ⅰ,仅 10%发生在父方的减数分裂Ⅱ中。由于高龄产妇生育 Down 综合征的概率较高,故认为“老化了的卵子”是罪魁祸首。

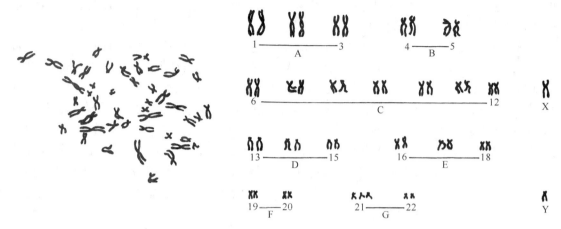

图 2-2-13　21 三体综合征患者核型

表 2-2-3　母亲年龄与 21 三体综合征发病率的关系

母亲年龄(岁)	21 三体综合征发病率	母亲年龄(岁)	21 三体综合征发病率
25 岁以下	1/1 800	35～39	1/250
25～29	1/1 500	40～44	1/100
30～34	1/800	45～	1/50

(2) 罗伯逊易位型:大约 4% 的 Down 综合征患者有 46 条染色体,但是其中一条近端着丝粒染色体(通常是 14 或 21 号染色体)的长臂与 21 号染色体的长臂(21q)发生了罗伯逊易位。患者的核型为 46,XX(XY),-14,+t(14q;21q)。与标准的 21 三体不同,易位型 Down 综合征与产妇年龄没有关系。但是,若亲代(特别是母方)为易位携带者,则家系成员的再发风险相对增高,易位携带者的核型为 45,XY(XX),-14,-21,+t(14q;21q),虽然染色体总数少了 1 条,但从总的遗传物质来看,与正常人没有什么大的区别,基本上仍处于平衡状态,因此也称作平衡易位携带者。这类携带者外观可毫无异常表现,但与正常人结婚后所生子女中 1/4 为正常人,1/4 为 14/21 易位型先天愚型患者,1/4 为易位携带者,1/4 缺乏 1 条 21 号染色体而流产(图 2-2-14)。

21q/21q 易位染色体是由 2 条 21 号染色体长臂组成的染色体,见于少数 Down 综合征患者。

(3) 嵌合型:约 2% 的 Down 综合征为嵌合体,患者通常有 2 种核型:正常核型和 21 三体核型。

这种类型的 Down 综合征患者临床症状不如典型的 21 三体患者严重,但是嵌合型患者的表型变异范围比较广,可能反映了在胚胎发育早期三体型细胞所占的不同比例。临床症状不明显的嵌合型患者可能终其一生都不知道其核型的异常。还有非常少见的一部分 Down 综合征只有 21 号染色体长臂的一部分是三拷贝的。

4. Down 综合征的发病风险和再发风险　发病风险主要取决于孕妇的年龄以及夫妇双方的核型。根据孕妇的高龄现象和产前生化筛查所得出的胎儿罹患 Down 综合征的风险估算结果,多数的孕妇都会选择产前诊断,通常是对羊水细胞或者绒膜绒毛细胞进行细胞遗传学分析。一个公认的标准是,当孕妇生育 Down 综合征患儿的风险大于羊膜穿刺或绒毛膜取样可能引发流产的风险时,该孕妇就应该做产前诊断。发病风险主要取决于孕妇的年龄及夫妇双方的核型。

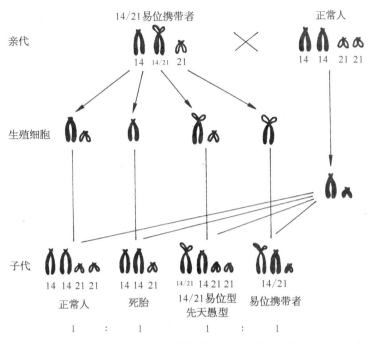

图 2-2-14　易位携带者与正常人婚配图解

对于已有一个患儿的家庭,21 三体或其他常染色体三体总的再发风险约为 1%。而由于易位导致的再发风险则要高得多。

(二) 18 三体综合征

18 三体综合征又名 Edward 综合征(Edward's Syndrome)。新生儿发病率约为 1/7 500,孕期发生率则高得多,大约 95% 的 18 三体胎儿会发生自然流产。产后存活率也很低,很少可以活过几个月。大约 60% 的患者是女性,可能女性更易存活。发病率与母亲年龄增高有关,目前年龄超过 35 岁,发病风险明显增加。本病的主要临床特征是智力障碍,生长迟缓,肌张力亢进,呈特殊的握拳式,第二和第五指压在第三和第四指上。"摇篮样畸形足",跟骨突出。95% 以上有先天性心脏病(多为室间隔缺损及动脉导管末闭)。枕骨突出,耳郭畸形,低位,小颌等。与 21 三体相同,各种异常核型(并非都是完全的三体型)都可导致 18 三体,故在遗传咨询中必须检查患儿或胎儿的核型。80% 患者的核型为 47,XX(XY),＋18;20% 患者为嵌合型,核型为 46,XX(XY)/47,XX(XY),＋18,症状较轻。

(三) 13 三体综合征

1960 年 Patau 首先描述了一个具有额外 D 组染色体的婴儿,后经显带技术证明额外的染色体是 13 号。新生儿发生率约为 1/25 000。女性明显多于男性。发病率与母亲年龄增高有关。主要特征是：生长发育明显迟缓,严重智力低下。中度小头畸形、前额倾斜、无嗅脑。虹膜缺损、偶有独眼或无眼畸形。常有唇裂或(和)腭裂、小颌、多指,各种类型先天性心脏病。男性多有隐睾,女性半数有双角子宫及卵巢发育不良。80% 患者的核型为 47,XX(XY),＋13,其余为易位型和嵌合型。99% 以上的胎儿流产,出生后 45% 患儿在 1 个月内死亡,90% 在 6 个月内死亡。

二、常染色体缺失综合征

据报道,很多有畸形特征的患者在细胞遗传学上都能检测到缺失,但此类缺失通常只在少数患者中发现,并没有形成临床上可辨别的综合症状。而有一些患者,具有相同或相似的片段缺失,并导致明显可辨的临床症状,即常染色体缺失综合征。细胞遗传学上可见的常染色体缺失在新生儿中发生率大约为 1/7 000。如 5p 综合征(猫叫综合征)。

1963 年,Lejeune 等首先报道了三例 5p 综合征,患者可见第 5 号染色体短臂部分或中间部分缺失。由于患儿有猫叫样啼哭声,因而又称猫叫综合征。发病率占新生儿的 1/50 000,本征最主要的临床特征是:患者严重智力低下,生长发育迟缓。小头、满月形脸容、眼距宽、外眼角下斜。耳低位、小颌、腭裂。约 50% 病例有先天性心脏病,并指,髋关节脱臼。核型为 46,XX(XY),del(5)(p15)。患者的 5p 断裂点和缺失节段各异,但已定位了一个所有患者都缺失的条带:5p15。

三、性染色体及其疾病

人类的性别是由性染色体决定的。性染色体分为 X 染色体和 Y 染色体,它们总是受到特别关注。因为这两类性染色体具有不同的遗传模式,与初级性别决定有关。虽然 X 染色体和 Y 染色体在减数分裂过程中(男性)会发生配对,但是它们的结构并不相同,受不同的遗传调控。性染色体的组成正常女性为 XX,正常男性则为 XY。Klinefelter 综合征患者男性具有 47 条染色体,2 条 X 和 1 条 Y 染色体(核型为 47,XXY),而大部分的 Turner 综合征女性患者只有 45 条染色体,仅 1 条 X 染色体(核型为 45,X)。这些发现迅速奠定了 Y 染色体在正常男性发育中的关键地位。

虽然性染色体在性别(性腺)决定中扮演主要角色,但是实际上性别决定和性别分化取决于性染色体和常染色体上基因的共同作用。

(一)X 染色体和 Y 染色体

1. Y 染色体　在男性的减数分裂过程中,X 染色体和 Y 染色体一般通过短臂末端的片段进行配对,并在这个区域进行片段的交换和基因的重组。较常染色体和 X 染色体而言,Y 染色体上的基因较少,大约 50 个,大部分都与性腺和生殖器的发育有关。

2. X 染色体　正如前面提到的,X 染色体的非整倍体畸变是最常见的细胞遗传学异常。

为什么人类对于 X 染色体的畸变具有较高的耐受性? X 染色体失活现象。女性的两条 X 染色体其中一条上的大多数基因都会沉默,即不表达,不产生任何产物。X 染色体失活指的是正常女性的体细胞中,一条 X 染色体在发育早期失活,导致在男性和女性中 X 染色体上基因的等量表达。虽然哪一条 X 染色体失活是随机的,但是这个模式将会在克隆世代中保持不变。因此,就 X-连锁基因的表达来说,女性为嵌合体,也即有些细胞表达从父方遗传来的 X 染色体上的基因,而另一些细胞则只表达从母方遗传而来的 X 染色体上的基因。值得注意的是,X 染色体失活虽然是染色体的一个特征,但并非 X 染色体上所有基因都失活,进一步的研究表明,至少有 15% 的基因逃脱了失活的命运,也就是说同时来自失活和未失活 X 染色体的这部分基因都得以表达;另外还有 10% 左右的基因在多数女性体细胞中失活了,而在某些女性体细胞中则保持活性。

失活的 X 染色体会在间期细胞核中形成异染色质,称为 X 染色质,也称 Barr 小体。具有多条额外 X 染色体的患者,多余的 X 染色体都会失活。因此,在所有男性和女性的二倍体细胞中,不论有几条 X 或 Y 染色体,都只有一条 X 染色体有活性。

（二）性染色体疾病

与常染色体一样,性染色体异常也分为数目和结构异常,可以发生在所有类型的细胞或者以嵌合的形式出现。性染色体病通常都是独立发生的,除了因孕妇年龄偏大而造成的母方减数分裂Ⅰ错误,没有明显的易感因素。青春期延迟,原发或继发闭经,不育以及两性生殖器官鉴别不明确等临床表征都提示可能存在性染色体异常,因此必须进行细胞遗传学或分子生物学的分析检查。

一般来说,X和Y染色体的非整倍性改变相对常见,而性染色体异常是最常见的人类遗传异常中的一大类别,新生儿发生率大概在1/400～1/500。一般来说,因为Y染色体的基因数目很少以及X染色体的选择性失活,最大限度地降低了性染色体失衡导致的临床异常,所以性染色体疾病的临床症状比常染色体疾病要轻得多。新生儿和胚胎最常见的性染色体异常是三体型(XXY,XXX和XYY),但是这三种类型在自发流产的胚胎中很少发现。相比之下,X染色体的单体型(Turner综合征)很少在新生儿中发生,但是在有报道的自发流产中则是最常见的染色体异常。

性染色体结构异常则要少见得多。嵌合体中,性染色体异常要比常染色体异常普遍得多,有些性染色体嵌合体的患者,临床症状相对轻一些。

由于会导致不育和发育异常,有4类非整倍体改变导致的性染色体疾病研究得比较透彻。这些染色体异常对发育的影响经过了长期的多中心研究,涉及300多名患者,有些已经被观察了超过45年。不同患者个体的临床症状表现出很高的多样性,很难一言概之。

1. 先天性睾丸发育不全综合征(47,XXY) 1942年美国Klinefelter等首先描述了这一综合征,故也称Klinefelter综合征,是第一种被报道的人类性染色体病。1956年Bradbury等在这类病人中发现X染色质(Barr小体)为阳性,1959年Jabobs和Strong证实患者的核型是47,XXY(图2-2-15),即比正常男性多了一条X染色体。

该病在男性新生儿中的发病率为1/1 000～1/500。患者的主要临床特征是:患者外表为男性,在儿童期无任何症状,青春期开始后,症状即逐渐严重。患者身材瘦长,体力较弱。具有男性外生殖器,阴茎短小,睾丸很小或为隐睾。睾丸组织切片可见精曲小管基膜增厚,呈玻璃样变性,不能产生精子,因而不育。约有25%的病人到青春期有乳房发育。腋毛、阴毛稀少或无;胡须稀疏,喉结不明显,皮下脂肪发达,皮肤细腻如女性,其性情、体态趋向于女性化。一部分患者有智力低下,但大多数智力正常。一些患者有精神异常或有精神分裂症倾向。80%～90%患者的核型为47,XXY;10%～15%为嵌合型,常见的核型有46,XY/47,XXY;46,XY/48,XXXY等。嵌合型患者中若(46,XY)的正常细胞比例高,临床

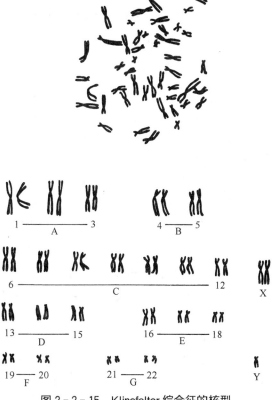

图2-2-15 Klinefelter综合征的核型

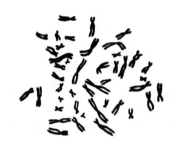

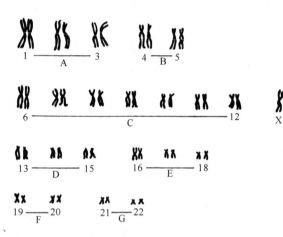

图 2-2-16　Turner 综合征患者的核型

表现不严重,可有生育能力。另外还有 48,XXXY;49,XXXXY 等。由于多余的 X 染色体的效应,X 染色体越多,其症状越严重。

47,XXY 的产生原因,约 60% 是由于其母亲的生殖细胞形成中,减数分裂时发生了 X 染色体的不分离,40% 是由于父亲 XY 染色体不分离所致。

在该病确诊后,于青春期用雄激素替代治疗,可促使第二性征发育并改善患者的心理状态。男性乳房发育,可手术切除。

2. 先天性卵巢发育不全综合征(Turner 综合征)　1938 年 Turner 报道了 7 名身体矮小,性发育幼稚,有蹼颈及肘外翻的妇女。1954 年 Polani 等发现 Turner 综合征许多病例 X 染色质阴性,并有卵巢发育不全。直到 1959 年 Ford 才发现患者核型为 45,X。因此,Turner 综合征又称为 45,X 综合征(图 2-2-16)。

Turner 综合征在新生女婴中发病率为 1/5 000。在自发流产胚胎中,发生率可高达 18%～20%。据资料推测 45,X 胚胎 98% 将自然流产,只有约 2% 发育异常程度较轻微者能存活下来。

患者外观女性,身材矮小(120～140 cm),后发际低,约 50% 患者有蹼颈,面容呆板,肘外翻,盾状胸,乳间距宽,至青春期乳腺仍不发育,乳头发育不良,条索状性腺,外生殖器幼稚型,原发性闭经,不育。部分患者有智力发育障碍,一般智商正常。约 15% 为嵌合体,其核型为 45,X/46,XX。异常核型比例较小时,临床体征不典型,如只有体矮、原发性闭经、条索状性腺等,部分患者可表现有月经。若 46,XX 细胞占绝对优势,则表型似正常个体,能孕,但生育力降低。

本征发生原因是双亲之一在配子形成过程中,发生了性染色体的不分离。约 75% 的染色体丢失发生在父方,约有 10% 发生在受精卵后早期卵裂时,结果导致各种嵌合体。青春期用性激素治疗,可以促进第二性征和生殖器官的发育,月经来潮,改善患者的心理状态。

(三) X 三体综合征和多 X 综合征

1959 年 Jacobs 等首先描述了具有 3 条 X 染色体的女性,这是一种女性常见的染色体异常。发病率在新生女婴中约为 1/1 000。X 三体女性有时只是身高超过平均水平,并无异常表型,部分个体是在不孕检查时被检出,因此可能大多数的患者并没有得到确诊。患者通常有生育能力,但生育染色体异常后代的风险增加。一般在进行 IQ 检测时表现出明显不足,70% 左右的患者有学习障碍。严重的精神疾病和反社会行为很少发生;但在青春期过渡到成年期时会有明显行为异常。

在 47,XXX 细胞中,有 2 条 X 染色体是失活的。几乎都是源于母方减数分裂时发生的不分离,且主要发生在减数分裂Ⅰ。

有些患者的核型为嵌合体,症状一般较轻。理论上 47,XXX 女性的后代中,有一半应具有 47,XXX 或 47,XXY 核型。但事实上已知的 10 余名 47,XXX 妇女所生育的 30 余名子女均具有正常核型。对这一现象的解释是,在女性第一次减数分裂时,具有 XX 的核几乎总是进入极体而被淘汰。还有患者具有 4 条(48,XXXX)甚至 5 条 X 染色体(49,XXXXX),X 染色体愈多,智力损害和发育畸形愈严重。

(四) XYY 综合征

1961 年由 Sandberg 等首次报道。发病率约占男婴的 1/1 000,XYY 核型的男性在生理上和行为上与正常 46,XY 男性无异。大多数患者有生育能力,且其生育性染色体异常后代的风险并没有明显增高。患者智力正常,并没有明显的畸形。大概有一半的 XYY 核型的男孩在学习方面表现出语言障碍,阅读和书写困难,需要特别干预。其 IQ 也比平均水平低 10～15 个点。

虽然有关 XYY 男性注意力缺失,多动,容易冲动的记录翔实,但是明显的攻击性和精神异常行为则并非 XYY 综合征的典型特征。在 20 世纪 60～70 年代,有报道称监狱和精神病院中的男性 XYY 的比例较高,特别在高个子男性中。这种错误观点现今已被否决。

除 47,XYY 核型外,还有 48,XYYY;49,XYYYY 类型患者,但较少见。

导致 XYY 核型产生的原因主要是由于父亲精子形成过程中减数分裂Ⅱ时发生了 Y 染色体的不分离,产生 YY 精子。

(五) 性腺和性别发育异常遗传病

某些患者同时存在卵巢和睾丸组织,称为两性畸形。内、外生殖器官畸形不一定是性染色体异常,也可能为核型中其他染色体的异常、单基因缺陷或其他遗传因素所致。

1. 真两性畸形　患者体内兼有两性性腺,大约 40% 的患者一侧为卵巢,另一侧为睾丸;40% 一侧为卵巢或睾丸,另一侧为卵巢睾;约 20% 患者的两侧均为卵巢睾。患者外生殖器及第二性征不同的介于两性之间,其外表可为男性或女性。真两性畸形的核型可为 46,XX,也可为 46,XY 或 46,XX/46,XY。

2. 假两性畸形　患者体内只有一种性腺,但外生殖器具有两性特征。如果性腺是睾丸,则为男性假两性畸形;如性腺是卵巢,则为女性假两性畸形。其产生原因或者是性发育过程中因性激素水平异常,或者是胚胎发育过程中受到母体异常激素的影响(如大量使用黄体酮保胎)。男性假两性畸形称男性女性化,核型为 46,XY,X 染色质阴性,Y 染色质阳性。它可分为两类:雄激素不敏感综合征(睾丸女性化综合征)和不完全男性假两性畸形。前者外生殖器及第二性征女性化明显;后者病情较轻,表现为男性,阴茎短小,睾丸小或隐睾,乳房发育如女性。女性假两性畸形核型为 46,XX,X 染色质阳性,Y 染色质阴性。常见有先天性肾上腺增生症(AR)。其中又以 21 羟化酶缺陷(Ⅰ型)为多见,其次为 11 羟化酶缺陷(Ⅱ型)。部分病人还伴有水盐代谢紊乱。

药物或手术治疗可部分改善两性畸形患者的临床表现。

第三章 人类的单基因病

导学

　　存在于生殖细胞或受精卵中的突变基因与正常基因一样,所携带的遗传信息经过表达,可以形成具有一定异常性状的遗传病,并以一定的方式在上下之间进行传递。尽管人类的遗传性状或遗传病有多种多样,遗传方式也不尽相同,但从基因水平来看,参与控制遗传病的基因数量概括地分为两大类:单基因遗传病和多基因遗传病。本章学习单基因遗传病的传递。

　　人类的一些遗传性状受一对等位基因的控制,这种遗传方式叫单基因遗传(single gene inheritance),在后代的传递过程中符合孟德尔的遗传规律,所以又称为孟德尔遗传。人类的一些

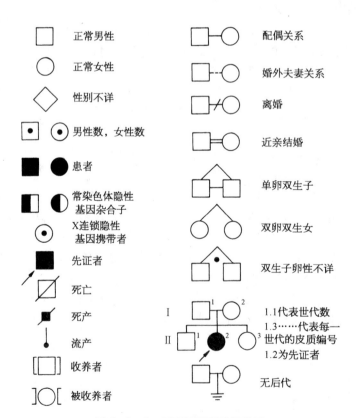

图 2-3-1　常用的系谱绘制符号

遗传疾病也受一对等位基因的控制,这种遗传方式叫单基因遗传病(single-gene disease, monogenic disease)。根据致病基因所在染色体不同(常染色体或性染色体)及其性质不同(显性与隐性),可分为常染色体显性遗传、常染色体隐性遗传、X-连锁显性遗传、X-连锁隐性遗传以及 Y 连锁遗传等不同的遗传方式。

研究人类性状或疾病的遗传规律,最常见的方法是系谱分析法(pedigree analysis)。所谓系谱(或系谱图)是从先证者入手,追溯调查其所有家族成员(直系亲属和旁系亲属)的数目、亲属关系及某种遗传病(或性状)的分布等资料,并按一定格式将这些资料绘制而成的图解。先证者(proband)是某个家族中第一个被医生或遗传研究者发现的罹患某种遗传病的患者或具有某种性状的成员。系谱中不仅要包括具有某种性状或患有某种疾病的个体,也应包括家族的正常成员,这样才可以确定所发现的某一特定性状或疾病在这个家族中是否有遗传因素的作用及其可能的遗传方式,从而为其他具有相同遗传病的家系或患者的诊治提供依据。但要强调的是,在对某一种遗传性状或遗传病作系谱分析时,通常需要将多个具有相同遗传性状或遗传病的家族的系谱作综合分析(统计学分析),才能比较准确而可靠地作出判断。另外在调查过程中,全部工作除要求信息准确外,还要注意患者的年龄、病情、死亡原因和是否有近亲婚配等。

常用的系谱绘制符号见图 2 - 3 - 1。

第一节 常染色体遗传病

控制某种遗传性状或疾病的基因位于 1~22 号常染色体上的遗传方式。分为常染色体显性遗传病、常染色体隐性遗传病。

一、常染色体显性遗传病(autosomal dominant inheritance, AD)

控制某种性状或疾病的基因位于 1~22 号常染色体上,其性质是显性基因,特点是显性基因 A 无论是纯合状态(AA)还是杂合状态(Aa)都能表现出其所代表的遗传性状或疾病,此致病基因所导致的疾病称为常染色体显性遗传病。

人群中常染色体显性遗传病的发病率为 0.9%,假设正常基因为 a,则致病基因为 A,且 a→A(突变),此事件极为罕见,大多数病人都以杂合子(Aa)出现,少有显性纯合子(AA)出现。正常人:aa,患者为:Aa。

(一) 完全显性遗传

1. 完全显性遗传的概念 杂合个体与纯合个体,即 AA 和 Aa 的表型完全一样的遗传方式称完全显性遗传(complete dominant)。

2. 完全显性遗传性状 在决定人耳形态的三个主要性状中,长耳壳对短耳壳为显性;宽耳壳对狭耳壳为显性;有耳垂对无耳垂为显性。这些性状没有好坏之分。

3. 常染色体显性遗传病的实例

(1) 家族性结肠息肉症(简称 FPC):患者的结肠壁上有许多大小不等的息肉,主要的症状是便血并伴有黏液。随着年龄的增长,在 20 岁左右时,息肉可发生恶变而成为结肠癌。患者的子女将有 1/2 的风险发生结肠息肉症(图 2-3-2)。

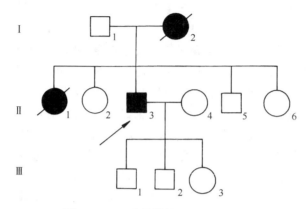

图 2-3-2　家族性结肠息肉症系谱

在系谱中,先证者 II₃ 的结肠息肉已经变为结肠癌,手术后复发。他的母亲 I₂、姐姐 II₁ 均死于结肠癌。

(2) 短指症:图 2-3-3 是 1903 年 Farabee 报道的一个美国家族的短指症系谱。本病主要表现为手指骨短或缺失,掌骨变短,致使手指(趾)变短。一般患者幼年时五指可以正常发育,但长到 7～8 岁以后第四跖骨过早闭合以致停止生长,同时其他趾骨正常发育,造成发育畸形。母亲与子女同为病患的情况很普遍,一般多发于女性、单侧多于双侧,而左右分别则不大。

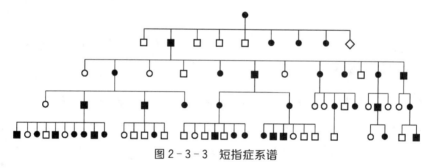

图 2-3-3　短指症系谱

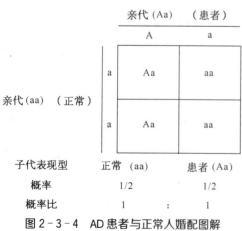

	亲代(Aa)	(患者)
	A	a
a	Aa	aa
a	Aa	aa

亲代(aa)　(正常)

子代表现型	正常(aa)	患者(Aa)
概率	1/2	1/2
概率比	1	: 1

图 2-3-4　AD 患者与正常人婚配图解

4. 常染色体显性遗传病再发风险估计　大多常染色体显性遗传病患者都是以杂合子(Aa)出现,很难有显性纯合子(AA)出现。一般情况下,患者(Aa)与正常人(aa)婚配,如果生育,那么他们生下正常后代与患病后代的概率为 1∶1,即有 1/2 正常人、1/2 患者(图 2-3-4)。

5. 常染色体显性遗传的特征

(1) 病人的双亲中,必有一方患有相同遗传病。

(2) 病人的同胞中,1/2 正常,1/2 患遗传病,男女机会均等。

(3) 在系谱中,一般情况下,遗传病在每代中都有发生,即连续传递。

(4) 双亲无病时,子女患显性遗传病,只有突变而来。

6. 其他一些常见且主要的常染色体显性遗传病(表2-3-1)。

表2-3-1　一些常染色体显性遗传病

疾病中文名称	疾病英文名称
家族性高胆固醇血症	familial hypercholesterolemia
遗传性出血性毛细血管扩张	hereditary-hemorrhagic telangiectasia
遗传性球形红细胞症	elliptocytosis
急性间歇性卟啉症	porphyria, acute intermittent
迟发性成骨发育不全症	osteogenesisimperfecta, type I
成年多囊肾病	polycystic kidney disease, adult
α-珠蛋白生成障碍性贫血	alpha-thalassemias
短指(趾)症 A1 型	brachydactyly, type A1
特发性肥大性主动脉瓣下狭窄	supravalvular aortic stenosis
遗传性巨血小板病,肾炎和耳聋	Fechtner syndrome
神经纤维瘤	neurofibromatosis, type I
结节性脑硬化	tuberous sclerosis
多发性家族性结肠息肉症	adenomatous polyposis of the colon
肌强直性营养不良	dystrophia myotonica 1

(二) 不完全显性遗传(incomplete dominant inheritance)

1. **不完全显性遗传的概念**　显性基因 A 在杂合状态(Aa)时,所代表的性状或疾病不像纯合子(AA)一样的完全表现出来,其表型或疾病性状处于中间状态,这种遗传方式称为不完全显性遗传(incomplete dominant inheritance)或半显性(semi-dominance),也称中间型遗传(intermediate inheritance)。纯合显性患者病情严重,杂合子患者病情较轻。

2. **不完全显性遗传病例**

(1) 软骨发育不全症:出生时即体态异常、四肢短粗、躯干相对长、垂手不过髋关节、手指短粗、各指平齐、前额突出、马鞍形鼻梁、下颏明显前凸、臀部后突、下肢向内弯曲。主要原因是长骨骺端软骨细胞的形成及骨化有障碍而影响了骨的增长,患者几乎都为杂合子(Aa),纯合子(AA)因病情严重多死于胎儿或新生儿期。

(2) 地中海贫血:原发于地中海区域,我国也有,原因是造血系统的血红蛋白 HbA 的形成受影响,化学成分发生改变,临床上有重型和轻型患者。β 型地中海贫血的致病基因是 Th,重型患者基因型为:$\beta^{Th}\beta^{Th}$;轻型患者基因型为:$\beta^{Th}\beta^{th}$;正常人为:$\beta^{th}\beta^{th}$(图2-3-5)。

$$P: \qquad \beta^{Th}\beta^{th} \quad \times \quad \beta^{Th}\beta^{th}$$
$$\downarrow$$
$$F_1: \qquad \beta^{Th}\beta^{Th} \quad 2\beta^{Th}\beta^{th} \quad \beta^{th}\beta^{th}$$

重症 1:轻型患者 2:正常人 1

图2-3-5　两个轻型地中海贫血患者婚配后代的情况

(3) 家族性高胆固醇血症：以血浆中低密度脂蛋白(low density lipoprotein, LDL)清除缺陷和早发冠心病为特征,属一种原发性的血脂代谢异常疾病。临床特征为肌腱黄瘤、高胆固醇血症和早期主要发生在冠状动脉的粥样硬化。纯合子患者通常在 30 岁以前死于心肌梗死或猝死,杂合子患者一般 40～60 岁发生冠心病。女性杂合子患者绝经前,由于有雌性激素的保护作用,冠心病的发生率和死亡率都较男性杂合子低。

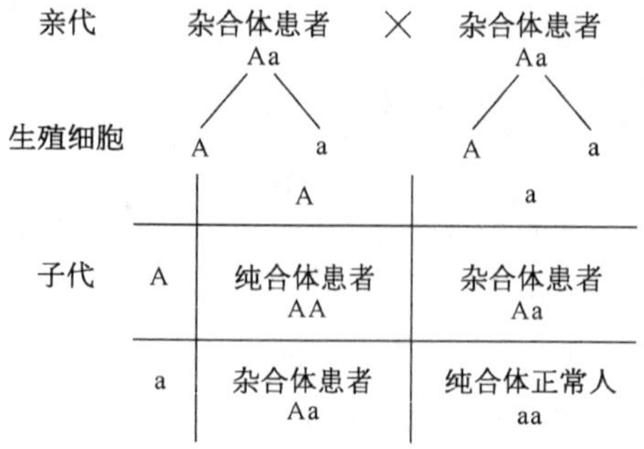

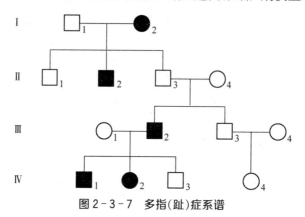

图 2-3-6 软骨发育不全症婚配图解

3. 不完全显性遗传病再发风险估计 如软骨发育不全症,患者几乎都为杂合子(Aa),纯合子(AA)因病情严重多死于胎儿或新生儿期。若两个杂合子(Aa)患者婚配,其后代有 1/4 的可能是正常人(aa)、2/4 的可能是杂合患者(Aa)、1/4 的可能是纯合患者(AA)(图 2-3-6)。

(三) 不规则显性遗传(irregular dominance)

1. 不规则显性遗传的概念 显性基因 A 在杂合状态(Aa)时,由于受遗传背景或环境因素的影响,所代表的性状或疾病可以有不同程度的表现,这种遗传方式称不规则显性遗传(irregular dominance)。

2. 不规则显性遗传病例 多指(趾),轴前型——赘指在拇指侧;轴后型——赘指在小指侧,赘生指可能有完整的指骨、关节、肌肉等,也可能发育不全而只有残迹,最轻者只有赘生的皮肤蒂(图 2-3-7)。

图 2-3-7 多指(趾)症系谱

系谱分析：先证者Ⅲ₂的子女Ⅳ₁和Ⅳ₂也多指,其父母Ⅱ₃和Ⅱ₄均不多指,但其伯父Ⅱ₂多指,这样分析可以肯定先证者Ⅲ₂的致病基因不是突变而来,又因其子女中Ⅳ₃表型是正常的,因此先证者Ⅲ₂其基因型应是杂合子,由于他伯父Ⅱ₂的旁证,因而Ⅲ₂的致病基因应从其父亲Ⅱ₃传来,且Ⅱ₃也应是杂合子,只不过存在不完全外显,而表现正常。

3. 不规则显性遗传的原因

(1) 可能是那些本身没有表型效应的修饰基因(基因组中除了主基因 A 和 a 以外的其他基因)影响主基因所致。

(2) 环境因素也可造成表现度不一致和不完全外显。表现度：一定基因所形成表型缺陷的严重程度。表现度不一致：指具有相同基因型的个体,表型缺陷的严重程度有差异。外显率：一定基因型形成一定表型的百分率。

（四）共显性遗传（codominance）

1. 共显性遗传的概念　一对等位基因的作用在杂合子时,同时发挥作用,所代表的性状同时表达出来,不存在显性与隐性的关系。

2. 共显性遗传的实例

（1）人类中的 MN 血型系统：M 血型的人红细胞表面有 M 抗原,决定于基因 M,N 血型的人红细胞表面有 N 抗原,决定于基因 N,M 和 N 是一对等位基因,位于第 4 号染色体上。M 血型的人基因型：MM,N 血型的人基因型：NN,这样的两个人结婚后会生下 MN 血型的孩子,为共显性。（图 2-3-8）

$$
\begin{array}{cccc}
\text{亲代：} & MM(L^M L^M) & \times & NN(L^N L^N) \\
 & (\text{M型}) & \downarrow & (\text{N型}) \\
\text{子代：} & & MN(L^M L^N) & \\
 & & (\text{MN型}) &
\end{array}
$$

图 2-3-8　M 血型与 N 血型的人婚配后代的情况

（2）人类中的 ABO 血型系统：人类的红细胞表面有 A、B 两种抗原,血清中有 β 和 α 两种天然抗体,按抗原和抗体的情况血型可分为 A 型：$I^A I^A$、$I^A i$;B 型：$I^B I^B$、$I^B i$;O 型：ii,AB 型：$I^A I^B$,决定于 9 号染色体上的 I^A、I^B、i 构成的一组复等位基因,I^A、I^B 对 i 是显性,但每个人只能具有其中任何两个基因（表 2-3-2,表 2-3-3）。AB 型是典型的共显性遗传。

复等位基因：一个基因座位上不只有 2 个基因,而是由 3 个以上的基因成员组成。

表 2-3-2　ABO 血型的特点

血　型	红细胞抗原	血清中的天然抗体	基 因 型
A	A	β	$I^A I^A$, $I^A i$
B	B	α	$I^B I^B$, $I^B i$
AB	A, B	—	$I^A I^B$
O	—	A, β	ii

表 2-3-3　双亲和子女之间 ABO 血型的遗传关系

双亲的血型	子女中可能有的血型	子女中不可能有的血型
A×A	A, O	B, AB
A×O	A, O	B, AB
A×B	A, B, AB, O	—
A×AB	A, B, AB	O
B×B	B, O	A, AB
B×O	B, O	A, AB
B×AB	A, B, AB	O
AB×O	A, B	AB, O
AB×AB	A, B, AB	O
O×O	O	A, B, AB

二、常染色体隐性遗传病

1. **常染色体隐性遗传病的概念**　控制某种性状或疾病的基因是隐性基因,位于1～22号常染色体上,纯合子时表现出相应的性状或疾病,其遗传方式称为常染色体隐性遗传病(autosomal recessive inheritance, AR)。杂合子的表型与正常人相同,不表现出相应的疾病,但可将致病基因遗传给后代,称为携带者(carrier)。

2. **常染色体隐性遗传病的实例**

(1) 先天性代谢缺陷:由于基因的改变,转录、翻译表达出活性降低或缺失的酶,导致代谢过程的中断或混乱而造成的疾病,也可称为遗传性代谢病。

苯丙酮尿症(Pku):由于纯合基因pp的存在,患者缺乏苯丙氨酸羟化酶,导致苯丙氨酸不能形成酪氨酸而形成苯丙酮酸及其代谢产物,并聚积在血液和脑脊液中,部分经尿排出。患者的代谢混乱,脑发育障碍而成为白痴,另外由于酪氨酸缺少,黑色素形成减少,皮肤、毛发色淡。

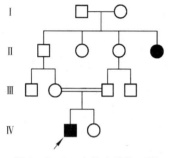

图2-3-9　白化病家族系谱

白化病:由于纯合基因aa的存在,患者缺乏酪氨酸酶,导致不能形成黑色素。患者全身毛发呈白色;皮肤、虹膜呈粉红色或淡红色,非常畏光,紫外线照射下皮肤易发生癌变(图2-3-9)。

尿黑酸尿病:由于纯合基因alal的存在,患者缺乏尿黑酸氧化酶,以致尿黑酸不能分解而聚积在血液中,经尿排出体外被氧化呈黑色,在婴儿期就可表现,成年后由于尿黑酸大量沉积于软骨和关节中,一般无明显的临床症状,严重时形成变性关节炎,并发心脏病。

(2) 分子病:由于分子结构异常所造成的疾病。

镰状细胞贫血:由于纯合隐性基因编码的氨基酸有误,导致患者具有异常的血红蛋白,患者的静脉里由于氧分压低,血红蛋白形成结晶而导致红细胞呈镰刀状,从而使血液黏着性增高,形成红细胞堆积,阻塞各器官,进而出现脾肿大、腹痛、四肢疼痛、血尿及肾功能衰竭、心力衰竭、脑血管意外等。

3. **常染色体隐性遗传病再发风险估计**　常染色体隐性遗传病中,只有在致病基因纯合状态(aa)时才发病。而这样发生的频率很低,一般为0.001～0.01,所以达到纯合状态(aa)而发病的患者极少,仅为1/100 000～1/10 000。一般情况下,病人(aa)的双亲表型正常,但都是致病基因(a)的携带者,因此他们每次生育孩子,都将有1/4概率生下患病的子女,3/4概率生下表型正常的子女,其中2/3是致病基因携带者(图2-3-10)。

实际人群中最多的婚配类型应该是表型正常的携带者与正常人婚配,子代中的表现型都正常,但其中有1/2是致病基因的携带者(图2-3-11)。

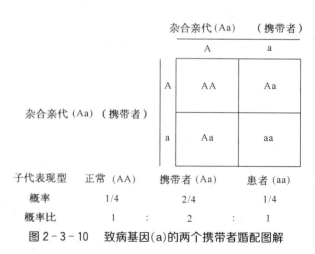

	杂合亲代(Aa)	(携带者)
	A	a
A	AA	Aa
a	Aa	aa

杂合亲代(Aa)　(携带者)

子代表现型	正常(AA)	携带者(Aa)	患者(aa)
概率	1/4	2/4	1/4
概率比	1 :	2 :	1

图2-3-10　致病基因(a)的两个携带者婚配图解

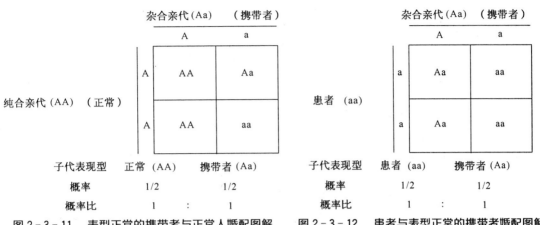

图2-3-11　表型正常的携带者与正常人婚配图解　　图2-3-12　患者与表型正常的携带者婚配图解

表型正常的携带者与患者婚配可能发生于近亲婚配时,子代中将有1/2为患者、1/2为表型正常的携带者(图2-3-12)。

4. **常染色隐性遗传病的特征**

(1) 患者双亲都无病,但都是致病基因的携带者。

(2) 患者同胞中约有1/4为患病个体,男女机会均等。

(3) 患者的子女一般无患儿,看不到连续的传递,往往是散发的。

(4) 近亲婚配时,子女中患病风险比非近亲婚配者高。

5. **近亲婚配及其危害**　近亲结婚是指血缘关系很近的人彼此间结婚。一个群体中,在曾祖父母或外曾祖父母以下有共同祖先的人都属于近亲。近亲婚配的危害主要是子女的患病风险比非近亲婚配高,这是由于近亲个体可能带有共同祖先传递下来的同一基因,婚配后,他们的后代基因纯合的概率比随机婚配增高。父母和子女之间以及同胞之间,基因相同的可能性为1/2,称为一级亲属;一个人和他的叔、伯、姑、舅、姨、祖父母和外祖父母之间,基因相同的可能性为1/4,称为二级亲属;表兄妹或堂兄妹之间基因相同的可能性为1/8,称为三级亲属。若某致病基因携带者频率为1/50,则生患儿的风险为 $1/50 \times 1/50 \times 1/4 = 1/10\,000$,而表兄妹婚配生出患儿的风险则为 $1/50 \times 1/8 \times 1/4 = 1/1\,600$ 。可见表兄妹婚配生出隐性遗传病患儿的风险是随机婚配的6.25倍。常染色体隐性遗传病愈少见,近亲婚配的危险愈大。

6. 其他一些常见且主要的常染色体隐性遗传病(表2-3-4)。

表2-3-4　一些常染色体隐性遗传病

疾病中文名称	疾病英文名称
镰状细胞贫血	sickle cell anemia
婴儿黑蒙性白痴	Tay-Sachs disease
β-地中海贫血	beta-thalassemias
同型胱氨酸尿症	homocystinuria
苯丙酮尿症	phenylketonuria
丙酮酸激酶缺乏症	pyruvate kinase deficiency of erythrocyte

续 表

疾病中文名称	疾病英文名称
尿黑酸尿症	alkaptonuria
半乳糖血症	galactosemia
肝豆状核变性	Wilson disease
黏多糖累积症Ⅰ型	mucopolysaccharidosis type Ⅰ
先天性肾上腺皮质增生	adrenal hyperplasia, congenital
血浆活酶前体缺乏症	PTA deficiency
囊性纤维变性	cystic fibrosis
血色素沉着症	hemosis

第二节 性染色体遗传病

人类有些性状或疾病在男女个体中出现的概率不同,或男高女低,或女高男低,是因为控制这些性状或疾病的基因位于 X 染色体上,在上下代之间的传递随着 X 染色体的行动而传递,这种遗传方式称为 X-连锁遗传。而且男性的致病基因只能从母亲传来,将来传给自己的女儿,不存在男性向男性的传递,称为交叉遗传。根据 X 染色体上致病基因性质不同,分为 X-连锁显性遗传和 X-连锁隐性遗传。

一、X-连锁隐性遗传病(X - recessive inheritance, XR)

(一) X-连锁隐性遗传病的概念

控制某种性状或疾病的隐性基因位于 X 染色体上,其遗传方式称为 X-连锁隐性遗传(病)。女性细胞中有 2 条 X 染色体,在纯合隐性(X^aX^a)状态时才患病,在只有 1 个致病基因的情况下,只能是携带着(X^AX^a)。因此,人群中男性患者多于女性患者。

(二) X-连锁隐性遗传病的实例

1. 血友病 A(hemophilia A) 又称经典型血友病或第Ⅷ因子缺乏症。患者血浆中由于缺少抗血友病球蛋白(AHG)或称Ⅷ因子,而不能使凝血酶原变成凝血酶,导致凝血功能发生障碍。患者的皮肤、肌肉内反复出血,形成瘀斑;下肢各关节的关节腔内出血,可使关节呈强直状态,常累及膝关节,导致跛行,不经治疗者往往造成关节永久性畸形;颅内出血可导致死亡,但大量出血罕见。

历史上有一个著名的病例,其第一代血友病基因携带者为英国的维多利亚女王,涉及欧洲多个国家的王室成员(图 2-3-13)。

2. X-连锁隐性遗传病再发风险估计 如人类的红绿色盲,患者不能正确区分红色和绿色。

(1) 女性色盲基因携带者与正常男性婚配:后代中儿子将有 1/2 的概率发病,且致病基因来源于母亲,女儿都不发病,但其中 1/2 为携带者(图 2-3-14)。

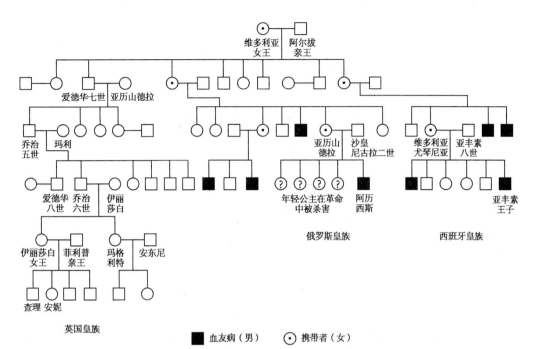

图2-3-13　英国的维多利亚女王家族的血友病A系谱

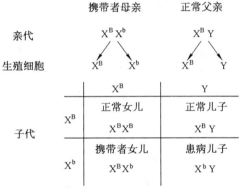

图2-3-14　女性色盲基因携带者与
正常男性婚配图解

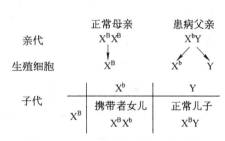

图2-3-15　男性红绿色盲患者与
正常女性婚配图解

(2) 男性红绿色盲患者与正常女性婚配：后代中儿子都正常，女儿都是携带者，且致病基因源于父亲(图2-3-15)。

(3) 女性色盲基因携带者与男性患者婚配：后代中女儿将有1/2的概率发病，1/2的概率为携带者；儿子将有1/2的概率发病，1/2的概率正常(图2-3-16)。

3. X-连锁隐性遗传病的特征

(1) 人群中男性患者远多于女性患者。

(2) 双亲无病时，儿子可能患病，女儿则不会发病。

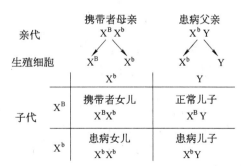

图2-3-16　女性色盲基因携带者与
男性患者婚配图解

（3）由于交叉遗传，男性患者的兄弟、外祖父、外甥、舅父、姨表兄弟、外孙等各有1/2的发病风险，其他亲属则不可能是患者。

（4）如果是女性患者，其父亲一定是患者，母亲一定是携带者或患者。

4. 其他一些常见且主要的X-连锁隐性遗传病（表2-3-5）。

表2-3-5　一些X-连锁隐性遗传病

疾病中文名称	疾病英文名称
色盲	colorblindness
睾丸女性化	androgen insensitivity syndrome
鱼鳞癣	ichthyosis
眼白化病	albinism, ocular, type Ⅰ
无丙种球蛋白血症	immunodeficiency with hyper-IgM, type 1
肾性尿崩症	diabetes insipidus, nephrogenic, X-linked
慢性肉芽肿病	granulomatous disease
血友病B	hemophilia B
无汗性外胚层发育不良症	ectodermal dysplasia 1

二、X-连锁显性遗传病（X-linked dominant inheritance, XD）

（一）X-连锁显性遗传病概念

控制某种性状或疾病的显性基因位于X染色体上，其遗传方式称为X-连锁显性遗传（病）。由于致病基因是显性，所以不论男、女，只要X染色体上有一个致病基因就会发病。女性细胞中有2条X染色体，男性细胞中只有1条X染色体，称为半合子（hemizygote），女性获得致病基因的机会比男性多1倍，所以人群中女性患者多于男性患者。

（二）X-连锁显性遗传病的实例

1. 抗维生素D佝偻病（vitamin D-resistant rickets）　又称低磷酸盐血症（hypophosphatemia），是一种以低磷酸盐血症导致骨发育障碍为特征的遗传性骨病。患者由于肾小管对磷酸盐再吸收障碍，使血磷下降，尿磷增多，肠道对磷、钙的吸收不良而影响骨质钙化，形成佝偻病。患儿多于1周岁左右发病，最先出现的症状为O型腿，严重的有进行性骨骼发育畸形、多发性骨折、骨疼、不能行走、生长发育缓慢等症状。从临床观察，女性患者的病情较男性患者轻，少数只有低磷酸盐血症，

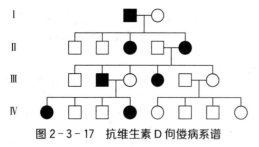

图2-3-17　抗维生素D佝偻病系谱

而无佝偻病的骨骼变化，这可能是因为女性患者多为杂合子，其中正常X染色体的基因发挥了一定的平衡作用（图2-3-17）。

2. X-连锁显性遗传病复发风险估计　如果用D致病基因，则d表示相应的正常等位基因，若本病男性患者与正常女性婚配时，女儿都患病，儿子都正常（图2-3-18）；若女性杂合子患者与正常男性婚配，则儿子、女儿各有1/2的发病风险（图2-3-19）。

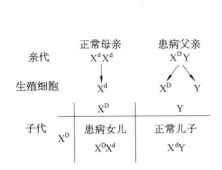

图 2-3-18　男性患者与正常女性婚配图解　　　图 2-3-19　女性杂合子患者与正常男性婚配图解

3. X-连锁显性遗传病的特征

(1) 人群中女性患者多于男性患者。

(2) 患者的双亲之一为患者;男性患者的女儿均为患者,儿子均正常。

(3) 女性患者的后代中,女儿和儿子各有 50% 的发病风险。

(4) 系谱中常可看到连续传递的现象。

4. 其他一些常见且主要的 X-连锁显性遗传病(表 2-3-6)。

表 2-3-6　一些 X-连锁显性遗传病

疾病中文名称	疾病英文名称
口面指综合征 I 型	orofaciodigital syndrome I
高氨血症 I 型(鸟氨酸氨甲酰基转移酶缺乏)	ornithine transcarbamylase deficiency
色素失调症	incontinentia pigmenti

三、Y-连锁遗传病的遗传

控制某种性状或疾病的基因位于 Y 染色体,其传递方式称为 Y-连锁遗传(病)。目前了解得比较少,较肯定的有 H-Y 抗原基因、外耳道多毛基因和睾丸决定因子基因等。如图 2-3-20 为一个外耳道多毛症系谱,该系谱中的全部男性均到了青春期,外耳道中可长出 2~3 cm 的成丛黑色硬毛,常可伸出于耳孔之外。

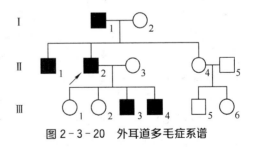

图 2-3-20　外耳道多毛症系谱

第三节 ┃ 影响单基因遗传病分析的因素

显性遗传和隐性遗传两大类的突变基因,理论上在群体中呈现出各自的分布规律,但某些突变基因性状的遗传存在许多例外情况。

一、拟表型

由于环境因素的作用,使个体的表型恰好与某一特定基因型产生的表型相同或相似,这种由于环境因素引起的表型称为拟表型(phenocopy),或表现型模拟。

例如,常染色体隐性遗传的先天聋哑,与由于使用药物(链霉素)引起的聋哑,都有一个相同的表型,即聋哑。这样由于药物引起的聋哑即为拟表型。显然,拟表型是由于环境因素的影响,并非生殖细胞中基因本身的改变所致,因此,这种聋哑并不传递给后代。

二、基因多效性(pleiotropy)

一个基因可以决定或影响多个性状的现象称基因多效性(pleiotropy),也称一因多效。在生物个体的发育过程中,很多生理生化过程都是相互联系、相互依赖的,而基因的作用是通过控制新陈代谢的一系列生化反应影响到个体发育的。因此,一个基因的改变直接影响个体生化过程的正常进行,进而引起其他性状的相应改变。例如,半乳糖血症是一种糖代谢异常症,该病症的缺陷基因主要是编码1-磷酸半乳糖-尿嘧啶核苷酸转移酶,该酶的缺陷使半乳糖及其氧化还原产物在体内积累,患者既有智能发育不全等神经系统异常,还具有黄疸、腹水、肝硬化等消化系统症状,甚至还可出现白内障。造成这种多效性的原因,是基因产物在机体内复杂代谢的结果。

一方面基因产物(蛋白质或酶)直接或间接控制和影响了不同组织和器官的代谢功能,即初级效应;另一方面是在初级效应的基础上通过连锁反应引起的一系列次级效应。例如,镰状细胞贫血,由于存在异常血红蛋白(HbS)引起红细胞镰变,进而使血液黏滞度增加、局部血流停滞、各组织器官的血管梗死、组织坏死等,导致各种临床表现。这些临床表现都是初级效应(镰变)后的次级效应,这是基因多效性的另一原因。

三、遗传异质性

表现型一致的个体或同种疾病临床表现相同,但可能具有不同的基因型,称为遗传异质性(genetic heterogeneity)。例如,智能发育不全这种异常性状,可由半乳糖血症的基因控制,也可由苯丙酮尿症的基因、黑蒙性痴呆基因所决定。与基因多效性相反,由于遗传基础不同,它们的遗传方式、发病年龄、病程进展、病情严重程度、预后以及复发风险等都可能不同。例如,视网膜色素变性(retinitis pigmentosa, RP)是最常见的致盲的单基因遗传眼病之一,主要表现为视网膜萎缩、夜盲和视野缩小,多为双眼发病,致中年或老年期完全失明,其遗传方式可以有 AD、AR、XR 连锁遗传。遗传方式不同的视网膜色素变性,一般其遗传基础也不同,因而伴随的综合征以及始发年龄、主要病情变化特征(XR 常伴高度近视,AR 和 AD 多为低度近视)、病程进展(AD 快,AR 慢)、预后情况(AD 较轻,AR 致盲)也有差异。

四、遗传早现(anticipation)

一些遗传病在连续世代传递过程中,发病年龄一代比一代提早,且病情加重,这种现象称为早现遗传。例如,遗传性痉挛性共济失调是一种常染色体显性遗传病,杂合子患者在 30 岁前一般不发病,35~40 岁才逐渐发病。临床表现早期为行走困难,站立时摇摆不定,语言不清,晚期下肢瘫痪。在一家系中,曾祖父在 39 岁时发病,他的儿子在 38 岁时发病,他的孙子在 34 岁时发病,他的曾孙在 23 岁时就已经瘫痪。

五、限性遗传(sex-limited inheritance)

指常染色体上的基因,有表达的性别限制,只在一种性别表现,而另一种性别则完全不能表现。这是由于解剖学结构上的性别差异造成的,也可能受性激素分泌方面的差异限制。如女性的子宫阴道积水症、男性的前列腺癌等。

六、从性遗传(sex-conditioned inheritance)

指一些常染色体显性遗传,杂合子(Aa)的表达受性别影响,在某一性别表达出相应表型,而另一性别不表达出相应表型;或者某一性别发病率高于另一性别。如秃顶:人群中男性秃顶明显多于女性,因为杂合子男性表现秃顶,杂合子女性则不表现秃顶,但可以传递给男性后代。经研究表明,秃顶基因能否表达还受到雄性激素的影响,所以杂合子女性,若是体内雄性激素水平升高也可出现秃顶,这一点还可以作为诊断女性是否患有某种疾病的辅助指标,因为肾上腺肿瘤可产生大量的雄性激素,导致秃顶基因的表达。再如原发性血红蛋白病是一种由于铁质在体内器官的广泛沉积而引起损害的常染色体显性遗传病。男性的发病率远高于女性。究其原因,认为可能是由于女性月经、流产或妊娠等生理或病理性失血导致铁质丢失,减轻了铁质的沉积,故不易表现出症状。

七、基因组印记(genomic imprinting)

指一个个体的同源染色体(或相应的一对等位基因)因分别来自父方或母方,而表现出功能上的差异,所形成的表型也有不同,还可以称为遗传印记(genetic imprinting),或者亲代印记(parental imprinting)。

如 Huntington 舞蹈病、脊髓小脑性共济失调、强直性肌萎缩和多发性神经纤维瘤等都存在有相似的印记效应。

第四节 ｜ 两种单基因遗传病的传递

一、两种单基因性状的联合遗传

当两种性状的基因位于不同对染色体上时,它们的遗传将按照孟德尔自由组合律传递。例如:ABO 血型的基因位于第九号染色体上,Rh 血型位于第一号染色体,男性 A 型血和 Rh 阳性血型(IAiRhrh),女性 B 型血和 Rh 阳性血型(IBiRhrh),他们婚配所生子女两种血型遗传情况(表 2-3-7)。

二、两种单基因疾病的联合遗传

当控制两种疾病的基因位于不同对染色体上时,将遵循孟德尔的自由组合规律。

例如:并指(AD)与先天性聋哑(AR)在一个家庭中的同时出现。一位并指父亲与一位正常的母亲生下一个先天性聋哑的孩子,他们以后每次生育孩子时,如图 2-3-21(并指:致病基因 S,先天性聋哑:致病基因 d)。

表 2 - 3 - 7   男性 A 型血和 Rh 阳性血型（IAiRhrh）与女性 B 型血和 Rh 阳性血型（IBiRhrh）婚配

IAiRhrh × IBiRhrh

	IARh	IArh	iRh	irh
IBRh	IAIBRhRh	IAIBRhrh	IBiRhRh	IBiRhrh
IBrh	IAIBRhrh	IAIBrhrh	IBiRhrh	IBirhrh
iRh	IAiRhRh	IAiRhrh	iiRhRh	iiRhrh
irh	IAiRhrh	IAirhrh	iiRhrh	iirhrh

AB 血型：   4/16   Rh（＋）：3/16   Rh（－）：1/16
A 血型：   4/16   Rh（＋）：3/16   Rh（－）：1/16
B 血型：   4/16   Rh（＋）：3/16   Rh（－）：1/16
O 血型：   4/16   Rh（＋）：3/16   Rh（－）：1/16

父亲：SsDd × 母亲 ssDd

♀ ╲ ♂	SD	Sd	sD	sd
sD	SsDD	SsDd	ssDD	ssDd
sd	SsDd	Ssdd	ssDd	ssdd

正常：3/8   1/2 × 3/4 = 3/8   并指：3/8   1/2 × 3/4 = 3/8
并指、聋哑：1/8   1/2 × 1/4 = 1/8   聋哑：1/8   1/2 × 1/4 = 1/8

图 2 - 3 - 21   一位并指男性与一位正常的女性婚配图解

三、两种单基因病的连锁与互换遗传

当控制两种疾病的基因位于同一对染色体上，将遵循摩尔根的连锁互换规律。

例如：ABO 血型的基因和指甲髌综合征（AD 患者指甲发育不良，且髌骨缺如）的致病基因（NP）都位于 9 号染色体上（9q34），且紧密连锁，其中，NP 基因和 I^A 基因相连锁，NP 的正常等位基因 nP 与 I^B 基因或 i 基因连锁，但已知 NP 和 I^A 之间的重组率为 10%。假设一位 A 型血指甲髌综合征患者与一位正常 O 型血正常人婚配，他们生育子女的情况将是：5% A 型血是正常，5% O 型血患指甲髌综合征（图 2 - 3 - 22）。

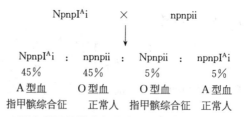

NpnpI^{A}i   ×   npnpii

NpnpI^{A}i : npnpii : Npnpii : npnpI^{A}i
45%   45%   5%   5%
A 型血   O 型血   O 型血   A 型血
指甲髌综合征 正常人   指甲髌综合征 正常人

图 2 - 3 - 22   A 型血指甲髌综合征患者与一位正常 O 型血正常人婚配图解

第四章　多基因遗传病

导学

多基因遗传性状是由多个基因的累加效应引起的遗传性状,一般与环境因素共同作用,所导致的疾病称多基因病或多因子病。因有遗传因素在内,故发病呈家族倾向,但不符合孟德尔遗传规律,即同胞中的患病率远比 1/2 或 1/4 低,只有 1%～10%。大多数先天性畸形如无脑儿、脊柱裂和其他神经管缺损以及大多数先天性心脏病,以及许多常见的成人疾病如癌症、高血压、冠心病、痛风、精神分裂症、抑郁症及糖尿病等,不是单纯由单基因突变或染色体异常所引起的疾病,这些疾病都是由多个基因和环境因素共同作用的结果,属于多因素遗传病。

第一节　多基因遗传

一些遗传性状或遗传病的遗传基础不是一对主基因,而是多对基因。每对基因彼此之间没有显性与隐性之分,而是共显性。这些基因对遗传性状形成的作用是微小的,所以也称为微效基因(minor gene)。但是,多对基因累加起来,就可以形成一个明显的表型效应,即累积效应。上述遗传性状的形成,除受微效基因的影响外,也受环境因素的作用。这种性状的遗传方式称为多基因遗传(polygenic inheritance)或多因子遗传(multifactorial inheritance)。由这种遗传方式传递的疾病称为多基因遗传病。近年来的研究表明,多基因病的遗传基础中,除微效基因外,也有一些主基因的参与而且与环境因素相互作用,所以这类疾病又称为复杂疾病(complex disease)。所谓主基因是指在某些多基因遗传病的发病过程中,除了环境因素和微效基因的作用外,还存在着外显度相对较高,并对疾病易感性有实质性影响的基因。主基因有可能存在显、隐性的关系。

一、质量性状与数量性状

在单基因遗传的性状中,一个群体中的变异分布是不连续的,可以明显地把变异个体分为 2～3 群,这 2～3 群个体间的差异显著,所以也称为质量性状(qualitative character)。例如,垂体性侏儒患者的平均身高约 120 cm,正常人的身高平均约为 165 cm,它们虽然也有一定变异,但两者之间的变异分布是不连续的。这分别决定于基因型 aa 及 Aa 或 AA(图 2-4-1a)。又如以正常人的苯丙氨酸羟化酶(PAH)活性为 100%,则苯丙酮尿症(PKU)患者的 PAH 活性为 0～5%,携带者

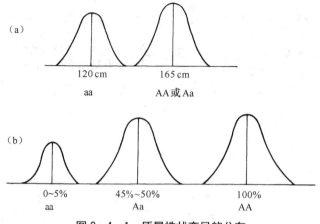

图 2-4-1 质量性状变异的分布

(a) 垂体性侏儒和正常人的身高；(b) PKU 患者、携带者和正常人 pah 的活性

PAH 的活性为 45%～50%。三者虽也有一定变异，但变异分布是不连续的。这分别决定于基因型 AA、aa 和 Aa（图 2-4-1b）。

多基因遗传的性状或疾病则与此不同，其变异在一个群体中是连续的，不同个体间只有量的差异，称为数量性状（quantitative character）。例如，人的身高，在一个随机取样的群体中，如果让许多人站在一起，按个头的高矮不同排起来，就能看出他们之间是由高到矮逐渐过渡的。人数越多，两人之间的差距就越小，甚至难以辨别高矮，因此这种变异是连续的。如果把这个随机取样的群体按体高分组归类，并依各组的人数作成分布曲线，就可以看出，变异呈常态分布，只有一个峰（图 2-4-2）。从图中可以看出，极端变异的个体，即体高矮于 140 cm 或高于 190 cm 的人是很少的，大部分人具有中等体高，近于平均值。这表明人的身高这个性状，在群体中的不同个体之间只有量的差异。另外，人类的体重、血压、智力、肤色等，也都属于数量性状。

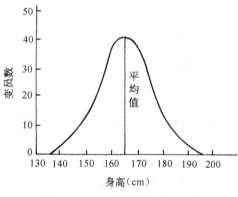

图 2-4-2 人身高变异的分布图

二、多基因假说

多基因遗传现象是瑞典遗传学家 Nilsson-Ehle 在 1909 年研究白色和暗红色小麦的杂交实验时发现的，据此提出了多基因假说。其要点如下：① 有些遗传性状或遗传病的遗传基础不是一对等位基因，而是受两对或更多对等位基因所控制。② 这些等位基因彼此之间没有显性与隐性的区分，而是共显性。③ 每对等位基因对该遗传性状形成的作用微小，所以也称为微效基因（minor gene），但是多对等位基因的作用累加起来，可以形成一个明显的表型效应，即加性效应（additive effect）。④ 表型效应除了受微效等位基因的影响外，也受环境因素的作用。

三、多基因遗传的特点

(1) 两个极端变异（纯种）的个体杂交后，子 1 代都是中间类型。但也有一定范围的变异，这是环境因素影响的结果。

(2) 两个中间类型的子1代个体杂交后,子2代大部分也是中间类型,但是,子2代的变异范围要比子1代更为广泛,有时,会出现一些接近极端变异的个体。这里,除去环境因素的影响外,基因的分离和自由组合对变异的产生,也有一定效应。

(3) 在一个随机杂交的群体中,变异范围很广泛,但是,大多数个体接近中间类型,极端变异的个体很少。在这些变异的产生上,多基因的遗传基础和环境因素都起作用。

例如,人的身高就是多基因遗传的性状。假设有3对基因影响人的身高:AA'、BB'、CC',其中A、B、C三个基因各使人的身高在平均值(165 cm)的基础上增高5 cm,A'、B'、C'各使人的身高在平均值的基础上减低5 cm。如果一个极高个体($AABBCC$)和一个极矮个体($A'A'B'B'C'C'$)婚配,子1代都将具有杂合的基因型($AA'BB'CC'$),所以都具有中等身高。然而,由于环境因素的影响,子1代个体间在身高上仍有一些变异。如果中等身高的子1代不同个体之间婚配,子2代中大部分个体仍将具有中等身高,但是变异范围比子1代广泛,会出现少数极高和极矮的个体。这种变异首先受三对基因分离与自由组合的影响,如图2-4-3所示出现七个类别的基因组成,即$0'$者为1,$1'$者为

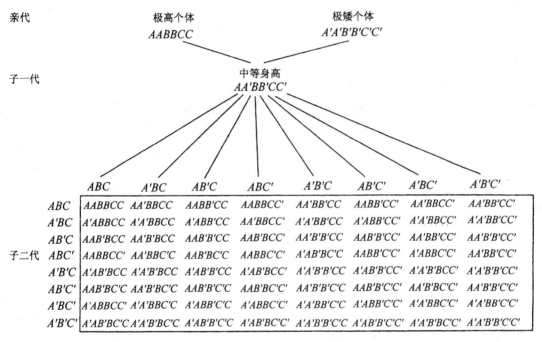

图2-4-3　人身高的遗传图解

6,$2'$者为15,$3'$者为20,$4'$者为15,$5'$者为6,$6'$者为1。其次,环境因素对变异的产生也有一定作用。

将图2-4-3的子二代变异分布绘成柱形图或曲线图,则可看到近于正态分布(图2-4-4)。

人类中虽然不存在上述的婚配情况,但是人类中大多数个体的基因型均为不同程度的杂合子,且有中等身高,随机婚配后,必将出现类似于上述子一代个体间婚配后的情况。

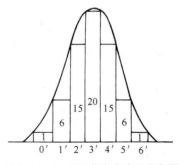

图2-4-4　子二代身高变异分布图

第二节　多基因遗传病

　　一些常见的畸形或疾病,它们的发病率大多超过 0.1%,这些病的发病有一定的遗传基础,常表现有家族倾向。但是,并不像单基因遗传病那样,同胞的发病率较高(1/2 或 1/4 等)。而是远比这个发病率低,只有 1%～10%。过去临床医生常常说这些病的发病有遗传因素或某种素质,近年来的研究工作表明,这些病就是多基因遗传病。由于除遗传因素外,环境因素在这类疾病中往往起着重要作用,故又称多因子遗传病。人类的高血压、糖尿病、冠状动脉病、精神分裂症、哮喘以及某些先天畸形(唇裂、腭裂、脊柱裂)等均属于多基因遗传病。多基因病目前已知的虽仅有 100 余种,但是,每一种病的发病率却很高,如原发性高血压的发病率为 4%～8%,哮喘的发病率为 4%,冠心病的发病率为 2.5%。所以总的估计 15%～20% 的人受多基因病所累。

一、易患性和阈值

　　在多基因遗传病中,若干作用微小但有累积效应的致病基因构成了个体具有患某种病的遗传因素。这种由遗传基础决定一个个体患病的风险称为易感性(susceptibility)。而由遗传因素和环境因素共同作用决定一个个体是否易患某种遗传病的可能性则称为易患性(liability)。易患性变异像多基因性状那样,在群体中呈正态分布。在一个群体中,易患性有高有低,但大多数人呈中等水平,即接近平均值,易患性很高或很低的个体都很少。当一个个体的易患性高达一定水平,即达到一个限度—阈值(threshold)后,即将患病。阈值代表在一定环境条件下,发病所必需的、最低的易患性基因数量。阈值的存在,将群体区分为不连续的两种性状:正常人和患者(图 2-4-5)。上述内容即为阈值学说(threshold theory)。

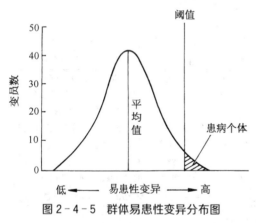

图 2-4-5　群体易患性变异分布图

　　一个个体的易患性高低,目前是无法测量的,一般只能根据婚后所生子女的发病情况作出粗略估计。而一个群体的易患性平均值的高低,则可从该群体的发病率作出估计。衡量的尺度可以用常态分布的标准差作单位。例如,一个群体中某病发病率是 2.3%,以阈值为零作估计,易患性平均值应该位于与阈值相距两个标准差的位置;如果群体中某病的发病率是 0.13%,以阈值为零作估计,易患性平均值应该位于与阈值相距 3 个标准差的位置(图 2-4-6)。因此,从群体发病率的高低就可以估计出发病阈值与易患性平均值的距离。一种多基因遗传病的阈值与平均值相距愈近,其群体易患性的平均值愈高,阈值愈低,而群体发病率也愈高。反之,两者相距愈远,群体易患性平均值愈低,阈值愈高,而群体发病率愈低。

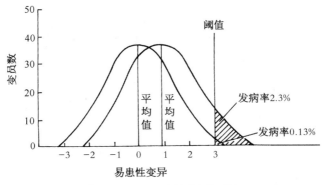

图 2-4-6　易患性的测量图解

二、遗传率

在多基因病中,易患性的高低受遗传基础和环境因素的双重影响,其中遗传基础所起作用的大小称为遗传率或遗传度(heritability),这一般用百分率(%)来表示。一种遗传病如果完全由遗传基础决定,遗传率就是 100%,这种情况在多基因病中是不存在的。在遗传率高的疾病中,遗传率可高达 70%~80%,这表明遗传基础在决定易患性变异和发病上有重要作用,环境因素的作用较小;在遗传率低的疾病中,遗传率可仅为 30%~40%,这表明在决定易患性变异和发病上,环境因素有重要作用,而遗传因素的作用不显著。研究表明,人类某些性状的遗传率分别为:语言能力68%,计算能力 12%,拼音能力 53%,比奈智商 68%。

遗传率可通过群体发病率和患者亲属的发病率来计算,也可以从双生子的发病一致率来估算,具体方法从略。

一些常见的多基因遗传病和先天性畸形的患病率和遗传率见表 2-4-1。

表 2-4-1　常见多基因遗传病和先天性畸形的患病率和遗传率

病　名	群体发病率(%)	患者一级亲属发病率(%)	遗传率(%)
唇裂±腭裂	0.17	4	76
腭裂	0.04	2	76
哮喘	4.0	12	80
精神分裂症	0.5~1.0	10~15	80
原发性高血压	4~8	20~30	62
冠心病	2.5	7	65
糖尿病(青少年型)	0.2	2~5	75
（成年型）	2~3		35
消化性溃疡	4.0	8	37
先天性心脏病(各型)	0.5	2.8	35
先天性髋关节脱位	0.1~0.2	男性先证者4 女性先证者1	70
脊柱裂	0.3	4	60

续　表

病　名	群体发病率(%)	患者一级亲属发病率(%)	遗传率(%)
无脑儿	0.5	4	60
先天性幽门狭窄	0.3	男性先证者2 女性先证者10	75
先天性畸形足	0.1	3	68
先天性巨结肠	0.02	男性先证者2 女性先证者8	80
强直性脊椎炎	0.2	男性先证者7 女性先证者2	70
原发性癫痫	0.36	3～9	55

应当指出,遗传率估计值是由特定环境中的特定人群患病率估算得到的,不适宜扩展到其他人群和其他环境。此外,遗传率是群体统计量,用到个体毫无意义;当然,遗传率估计值会有取样误差,因此,我们一般只能说某种疾病的遗传率是高的,另一种疾病的遗传率是低的。而遗传率的高低可能影响患者亲属中的发病风险。

三、多基因病的遗传特点

尽管多基因病的致病基因在家系中没有单基因病那么明显的传递特征,但符合数量性状的遗传,具有如下特点。

(1) 包括一些常见病和常见的先天畸形,发病率大多超过 1/1 000。

(2) 发病有家族聚集倾向:患者亲属发病率高于群体发病率,因为系谱分析不符合一般的常染色体显性、隐性或性连锁遗传方式,即同胞中的患病率远比 1/2 或 1/4 低,只有1%～10%,如果用 Nilsson‑Ehle 的多基因假说就很容易解释。

(3) 发病率有种族(或民族)差异(表2‑4‑2):表明这类疾病有遗传基础。

(4) 近亲婚配,子女发病风险增高,但不如 AR 显著。

(5) 患者双亲、同胞、子女亲缘系数相同,发病风险相同。

表2‑4‑2　一些多基因病发病率的种族差异

病　名	发　病　率	
	日　本	美　国
脊柱裂	0.003	0.002
无脑儿	0.006	0.005
唇裂±腭裂	0.001 7	0.001
先天性畸形足	0.014	0.055
先天性髋关节脱位	0.01	0.007

四、多基因遗传病的复发风险的估计

(一) 复发风险与亲属级别的关系

一般来说,随着患者亲属级别的降低发病风险会迅速降低(表2‑4‑3)。在发病率低的疾病,

这个特点更为明显。假设某种多基因病的遗传率为100%,则患者的一级亲属易患性平均值将位于群体易患性平均值与患者易患性平均值之间的1/2处(患者的基因与其一级亲属相同的可能性为1/2),二级亲属的易患性平均值将位于群体易患性平均值和患者一级亲属易患性平均值之间的1/2处,三级亲属的易患性平均值将位于群体易患性平均值和二级亲属易患性平均值之间的1/2处(图2-4-7)。从几何图形来看,与一级亲属发病率相比较,二级亲属和三级亲属的发病率将迅速降低,而不是依次递减1/2。例如,唇裂患者一级亲属的发病率为4%,二级亲属则为0.7%,三级亲属仅为0.3%。实际上,那些遗传率低于100%的多基因病的复发风险也有类似的规律。例如,遗传率为68%的先天性畸形足的群体发病率为0.1%,一级亲属的发病率为2.5%,二级亲属的发病率则为0.2%。

表2-4-3　一些多基因病患者不同级别亲属的发病风险对比

亲属级别	发 病 风 险		
	唇　裂	先天性髋关节脱位	先天性幽门狭窄
一般群体	0.001	0.002	0.005
一卵双生	0.40(×400)	0.40(×200)	0.15(×30)
一级亲属	0.04(×40)	0.05(×25)	0.05(×10)
二级亲属	0.007(×7)	0.006(×3)	0.025(×5)

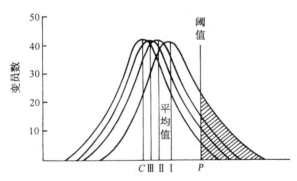

图2-4-7　多基因遗传病患者一、二、三级亲属易患性平均值与发病率的比较

C:一般群体;P:患者;Ⅰ、Ⅱ、Ⅲ:一、二、三级亲属

（二）复发风险与遗传率和群体发病率的关系

多基因遗传病的复发风险与该病遗传率和一般群体的发病率的高低有密切关系。当某种病的一般群体发病率为0.1%～1%,遗传率为70%～80%时,可应用 Edward 公式: $f = \sqrt{p}$ 求出患者一级亲属的发病率。f代表患者一级亲属发病率,p代表一般群体发病率。例如,唇裂在我国人群中的发病率为1.7/1 000,遗传率为76%,患者一级亲属的复发率为4%,近于 $\sqrt{1.7/1\,000}$ (4.1%)。如果其遗传率为100%,患者一级亲属的复发率将近于9%,如果其遗传率为50%,则患者一级亲属的复发率将低于2%。因此,得知群体患病率和遗传率,即可对患者一级亲属的患病率作出适当估计(表2-4-4)。

（三）复发风险与家庭中患者人数的关系

家庭中有两个患者比有一个患者的患病危险率高(表2-4-5)。例如,唇腭裂群体患病率为

表 2-4-4　遗传率、群体发病率和患者一级亲属发病率关系

遗传度	群体患病率(%)		
	0.1	1	10
50	1	5	20
60	2	6	24
70	3	8	28
80	4	10	30
90	6	13	33
100	8	16	36

注：表中数字为患者一级亲属患病率估测值(%)。

0.17％,遗传率是 76％,人群中一对表型正常的人婚配,他们第一胎罹患唇腭裂的风险是群体患病率即 0.17％。如已生有一个此病患儿,第二胎再生唇腭裂患儿的风险上升到约 4％。如已生有二胎此病的患儿,第三胎再生的风险就上升到约 10％。表明患儿的双亲产生此种畸形的基因数较多,然而在单基因遗传病中,因父母亲的基因型已定,不论已生出几个患儿,发病风险率都是 1/2 或 1/4。

表 2-4-5　根据受累一级亲属的数目和遗传率推算多基因病的复发风险（％）

一般群体发病率(%)	遗传率(%)	双亲患病数 0			1			2		
		患病同胞数			患病同胞数			患病同胞数		
		0	1	2	0	1	2	0	1	2
1.0	100	1	7	14	11	24	34	63	65	67
	80	1	6	14	8	18	28	41	47	52
	50	1	4	8	4	9	15	15	21	26
1.0	100	0.1	4	11	5	16	26	62	63	64
	80	0.1	3	10	4	14	23	60	61	62
	50	0.1	1	3	1	3	9	7	11	15

（四）复发风险与病情严重程度的关系

病情严重的患者,其亲属发病风险增高。以唇裂为例,如果患者仅为一侧唇裂,则其一级亲属复发风险为 2.46％,如果患者是一侧唇裂并发腭裂,则复发风险为 4.21％;如果患者是双侧唇裂并发腭裂,则复发风险可达 5.74％。患儿的病情越严重,表明双亲带有更多的致病基因。

（五）复发风险与性别的关系

发病率低的性别患者的亲属复发风险高。这是因为在这种情况下,不同性别的阈值高低不同,发病率低的性别阈值较高(图 2-4-8),如果一旦发病,他(她)的

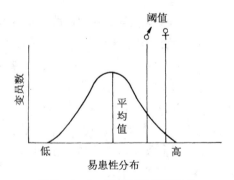

图 2-4-8　阈值有性别差异的易患性分布图（先天性幽门狭窄）

易患性一定很高,表明他(她)携带有更多的该病的致病基因,因而他的亲属发病风险增高。例如,先天性幽门狭窄男性发病率为0.5%,女性发病率为0.1%,男性患者的儿子发病风险为5%,女性患者的儿子发病风险则为20%。

鉴于多基因病的传递符合数量性状遗传规律,又由于它不像单基因遗传病那样相对地较容易认识和较方便地推算子代的发病概率,所以,对于多基因病亲属发病风险率的估计必须根据上述特点及有关资料和数据进行具体分析。

五、常见的多基因病及其诱发基因

传统的疾病诊断,是以疾病或病原体的表型改变为依据的表型诊断。由于疾病的表型改变往往出现较晚,当表型改变出现时,基因型的改变早已出现。因此,只针对表现型的诊断,容易错过治疗的最佳时期。大量遗传学与分子生物学的研究表明,除外伤外,人类疾病几乎都与基因相关。与单基因遗传病相比,多基因遗传病不是只由遗传因素决定,而是遗传因素与环境因素共同起作用。我们经常提到的常见疾病即为其中的多基因病,它具有明显的遗传异质性、表型复杂性及种族差异性等特征。

基因多态性是指基因的某些位点可以发生中性改变,使DNA的一级结构各不相同,但并不影响基因的表达,形成多态。基因的多态性可以看作是在分子水平上的个体区别的遗传标志,有很多表现的方式:最常见的是单核苷酸多态性(SNP),还有短片段重复序列、插入和缺失多态性等。与稀有和高外显率的致病性突变不同,SNP广泛存在于人群中,是广义上基因点突变,其发生率在1%以上。易感基因的特点是基因变异本身,并不直接导致疾病的发生,而只造成机体患病的潜在危险性增加,一旦外界有因素介入,即可导致疾病发生。多基因病属高发疾病,严重影响着人类的健康。

(一) 精神分裂症

精神分裂症是一种严重的精神疾病,全世界约有1%的人患有这种疾病。表现为患者认知能力的障碍和大脑异常。目前认为,精神分裂症是一种多基因遗传病。经典的连锁分析和候选基因关联分析及最近的全基因组扫描,发现可能的精神分裂症易感基因主要包括:COMT、NRGI、DTNBP1、DISCI、G72、DAAO、RGS4等;对患者死后脑组织的分子水平研究也发现一些易感基因:DLX1、REELIN、SEMAPHORIN3A等。通过对精神分裂症患者和正常人的脑容量比较发现,精神分裂症患者的脑容量较小。一些研究中也发现,与大脑容量相关的易感基因GULP1与精神分裂症也相关,人的GULP1基因位于2号染色体上。研究表明,GULP1基因的两个单核苷酸多肽位点(SNP)rs2004888和rs4522565都显著的与精神分裂症有关。

(二) 心血管疾病

冠状动脉硬化性心脏病(简称冠心病)是由遗传和环境因素共同所致的复杂疾病,许多研究表明血管紧张素转换酶(ACE)基因、血管紧张素原(AGT)基因及内皮型一氧化氮合酶(eNOS)基因多态性与基因型表达的冠心病相关。急性心肌梗死(AMI)也被证明是与环境相关的多基因病,其家族史被认为是一个独立的危险因素。随着近年来对基因组学和分子生物学的发展,确定了一系列的AMI易感基因及相关单核苷酸多肽(SNP)位点。

除上述致冠心病的易感基因外,还包括与男性AMI相关的CX37基因的C1019T及AT1R基因A1166C。原发性高血压(EHT)也是由遗传易感性和环境因素共同决定的疾病,研究表明,

AGT235M, ACEALUD 和 ApoBXall 被证明与中国汉族人群原发性高血压有关。

（三）唇腭裂

唇裂俗称兔唇、缺嘴、豁嘴，是口腔颌面部常见的先天性畸形。发病率约为 1.82‰，全国现有患者 170 多万，在不同人群中有 15%～20% 的家族史，因此遗传因素被认为在唇腭裂的病因学中占重要地位。不同的人特定区域如 1q,2p,4p,6p,14q,17q,19q 均发现与唇腭裂的发病相关的基因位点。在我国，非综合征型唇腭裂发病率较高。非综合征型唇裂伴或不伴腭裂是指不伴发其他系统畸形的不属于任何综合征的唇裂、唇裂合并腭裂的总称，这是一种常见的颌面部先天畸形。已确定的非综合征型唇腭裂易感基因包括：定位于 1p36.3，编码 5,10 原亚甲基四氢叶酸还原酶基因 MTH-FR；定位于 2p13，编码多肽类生长因子的基因 TGFα；定位于 1q32-1q41，编码蛋白质与 DNA 结合域的干扰素调节因子 IRF6；定位于 4p16 的同源异型盒基因 MSX1；定位于 11q23 的脊髓灰质炎受体相关基因 PVRL1 等。

（四）2 型糖尿病

20 世纪 90 年代，采用定位克隆策略发现了一些符合孟德尔遗传模式的糖尿病。但 2 型糖尿病与之有所不同，属于复杂的多基因遗传病，基因突变、环境因素、个体易感性这三者共同作用最终导致了疾病的发生，其中单个基因的突变只对疾病的发生起最小的作用。近年来，全基因组关联研究和数以万计的病例对照研究发现了许多对糖尿病的发生起作用的基因，如肝细胞核因子（HNF）-1β 基因（TCF2）、WFS1（Wolfram）、锌转运子（SLC30A8）、干细胞表达同源盒（HHEX）、周期素依赖性蛋白激酶抑制因子 2A/2B（CDKN2A/2B）、胰岛素样生长因子 2 mRNA 结合蛋白 2（IGF2BP2）。其中，TCF7L2 是目前发现的在欧洲人群中作用最强的基因。一种参与葡萄糖代谢的酶基因（G6PC2），存在与中国人群空腹血糖相关的新的变异位点。这一缺陷变异基因可使个体患域型糖尿病的风险增加 19%。ⅠB（HNF1B）基因的一个变异位点，可使个体患域型糖尿病的风险增加 16%。

（五）支气管哮喘

支气管哮喘简称哮喘，是一种以气道阻塞、气道阻塞、气道炎症和气道高反应性的为特征的慢性炎症性疾病，具有明显的遗传倾向，呈家族聚集性。近 20 年来，国际上通过基因组扫描、候选基因技术和连锁分析等方法，确认哮喘是一种复杂的多基因遗传病。哮喘的发生、发展由宿主遗传易感性和环境暴露相互作用所决定。

目前为止发现了 100 多个哮喘候选基因、特别是在以下 5 个染色体区域；存在大量的哮喘相关基因，分别是 5q32-q33、6p21、11q12-q13、16p11-p12 和 20p13。

（六）阿尔茨海默病

阿尔茨海默病又称老年性痴呆，其病因一直未明，存在多种假设。可能与遗传、环境因素、免疫炎性反应、铝或硅等神经毒素在脑内蓄积以及血管性因素等使脑内神经递质系统的功能障碍有关，心理社会因素可能是本病的发病诱因。

患者有进行性的记忆减退，伴随情感行为失衡和认知障碍。病理表现为神经元丢失及许多淀粉蛋白斑片。变性的神经元含有特征性的神经元纤维结节；罕见于早发年龄。早发和晚发的阿尔茨海默病是非孟德尔式，只显示家族聚集性。

流行病学显示在 65 岁以上的发病率约 5%，80 岁以上的发病率约 20%。5% 的阿尔茨海默病患者有明确家族史,那些遗传了突变基因的个体在生命过程中将表现出痴呆。致病突变基因已被确定,属常染色体显性遗传,为多基因遗传病,目前已知染色体1、14、19、21与阿尔茨海默病发病有关。淀粉样前体蛋白(APP)基因位于21号染色体;早老素1(PS-1)基因位于14号染色体;早老素2(PS-2)基因位于1号染色体,这些基因的突变将导致家族性阿尔茨海默病的发生。遗传性阿尔茨海默病约占所有发病人数的5%以下,往往在40~50岁就显示出痴呆综合征。

晚发型阿尔茨海默病患者的基因危险因素也已被确定,其中最重要的是ApoE-4等位基因。ApoE-4是一种胆碱耐受蛋白,在编码ApoE的三种复等位基因(ε2,ε3,ε4)中,携带ApoE-ε4等位基因不仅能增加发病风险,而且能使发病年龄提前。无ApoE-ε4等位基因的个体,阿尔茨海默病的发病风险大约是10%,携带至少一个ε4等位基因的个体,阿尔茨海默病的发病风险是30%。

第五章 线粒体遗传病

导学

线粒体是普遍存在于真核细胞中,是动物细胞胞质中唯一具有 DNA 的细胞器。由于线粒体 DNA(mtDNA)结构的特殊性,因此 mtDNA 在遗传上具有自己的特征,包括半自主性、母系遗传、同质性与异质性、阈值效应、遗传密码的特性和高突变率等。掌握好 mtDNA 的遗传学特征对理解线粒体遗传病的遗传规律是十分重要的。

通常所指的线粒体病为狭义的概念,即由于 mtDNA 突变引起线粒体功能异常而产生的疾病。目前已经发现人类疾病中与线粒体 DNA 突变有关的有 100 多种。此类疾病的遗传方式与经典的孟德尔遗传方式不同,病变多集中表现在中枢神经系统和骨骼肌,临床症状不一,病情轻重程度存在明显差异。

第一节 | 人类的线粒体基因组

线粒体基因组也称线粒体 DNA(mitochondrial DNA, mtDNA)。是独立于细胞核染色体外的又一基因组,被称为“人类第 25 号染色体”,遗传特点表现为非孟德尔遗传方式,又称核外遗传。mtDNA 分子质量小,结构简单,进化速度快,无组织特异性,具有特殊的结构特征、遗传特征和重要功能,而且在细胞中含量丰富(几乎每个人体细胞中都含有数以百计的线粒体,一个线粒体内有 2～10 个拷贝的 DNA)。

一、线粒体基因组的结构特征

线粒体基因组全长 16 569 bp,不与组蛋白结合,呈裸露闭环双链状,外环为重链(H 链),鸟嘌呤(G)含量丰富;内环为轻链(L 链),富含胞嘧啶(C)。整个基因组共有 37 个基因,其中 H 链上有 28 个基因,编码 12 种蛋白质、16srRNA、12srRNA 和 14 种 tRNA;L 链有 9 个基因,编码 1 种蛋白质和 8 种 tRNA。现已确定 mtDNA 编码的 13 种蛋白质均与氧化磷酸化有关。分别为:2 个为 ATP 酶复合体(复合体 V)F0 部分的(A6 和 A8)亚基、3 个为构成细胞色素 c 氧化酶(COX)复合体(复合体Ⅳ)活性中心的亚单位(COXⅠ、COXⅡ和 COXⅢ);7 个为 NADH-CoQ 还原酶复合体(复合体Ⅰ)的亚基(ND1、ND2、ND3、ND4L、ND4、ND5 和 ND6);1 个为 CoQ-细胞色素 c 还原酶复合体(复合体Ⅲ)中的细胞色素 b 的亚基。这13 个编码蛋白质的基因序列都以 ATG(甲硫氨酸)为起始密码,无启动子和内含子,缺少终止密码子,仅具有以 U 或 UA 结尾的终止密码结构,基因长度均超过可编码 50 个氨基酸多肽所必需的长度。

线粒体基因组各基因之间排列极为紧凑,相互之间没有或者只有很少的几个非编码序列,部分区域还出现重叠,即前一个基因的最后一段碱基与下一个基因的第一段碱基相衔接,利用率极高,因此,mtDNA 的任何突变都可能导致线粒体氧化磷酸化功能的病理性改变。

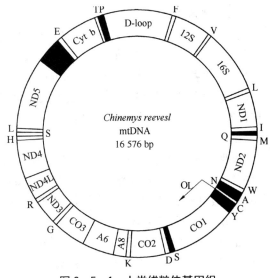

图 2-5-1 人类线粒体基因组

二、线粒体基因组的遗传学特征

(一)半自主性

线粒体 DNA 能够编码自己的 mRNA、rRNA 和 tRNA,合成一部分自身所需的蛋白质。但线粒体中的大多数蛋白质是核基因编码的,在细胞质中合成。线粒体是受到核-质两套遗传系统共同控制,因此被称为半自主性的细胞器(表 2-5-1)。

表 2-5-1 呼吸酶复合体示 mtDNA 具有半自主性

复合体	亚基	核 DNA	mtDNA
Ⅰ	41	34	7
Ⅱ	4	4	0
Ⅲ	11	10	1
Ⅳ	13	10	3
Ⅴ	14	12	2

(二)遗传密码与通用密码不完全相同

基因的表达需要遗传密码,不同生物种类核基因的遗传密码是通用的,然而线粒体所携带的遗传密码与真核细胞的通用密码不完全相同(表 2-5-2)。

表 2-5-2 哺乳类动物线粒体中遗传密码的改变

密 码	细胞核编码的氨基酸	线粒体编码的氨基酸
UGA	终止	色氨酸
AGA,AGG	精氨酸	终止
AUA	异亮氨酸	甲硫氨酸
AAA	赖氨酸	天冬酰胺
CUU、CUC、CUA、CUG	亮氨酸	苏氨酸

(三) 母系遗传

由于受精过程中精子仅细胞核与卵子融合,受精卵中是从卵子的细胞质中得到线粒体和相关的 mtDNA。即母亲将她的 mtDNA 传递给儿子和女儿,再由女儿将其传递给下一代,这种遗传方式称为母系遗传(maternal inheritance)。由此导致了线粒体遗传病的传递模式与经典孟德尔性状的传递模式不同。如果家族中发现一些男女成员具有相同的临床症状,而且是从受累的女性传递下来,家系分析又不符合 XD 遗传,就应考虑可能是由于线粒体 DNA 突变造成的。

女性的初级卵母细胞中大约含有 10 万个 mtDNA,经过减数分裂,只有不足 100 个进入成熟卵细胞并传给子代。这种在卵细胞成熟过程 mtDNA 数量剧减的现象称为"瓶颈"效应。通过瓶颈的 mtDNA 数量和类型(野生型或不同的突变型)具有随机性,受精卵形成后的有丝分裂过程中,核的分裂是均等的。胞质中的线粒体则是随机性进入不同的细胞。因此同胞之间,甚至同卵双生子之间,mtDNA 的种类和数量可存在显著差异。患线粒体遗传病母亲的突变 mtDNA 一旦通过瓶颈得以保留,那么这个 mtDNA 就可以在新发育的个体的中占有一定的比例。并且子代个体之间突变 mtDNA 的水平可以不同。如达到阈值,子代则表现出遗传病;其中获得 mtDNA 较多者病情严重;获得突变 mtDNA 较少者病情较轻,如未达到阈值,则不发病。

(四) 同质性与异质性

所有线粒体均含多拷贝的 mtDNA,一个细胞内通常有数百个线粒体,每个线粒体内含 2～10 个 mtDNA,因此每个细胞有数千个 mtDNA,而每个 mtDNA 分子上的基因都可能发生突变。如果一个细胞或组织中所有的 mtDNA 具有相同的基因型称为同质性(homoplasmy),或均为野生型,或均为突变型。一个细胞或组织既含有野生型线粒体基因组又含有突变型线粒体基因组称为异质性(heteroplasmy)。异质性表现为:同一个体不同组织、同一组织不同细胞、同一细胞的不同线粒体、甚至同一线粒体内有不同的 mtDNA 拷贝。野生型 mtDNA 对突变型 mtDNA 有保护和补偿作用,因此,mtDNA 突变并不立即产生严重后果。

(五) 阈值效应

在异质性细胞中,突变型与野生型 mtDNA 的比例确定了细胞是否能量短缺,即当突变达到一定的比例时,才有受损表型出现。如果携带突变型 mtDNA 的数量很少,则产能不会受到明显的影响。相反,在含有大量突变型 mtDNA 的组织细胞中,产生的能量可能不足以维持细胞的正常功能,这就会出现异常性状,即线粒体病。我们把能引起特定组织器官功能障碍的突变 mtDNA 的最小数量称为阈值。不同组织和器官对能量的依赖程度不同,那些高需能的组织,如脑、骨骼肌、心脏和肝,非常容易受到 mtDNA 突变的影响。

(六) 突变率极高

mtDNA 缺乏修复系统及组蛋白保护,易受活性氧等自由基侵害,突变率高于核 DNA 10～20 倍。mtDNA 的高突变率造成个体及群体中其序列差异较大。任何两个人,平均每 1 000 个碱基对就有 4 个碱基不同。人群中含有多种中性到中度有害的突变,且高度有害的突变不断增多。但有害的突变会通过选择而消除,故虽然突变的 mtDNA 基因很普遍,但线粒体遗传病的表型却不常见。

第二节　线粒体基因组突变与疾病

线粒体病是以线粒体功能异常为主要起因的一大类疾病。此类疾病多累及神经、肌肉等高耗能组织。能够引起线粒体功能异常的可以包括 mtDNA 突变、编码线粒体蛋白的核 DNA 突变还有涉及 mtDNA 和核 DNA 的共同改变等。通常所指的线粒体病为狭义的概念，即由于 mtDNA 突变引起线粒体功能异常而产生的疾病。

一、线粒体基因组突变

1962 年，Lufe 等发现一位年轻的瑞典妇女伴有异常增高的基础代谢率，同时伴有线粒体结构的异常和氧化磷酸化功能的异常。这是人类首次认识线粒体与人类疾病的发生有关。直到 1988 年，Wallen 等报道了首例由线粒体 DNA(mtDNA)突变引起的人类疾病，明确了 mtDNA 突变可引起人类疾病。

线粒体病主要由 mtDNA 的突变造成，包括点突变、缺失、重复及丢失等。线粒体遗传病的突变类型如下。

（一）点突变

点突变发生的位置不同，所产生的效应也不同。如果点突变发生在 mRNA 上，则导致多肽链合成过程中的错义突变，导致编码的氨基酸发生改变，引起功能异常；如果点突变发生在与线粒体内蛋白质翻译有关的 tRNA 或 rRNA 基因上，则使 tRNA 或 rRNA 的结构异常，会影响 mtDNA 编码的全部多肽链的翻译过程，导致呼吸链中多种酶合成障碍。

1. 错义突变（mRNA 基因点突变）　mtDNA 突变使相应的氨基酸发生改变，主要与脑脊髓性及神经性疾病有关，如 Leber 遗传性视神经病、神经源性肌软弱、共济失调、并发色素性视网膜炎或 Leigh 综合征等。

2. 与线粒体蛋白质合成有关的基因点突变　到目前为止所了解的几乎所有突变都发生在编码 tRNA 的基因上。在这类突变中，当突变的 mtDNA 不超过 85％时，不发病，一旦超过这一水平，就会表现出严重的临床症状。同时随年龄增长从不表现症状，逐渐加重，直至完全表现，比错义突变的疾病表现出更具系统性特征。许多神经肌肉性疾病及心脏、肾脏等病变与此类突变相关，典型疾病包括有肌阵挛性癫痫伴破损性红肌纤维病、感觉神经性耳聋等。

（二）缺失、插入突变

以缺失较为多见，缺失突变主要引起绝大多数眼肌病，这类疾病往往无家族史，散发。一些退行性疾病，如癫痫、Parkinson 病、Alzheimer 病、Huntington 舞蹈症、成年期开始的糖尿病、衰老，都与 mtDNA 缺失突变有关。

（三）mtDNA 拷贝数目突变

拷贝数目突变表现为 mtDNA 拷贝数大大低于正常，这种突变发生较少，仅见于一些致死性婴儿呼吸障碍、乳酸酸中毒或肌肉、肝、肾衰竭的病例。

此外,mtDNA 病变还具有相应的组织特异性。不同组织对氧化磷酸化的依赖性的差异是线粒体病的组织特异性的基础,有人认为这种依赖性的差异是由核 DNA 编码的氧化磷酸化基因的组织特异性调控造成的。还必须注意的是,氧化磷酸化过程中 5 种酶复合物是由 mtDNA 和核 DNA 共同编码,编码这些酶的核基因突变也可能产生类似于线粒体病的症状。因此,有些线粒体遗传病是核 DNA 与 mtDNA 共同作用的结果。

二、常见线粒体遗传病

线粒体病是一组多系统的疾病,临床症状以中枢神经系统和骨骼肌病变为特征。如果病变以中枢神经系统为主,称为线粒体脑病;如果病变以骨骼肌为主,称为线粒体肌病;如果病变同时累及中枢神经系统和骨骼肌,则称为线粒体脑肌病。

(一) Leber 遗传性视神经病

Leber 遗传性视神经病(Leber hereditary optic neuropathy, LHON)是由德国眼科医生 Leber 在 1871 年首次报道的。本病为母系遗传,存在性别差异,男女比例约为 4:1。发病年龄通常在 20～30 岁,平均 27 岁,有的病例最早在 6 岁发病,最迟到 70 多岁。主要症状为急性或亚急性的双眼视力减退视物模糊,多为双眼同时发病,有些病例双眼先后相差 1～6 个月发病。由于视神经的坏死,使得双眼的中心视力迅速丧失,但周围视力仍存在。患者可能还有周围神经退化、震颤、心脏传导阻滞和肌张力的降低等表现。

目前已经发现,LHON 表型的出现至少与 18 种错义突变直接或间接地有关,约涉及 9 种编码线粒体蛋白的基因。其中最常见的突变是 1987 年由 Wallace 发现的 Wallace 突变,即 11 778 bp 由 G 变为 A,使编码 NADH 脱氢酶亚单位 4(ND4)中第 340 位高度保守的精氨酸变成组氨酸,导致线粒体能量供应不足,从而诱发高耗能的视神经细胞退行性变,直至萎缩。

(二) MELAS 综合征

MELAS 综合征又称线粒体脑肌病伴乳酸性酸中毒及中风样发作综合征(Mitochondrial, encephalo myopathy with lactic acidosis and stroke-like episodes, MELAS),是一种以卒中样发作和乳酸性酸中毒为特征的线粒体脑肌病,是最常见的母系遗传病。主要症状为发作性呕吐、头痛,肌病,共济失调,肌阵挛,痴呆和耳聋。脑卒中样发作时表现为偏盲、偏瘫、视物模糊等。多数患者体重低,肌无力,身材矮小。由于丙酮酸无法正常代谢,从而产生大量乳酸并在血液和体液中累积,产生乳酸性酸中毒。该病患者一个特征性的病理变化就是在脑和肌肉的小动脉和毛细血管管壁中可见大量形态异常的线粒体聚集。

本病中大约 80% 的病例是因线粒体基因组中 tRNAleu 基因第 3243 位由 A→G 点突变所导致的。此种突变是异质性的,当肌组织中突变线粒体 DNA 比例超过 90% 时,复发性休克、痴呆、癫痫和共济失调的发病风险就会增加。当达到 40%～50% 的时,就有可能出现慢性进行性眼外肌麻痹,肌病和耳聋。

(三) 线粒体糖尿病

糖尿病是遗传基础和环境因素共同作用的疾病,一般分为 1 型糖尿病(即胰岛素依赖性糖尿病)和 2 型糖尿病(即非胰岛素依赖型糖尿病),部分 2 型糖尿病患者常伴有神经性耳聋,并呈母系遗传。研究发现其发病原因与 mtDNA 的突变有关。由于 mtDNA 点突变或者缺失选择性破坏胰岛素 β 细胞,导致糖尿病的发生。1997 年美国糖尿病学会年进行新的糖尿病病因学分类,将其归为特殊类型糖尿病中 β 细胞遗传性缺陷的一种。

mtDNA 突变类型较多,如 tRNALeuA3243G、tRNALysA8296G、12SrRNA G1438A 等多个与糖尿病发病相关基因。除点突变外,还发现 mtDNA 缺失和重复突变。其中最常见的是 tRNA 基因 3243 位点 A→G 点突变。该突变导致胰岛素 β 细胞不能感受血糖值,呼吸链复合物酶活性下降,ATP 合成不足,胰岛素分泌降低。

(四) 线粒体心肌病

线粒体心肌病(mitochondrial cardiomyopathy)是一类由于线粒体产能障碍导致心脏和骨骼肌受损的一类疾病,病人常有严重的心力衰竭。常见临床症状为劳动性呼吸困难、心动过速、全身肌无力伴全身严重水肿、心脏和肝脏增大等症状。

mtDNA 的缺失点突变是各种心脏损害的主要原因。如在扩张型及肥厚心肌病的心肌 mtDNA 出现多种缺失,但它们都有一个共性特征,即均含有位于 8 637 bp~16 037 bp 的 mtDNA7436 缺失。该片段缺失造成氧化磷酸化障碍,细胞产能显著减少。缺血型心脏病患者多伴有 mtDNA 的 4 799 位点的缺失。

(五) 帕金森病

帕金森病(Parkinson disease, PD)又称震颤性麻痹,多在 60 岁以后发病。有震颤,动作迟缓、运动失调、言语不清等症状,少数患者还表现为痴呆。患者脑组织,特别是黑质中存在一段4 977 bp 长的 mtDNA 缺失。本段缺失涉及多个编码线粒体蛋白质的基因,导致线粒体复合体 I 中的 4 个亚单位功能失常,从而使神经元能量代谢障碍,引起脑黑质中多巴胺能神经元细胞的退行性病变。此类突变为异质性,正常人细胞中突变 mtDNA 只占 0.3%,而帕金森病患者可达 5%。表明 mtDNA 突变与帕金森病有一定关系。

(六) 链霉素耳毒性耳聋

链霉素等氨基糖甙类抗生素(庆大霉素、卡那霉素、妥布霉素和新霉素等)能致耳聋早已有报道,这种听力丧失与中等剂量的这类抗生素有关,具有家族性倾向。1993 年,Prezant 等通过 3 个母系遗传的氨基糖甙类抗生素致聋(aminoglycoside antibiotics induced deafness, AAID)家系的研究,首次报道 mtDNA 编码的 12SrRNA 基因 1 555 位点 A→G 的突变,同年 Ghodsian 和 Prezant 等人在散发患者分析中也证实存在 1 555 位点 A→G 的突变。氨基糖甙类耳毒性耳聋的致病机理是氨基糖甙药物进入耳蜗和前庭毛细胞的线粒体并蓄积,抑制了毛细胞线粒体 ATP 的产生。

三、线粒体 DNA——核 DNA 与疾病

线粒体虽然有自己的遗传系统,但线粒体中多数酶或蛋白质是由核 DNA 编码的,它们在细胞质中合成并经特定的方式,转运到线粒体中。除线粒体的复制、转录,翻译等受核 DNA 控制,有些核 DNA 的突变也会表现线粒体的功能障碍。故这类疾病都归入线粒体疾病中。

(一) 核 DNA 突变引起的线粒体疾病

一般认为绝大多数线粒体病是由 mtDNA 突变引起的,但随着对线粒体病分子机制的逐步了解,发现核 DNA 突变引起的线粒体疾病已日益增多。这类疾病主要表现为线粒体功能障碍,但呈

孟德尔遗传。如编码线粒体蛋白质的基因缺陷与线粒体蛋白质转运有关的核基因突变都会引起人类的线粒体疾病。

1. 编码线粒体蛋白质的核基因突变 目前已经定性的是由于编码线粒体蛋白的核 DNA 的突变的疾病并不是很多。如丙酮酸脱氢酶复合体缺陷、肉碱棕榈酰转移酶缺陷等。

丙酮酸脱氢酶复合体中编码 E1α 亚单位 PCHA1 基因定位于 Xp22.1。当其发生突变时造成 E1α 亚单位转入线粒体基质中。编码肉碱棕榈酰转移酶的 CPT2 基因位于 1p32,其突变可以使结合在线粒体内膜上 CPT2 催化的长链脂肪酸的氧化过程受到损伤。

2. 与线粒体蛋白质转运有关的核基因突变 核 DNA 编码的线粒体蛋白质是在细胞质内合成后转送入线粒体的不同部位。而每一个核 DNA 编码的线粒体蛋白在其 N-末端通常有一 15～30 氨基酸的序列,这称为前导肽(leader peptide)。前导肽作为一个识别信号与位于线粒体外膜上的受体蛋白相结合,并通过联系着内外膜的一个通道进入线粒体基质,进入线粒体基质后,线粒体蛋白的前导肽被线粒体蛋白酶水解,并在其他因子协助下恢复折叠的状态。整个转运过程是一个较复杂且耗能的过程。

两种基因突变会引起蛋白转运的线粒体疾病,一是前导肽上的突变,将损害指导蛋白转运的信号,使蛋白转运受阻;二是蛋白转运因子的改变,如前导肽受体,抗折叠蛋白酶等。

3. 维持 mtDNA 稳定性的核 DNA 的突变 线粒体基因组依赖于核基因组,核 DNA 编码的一些因子参与 mtDNA 的复制、转录和翻译。如果这些因子发生突变将影响 mtDNA 有质或量上的改变,但它们均呈孟德尔遗传。

(1) 多重 mtDNA 缺失:这类患者不表现单一的缺失,而是表现 mtDNA 的多重缺失,且呈孟德尔遗传方式,可能核 DNA 上的基因存在缺陷。比较典型的如常染色体显性遗传的慢性进行性外眼肌麻痹(autosomal dominantly inherited chronic progressive external ophthalmoplegia, AD-CPEO)。

(2) mtDNA 耗竭:这类患者主要表现为 mtDNA 完全缺损,也就是 mtDNA 量的异常而不是质的异常,患者往往病情较重,早年夭折。根据临床症状主要分为 3 类:① 致命的婴儿肝病;② 先天性婴儿肌病;③ 婴儿或儿童肌病。这些疾病均呈常染色体隐性遗传,可能是控制 mtDNA 复制的核基因发生突变所致。

(二) mtDNA 和核 DNA 的相互作用

在研究 mtDNA 突变引起人类疾病中有一些难以完全用母系遗传来解释的问题,如 LHON 中患者性别比例有较大的差异等。通过研究表明该病的发生与 X 染色体上的某个基因有关,提示 LHON 的发生是 mtDNA 与核 DNA 相互作用的结果。

由于 mtDNA 与核 DNA 共同编码了氧化磷酸化系统的 5 个酶复合物,而 mtDNA 的复制表达过程中所需的几十种酶均由核 DNA 编码,所以线粒体在遗传上的自主性也受到核基因一定的制约。编码这些酶的核 DNA 突变也可产生类似于线粒体病的症状。

除了对 mtDNA 的基因结构进行分析外,还应对线粒体内各种酶的组成成分进行详细的生化分析,来确定何种成分有缺陷。这不仅有助于阐明线粒体病的发病机理,还能排除核遗传病的干扰,也有利于 mtDNA 与核 DNA 相互关系的研究。

第六章　肿瘤与遗传

导学

肿瘤是严重威胁人类生命健康的疾病。中国卫生部和科技部从 2006 年开始的全国范围内居民死因调查,结果表明:恶性肿瘤是导致城市第一位、农村第二位死亡原因。人体的任何部位都有可能发生肿瘤,目前已发现有 200 多种恶性肿瘤,其中导致男性死亡的恶性肿瘤主要是肺癌、胃癌、肝癌、结直肠癌、食管癌,导致女性死亡的恶性肿瘤是乳腺癌、肺癌、胃癌、结直肠癌和宫颈癌。

遗传因素与肿瘤关系极为密切,即便不是代代相传,但肿瘤有明显的家族性、民族性甚至种族的倾向性。如中国人鼻咽癌高发、白种人皮肤癌、乳腺癌高发。

肿瘤(Tumor)属于体细胞遗传病,是人体正常细胞增殖与凋亡失控,出现扩张性增生而形成的细胞群。根据其对机体的影响将肿瘤分为两类:良性肿瘤(benign tumor)和恶性肿瘤(malignant tumor,cancer)。后者根据细胞分化起源,由内胚层和外胚层形成的恶性肿瘤称为癌(cancer),起源于中胚层的称为肉瘤(sarcoma)。肿瘤发生后在原位生长,也有可能转移到其他部位持续生长,最终导致组织器官损伤,生命衰竭、死亡。

近几十年,在分子生物学技术的支持下,肿瘤遗传学取得一系列重大进展,人们对肿瘤发生、发展和防治的认识深入到各种环境因素作用于体细胞的原癌基因、抑癌基因、染色体,导致遗传物质改变,通过影响细胞周期及凋亡机制促使肿瘤细胞发生和转移,是肿瘤发生的遗传学基础。

癌家族(cancer family):指一个家族较多成员发生一种或几种解剖部位相同的肿瘤,肿瘤在一个家系中聚集延续几个世代。最早对癌家族进行调查的是法国医生 Broca,1886 年,调查发现在他妻子的家族中,母亲及 4 个女儿以及 13 个外孙女中,有 9 人相继死于乳腺癌,6 人死于其他癌症。Broca 调查的 G 家族里有 48 个人结肠腺癌、18 个人子宫内膜腺癌。

家族性癌(familial cancer):指一个家族多个成员患同一种癌症,如 25% 结肠癌、肝癌有家族史。结肠癌与遗传有关,肝癌往往与乙肝或丙肝病毒感染引起遗传信息变化。双生子调查、系谱分析、染色体分析、基因检测都已证实肿瘤的发生具有明显的遗传基础,在环境因素的作用下,遗传物质的损伤和基因结构的改变以及基因表达模式的变化是细胞发生恶性转化的必要前提。

第一节 | 基因与肿瘤

近年来肿瘤的分子遗传学研究表明,基因改变是肿瘤起源与发展的分子基础。一些与细胞的生长和分化有关的基因在癌变过程中起关键作用,这些基因称为癌基因和肿瘤抑制基因,它们的结构或功能异常使细胞生长失控,并最终导致肿瘤发生。"接触性抑制"现象是正常细胞区别恶性细胞的重要生物学行为,涉及癌基因和遗癌基因的作用。

一、癌基因与抑癌基因

1. 癌基因(oncogene) 最初把能够使细胞癌变的基因泛指为癌基因。后发现它们原本是正常细胞中的正常基因,是细胞生长发育所必需的,正常时称为原癌基因,一旦原癌基因由于点突变、染色体易位、基因扩增、病毒诱导与启动子插入的原因在表达时间、表达部位、表达数量和表达产物结构等方面发生了异常,可能导致细胞无限增殖转为恶性,就转化为癌基因。癌基因是一个统称,包括存在于病毒基因组内的病毒癌基因(viral oncogene, v-onc)、在于动物或人细胞基因组内与病毒癌基因同源的细胞癌基因(cellular-oncogene, c-onc)。原癌基因(proto-oncogene)属于细胞癌基因(表2-6-1),存在于每一个正常细胞基因组里,对维持细胞正常生理功能、调控细胞生长和分化起重要作用,是细胞发育、组织再生、创伤愈合等所必需的,只是在发生突变或被异常激活后才变成具有致癌能力的癌基因。激活的原癌基因称为细胞转化基因(表2-6-2),用斜体字表示。目前已经确定了至少340个人类癌基因家族,包括与之对应的正常原癌基因。第一个被鉴定的人类癌基因是 ras 基因。ras 基因家族的3个密切相关成员:H-ras、K-ras 和 N-ras 是在人类肿瘤中最常见的癌基因,它们在大约15%的人类恶性肿瘤中被检出,包括50%的结肠癌和25%的肺癌。

表2-6-1 原癌基因的功能

原癌基因	染色体定位	功 能	相 关 肿 瘤
sis	22q13	生长因子	Erwing 网瘤
erb-B	17p13-22	受体酪氨酸激酶,EGF受体	星形细胞瘤、乳腺癌、卵巢癌、肺癌、胃癌、唾腺癌
fms	5q33	受体酪氨酸激酶,CSF-1受体	髓性白血病
ras	H-ras11p15	G-蛋白	肺癌、结肠癌、膀胱癌、直肠癌
src	20q11.2	非受体酪氨酸激酶	鲁斯氏肉瘤
Abl-1	9q34.1	非受体酪氨酸激酶	慢性髓性白血病
raf	3p25	MAPKKK,丝氨酸/苏氨酸激酶	腮腺肿瘤
vav	19p13.3-13.2	信号转导连接蛋白	白血病
myc	C-myc8q24	转录因子	Burkitt 淋巴瘤、肺癌、早幼粒白血病
myb	6q22-24	转录因子	结肠癌
fos	14q21-22	转录因子	骨肉瘤
jun	1p31-32	转录因子	肉瘤
erb-A	17q11-12	转录因子	急性非淋巴细胞白血病

表 2-6-2　人类肿瘤细胞中扩增的细胞癌基因

细胞癌基因	肿　　　瘤	扩增倍数
c-myc	早幼粒白血病细胞系 HL60 小细胞肺癌细胞系 原发神经母细胞瘤Ⅲ-Ⅳ级及神经母细胞瘤细胞系	20× (5~30)× (5~1 000)×
N-myc	视网膜母细胞瘤 小细胞肺癌	(10~200)× 50×
L-myc	小细胞肺癌 急粒 AML	(10~20)× (5~10)×
c-myb	结肠癌细胞系	10×
c-erbB	类表皮癌细胞系,原发胶质瘤	30×
c-K-ras	原发肺癌,结肠癌,膀胱癌,直肠癌	(4~20)×
N-ras	乳癌细胞系	(5~10)×

　　在恶性肿瘤的起始阶段,原癌基因的激活方式主要是反转录病毒的插入和原癌基因点突变,而染色体重排、基因重组和基因扩增意味着肿瘤发展到了另一个严重阶段。不同肿瘤癌基因活化路径可概括为两种:一是转录水平改变、信号高调,产生过量与肿瘤发生相关的蛋白质,这是癌基因激活中只有量的变化,强启动子插入或 DNA 片段扩增等方式;二是转录产物结构变化,出现异常的表达,这是癌基因激活中涉及了质变,包括点突变和基因重组等方式,总之,各种原癌基因的量变和质变导致细胞分裂和分化失控,积累了一系列的基因突变,包括癌基因、肿瘤抑制基因、细胞周期调节基因、细胞凋亡基因及维持细胞基因组稳定性的基因(DNA 修复、DNA 复制及染色体分离基因)等。

　　2. 抑癌基因(anti-oncogenes)　1969 年,哈里斯将癌细胞与同种正常细胞(成纤维细胞)融合,所获杂种细胞的后代表现为正常细胞表型,正常细胞的染色体可以逆转肿瘤细胞的表型,但是随着染色体的丢失又可重新出现恶变细胞。这一现象表明,正常染色体内可能存在某些抑制肿瘤发生的基因,它们的丢失、突变或失去功能,使激活的癌基因能发挥作用而致癌。因此提出正常细胞中可能存在着抑制肿瘤发生的基因,称为肿瘤抑制基因(tumor suppressor genes)或抑癌基因。

　　抑癌基因正常时通过抑制、终止细胞增殖周期起到抑制肿瘤发生的作用。许多肿瘤均发现抑癌基因的两个等位基因缺失或失活,失去功能从而产生肿瘤细胞的转化和异常增生。位于染色体 13p14 的 rb 基因是第一个被发现和鉴定的抑癌基因,它是在研究少见的儿童视网膜母细胞瘤中发现的,后来也在成人的某些常见肿瘤,如膀胱癌、乳腺癌及肺癌中发现它丧失或失活。有些抑癌基因的突变是导致人类肿瘤发生的最常见的分子改变。如第二个被鉴定的抑癌基因 p53 在大多数的人类癌症如白血病、淋巴瘤、肉瘤、脑瘤、乳腺癌、胃肠道癌及肺癌等癌症中常呈失活现象。p53 的突变可见于高达 50% 以上的人癌中,它是人类恶性肿瘤中最常见的基因改变。

　　抑癌基因的产物是抑制细胞增殖,促进细胞分化和抑制细胞迁移,因此起负调控作用,通常认为原癌基因对突变是显性的,抑癌基因的突变是隐性的(表 2-6-3)。

表 2-6-3　一些抑癌基因的功能

抑癌基因	位置	功　　能	相　关　肿　瘤
rb	13q14	转录调节因子	RB、成骨肉瘤、胃癌、SCLC、乳癌、结肠癌
p53	17p13.1	转录调节因子	星状细胞瘤、胶质母细胞瘤、结肠癌、乳癌、成骨肉瘤、SCLC、胃癌、鳞状细胞肺癌
wt	11p13	负调控转录因子	WT、横纹肌肉瘤、肺癌、膀胱癌、乳癌、肝母细胞瘤
nf-1	17q11.2	GAP,ras GTP 酶激活因子	神经纤维瘤、嗜铬细胞瘤、雪旺氏细胞瘤、神经纤维瘤
dcc	18q21.3	细胞黏附分子	直肠癌、胃癌
p21		CDK 抑制因子	前列腺癌
p15		CDK4、CDK6 抑制因子	成胶质细胞瘤
brca1		DNA 修复因子,与 RAD51 作用	乳腺癌、卵巢癌
brca2		DNA 修复因子,与 RAD51 作用	乳腺癌、胰腺癌
pten	10q23.3	磷脂酶	成胶质细胞瘤
apc	5q21	WNT 信号转导组分	结肠腺瘤性息肉,结/直肠癌
mcc	5q21	激活 G 蛋白	散发性结直肠癌

二、单基因遗传肿瘤

人类的恶性肿瘤只有极少数种类是按单基因方式遗传的。单基因遗传的特点是细胞生长和分化有关的基因在癌变过程中起关键决定作用。如视网膜母细胞瘤、肾母细胞瘤、神经母细胞瘤。人类 3 000 多种单基因遗传病的综合征,常与肿瘤发生联系,肿瘤是 240 多种单基因遗传病综合征的一部分,这些单基因遗传病称为遗传性癌前疾病,或称遗传性肿瘤综合征。癌前疾病如结肠多发性腺瘤性息肉病、神经纤维瘤病等,它们本身并不是恶性疾病,但恶变率很高。其发病特点为早年就肿瘤发病,呈多发性,视网膜母细胞瘤累及双侧器官,结肠多发性腺瘤性息肉家族患结肠癌时间比正常群体提早很多,青年就发病,手术时能发现多处病灶。

Knudson 用二次突变论假说来解释、总结视网膜母细胞瘤(retinoblastoma, Rb)和肾母细胞瘤(Wilms 瘤)的发病分为遗传型和散发型两种的模式,这两种癌症发病均表现为早发则多发或双侧性、晚发则单发的特点,幼童发病大多双侧眼同时发生肿瘤,成人发病往往只有一只眼睛单侧肿瘤,假说认为,遗传型肿瘤的第一次突变发生于生殖细胞,第二次突变发生于体细胞,幼童双侧发病型的视网膜母细胞瘤是遗传的每个细胞都已经携带着一个基因突变,之后只要再累积一个突变就会发病,而成人单发型的视网膜母细胞瘤需要在一个细胞里连续累积二个突变,需要更多时间,所以发病时间晚而且只有单侧。二次突变假说也可以进一步解释常见肿瘤(乳腺癌、胃癌等)的遗传易感性。一般肿瘤需要积累多次(4～6 次)基因突变,此外,在临床中医生们发现,有的癌症高发家族发生同一种癌症,称为家族性癌,有的癌症高发家族会出现各种不同的癌症,称为癌家族,很可能是因为前者遗传携带着一个已突变的癌基因,后者携带已突变的抑癌基因的原因。遗传型肿瘤要比散发型肿瘤少一次体细胞突变,其发病年龄比散发型提前且高发、多发。

三、多基因遗传的肿瘤

大多数常见的恶性肿瘤属于多基因遗传性肿瘤。由多对微效基因累加作用和某些共同因素作用而引起的一大类遗传性肿瘤。这些肿瘤的发生是遗传因素和环境因素共同作用的结果,有时环境往往起主导作用。如多环芳烃化合物可以引起肺癌,人群中9%基因型为高诱导,46%为中诱导,45%为低诱导,肺癌患者中几乎没有低诱导,也就是说抽烟引发癌症只针对某些特定人群,高诱导群体即便自己不抽烟,二手烟也会导致其患肺癌,公共场所全方位戒烟就是这个原因,携带致病基因的人会成为二手烟的无辜受害者。多基因肿瘤的遗传并非像一般遗传病那样在家系中代代相传,其子代只是继承了一种肿瘤易感性。如鼻咽癌、脑瘤、乳腺癌、胃癌、肺癌、前列腺癌、子宫颈癌等,患者的一级亲属的发病率显著高于群体的发病率,有明显的区域性和种族差异。

多基因遗传性肿瘤的一个显著特点是性状变异呈现连续数量级差改变,表现为多阶段发病特征,包括癌前病变、早期癌、中晚期浸润转移癌等不同发病阶段,每个阶段的不同环节都有密切关联的易感基因群。

恶性肿瘤的发生是一个多步骤、多阶段逐步演变的过程,也可以理解为多步骤损伤,有实验表明要有2种以上癌基因突变协同作用细胞才能恶变。总之,一种肿瘤涉及多个基因的变化,大多数肿瘤的发生与癌基因的活化与抑癌基因失活有关。

在肿瘤进展过程中,肿瘤细胞群中常有另外的基因突变发生,授予细胞选择性优势,如更快速地生长,或具有侵犯和转移的特性,使它们在肿瘤细胞群中占据优势,该过程称为克隆性选择。通过克隆性选择,肿瘤变得更快速生长和增加恶性表型(表2-6-4)。癌变后细胞只分裂产生癌细胞,并且具有浸润性和转移性。癌变的本质是遗传物质或遗传信息传递路径发生了变化。

表2-6-4　在人类中多阶段致癌的例子

启动期	促进期	癌前病变	进展期	癌症类型
吸烟	吸烟	上皮异型增生、原位癌	吸烟	膀胱、食管、肺癌等
吸烟	吸烟	异型增生、原位癌	石棉	支气管源性肺癌
吸烟	乙醇(酒精)	白斑、原位癌	吸烟	口腔癌
自发性	砷剂	上皮异型增生、角化过度	砷剂	肺、皮肤、肝、膀胱癌
自发性	摄入热量及脂肪	异型增生	自发性	乳腺癌
紫外线	雌激素	痣	紫外线	黑素瘤、表皮样癌
自发性	雌激素/雄酮	局灶结节性增生,肝腺瘤	自发性	肝细胞癌

肿瘤的发生发展是一个复杂的生物学过程,一个正常细胞转化为肿瘤细胞,至少需要发生两次遗传损伤,甚至两次以上,涉及机体的内环境中的各种因素,包括机体的免疫能力、各种生长因子和生物活性物质等。

四、基因与肿瘤转移

恶性肿瘤的转移是一个复杂的过程,是指恶性肿瘤细胞脱离原发瘤部位,通过各种路径如进入细胞外基质和血管或淋巴管,转移到远处适宜的组织中继续增殖生长。前列腺癌主要向骨转移,结肠癌主要向肝部转移,肿瘤细胞的侵袭和转移是恶性肿瘤的一个基本生物学特征,转移的癌细胞是肿瘤中最危险的细胞,是整个临床治疗中最为棘手的难题,肿瘤患者死因90%可归因于肿瘤转移。了解肿瘤转移具有非常重要的意义。近年来的研究发现,存在着促进转移的肿瘤转移基因(tumor metastatic genes)和抑制转移的肿瘤转移抑制基因(metastasis suppressor genes)。

细胞黏附分子：是维持组织结构的关键分子,基因的改变和表达能够促进或导致肿瘤转移,因此称这类基因为肿瘤转移基因。主要指一些编码细胞表面受体的基因,它们的突变或失活会导致细胞黏附能力的下降,促使肿瘤的发生和转移。如整合素是一类细胞表面黏合受体,能识别细胞基质中的黏附蛋白,起着固定细胞抑制其迁移的作用。这些受体基因的突变和失去功能将有利于瘤细胞的转移。

细胞外基质降解酶：这类基因也是肿瘤转移基因,导致肿瘤细胞能够突破基底膜。因为细胞外基质与基膜是肿瘤转移的屏障组织,在肿瘤发生的起始阶段,上皮来源的肿瘤细胞位于基膜的上层,未突破基膜,病理学家将这些肿瘤归为“良性”,一旦突破了基膜,归为“恶性”。瘤细胞的浸润能力与其分泌的能降解基质的蛋白有关,已知内糖苷酶和IV型胶原酶能降解基底膜中的相应成分,增加瘤细胞侵袭基底膜的能力。用许多癌基因 *ras*、*fos*、*mos*、*src*,或突变了的肿瘤抑制基因如 *p*53 基因的片段转染培养中的细胞,都可提高这些细胞的浸润和转移能力。

肿瘤转移抑制基因是指基因编码的蛋白酶能够直接或间接地抑制具有促进转移作用的蛋白,从而降低癌细胞的侵袭和转移能力的一类基因。例如,金属蛋白组织抑制因子基因(*timp*)编码一种糖蛋白,能与转移密切相关的胶原酶结合,降低瘤细胞的侵袭和转移能力。目前已经分离出几种能抑制肿瘤转移的基因如 *nm*23、*timp* 和 *wdnm*1 等。

肿瘤转移基因、肿瘤转移抑制基因与宿主有关基因的表达最终决定了肿瘤细胞的转移。

第二节 | 染色体异常与肿瘤

在对肿瘤的研究过程中发现,肿瘤细胞虽然来源于正常细胞,但几乎所有肿瘤细胞都有染色体异常,且被认为是肿瘤细胞的特征。一个肿瘤细胞染色体常有许多共同的异常,这可以用它们都来源于一个共同的突变细胞,即肿瘤发生单克隆学说来解释。但是癌细胞群体又受内外环境的影响而处于不断变异之中,因此这些细胞的核型常常不完全相同,而且在同一肿瘤的发展过程中,核型也可以不断演变。

一、染色体数目异常与肿瘤

正常细胞中染色体数目为二倍体,恶性肿瘤细胞中染色体数发生明显的改变,多数情况下染色体数增加至三倍、四倍,甚至更多。肿瘤组织常常由不同的细胞亚群组成,但其中往往有一个主要的、决定该肿瘤遗传学特征的亚群,称之为干系(stem line)。干系以外有时还有非主导细胞系,称为旁系(side line)。然而由于条件改变,旁系可以发展为干系。有的肿瘤没有明显的干系,有的则可以有两个或两个以上的干系。但是即使在干系中,各个分裂细胞的染色体数也不尽相同。这种不均一性也是肿瘤细胞的特征之一。

恶性肿瘤细胞的染色体数一般分布在低于二倍体至高于二倍体的较宽范围内,但往往有较多分裂细胞的染色体数集中于某一数目,称之为染色体的众数(modal number),一般干系的染色体数目就是众数。肿瘤细胞的染色体众数较常见者为三倍体左右,包括亚三倍体和超三倍体。肿瘤细胞染色体的增多或减少并不是随机的,许多肿瘤比较常见的是 8、9、12 和 21 号染色体的增多或 7、

22、Y 染色体的减少。

二、染色体结构异常与肿瘤

20 世纪 80 年代以前,人们还无法肯定肿瘤细胞染色体的重排是肿瘤的原因还是结果。多年来肿瘤细胞遗传学研究表明,除慢性粒细胞白血病的 Ph1 染色体是特征染色体外,一般肿瘤细胞染色体变化较大,同一肿瘤不同细胞系有不同的核型,但大量肿瘤核型分析表明,结构异常染色体在某种肿瘤内出现并非是随机的。

在多种肿瘤中发现了不同类型的染色体结构异常,包括易位、缺失、重复、环状染色体和双着丝粒染色体等。如果一种异常的染色体较多地出现于某一种肿瘤的细胞内,称为标记染色体(marker chromosome)。标记染色体分为 2 种:一种是非特异性的,它只见于少数肿瘤细胞,对整个肿瘤来说不具有代表性;另一种是特异性的,它经常出现在某一类肿瘤,对该肿瘤具有代表性。

表 2-6-5　一些肿瘤常见的染色体异常

病　　名	染色体异常
慢性粒细胞白血病	Ph,即 t(9;22) t(8;14),t(2;8),t(8;22)
Burkitt 淋巴瘤	+8;7q,5q 或 -5
急性非淋巴细胞白血病	(8;21),t(15;17),t(9;22) t(11;14),+12
慢性淋巴细胞白血病	t(?;11),t(1;9),t(7;12), t(9;14)
急性淋巴细胞白血病	t(8;14),t(4;11),+21 t(4;11),+12
恶性淋巴瘤	14q+,+12
小细胞肺癌	del(3)(p14-23)
卵巢乳头状腺癌	t(6;14)
神经母细胞瘤	del 或 t(1;?)(p 32-36;?)
脑膜瘤	13q
Wilms 瘤	-22, 22q
睾丸癌	11p
畸胎瘤	1(12p) 1(12p)

三、染色体不稳定综合征与肿瘤

由于 DNA 修复酶缺陷导致染色体不稳定,易发生自发或诱发的断裂、裂隙、缺失、重排而导致的综合征称染色体不稳定综合征,原因如下:

1. **染色体脆性部位**　脆性部位是染色体随机性的断裂,断裂点与某些酶的作用点、致变剂的作用点及细胞生长分化基因位点相关,既是靶位点,又是活动基因的调节区,多因素导致染色体脆性部位十分敏感,不稳定易导致断裂、重拍和缺失。当细胞接触苯并芘和亚硝胺时,脆性部位表达率升高 fra9(3p14),肺癌、鼻咽癌发病。

2. 染色体杂合性缺失   指等位基因出现缺失和突变,处于杂合状态。几乎所有肿瘤都存在染色体片段的非随机性丢失,意味着丢失的片段必定包含着与肿瘤相关的基因。如果一个位点丢失,那么抑癌基因只需一个等位基因失活就失去了抑癌功能,大大增加了肿瘤易感性。

3. 姐妹染色单体互换(SCE)   指受损 DNA 的复制产物在姐妹染色单体同源位点上交换,导致 DNA 断裂和重组。SCE 反映了细胞核 DNA 修复机制的缺陷,是恶性转化细胞的生物学特征。

染色体不稳定综合征患者易患白血病或其他恶性肿瘤。如毛细血管扩张共济失调症患者易发生急性白血病和淋巴瘤,着色性干皮病患者经紫外线照射后易患皮肤基底细胞癌和鳞状细胞癌或黑色素瘤。着色性干皮病(xeroderma pigmentosum, XP)是一种常染色体隐性遗传病,临床表现主要是皮肤对紫外线非常敏感,受到日光照射部位的皮肤可发生色素沉着、红斑、水痘、结疤、角化、萎缩等病变,可恶变为基底细胞癌或鳞状上皮癌等。患者常在儿童期发生恶性肿瘤,并死于癌转移。患者细胞一般开始不存在染色体异常,但在紫外线照射后染色体异常明显上升,细胞也很容易死亡,存活下来的细胞由于 DNA 修复酶的缺陷而不能正常修复,常导致血管瘤、基底细胞癌等肿瘤发生。着色性干皮病是第一个被发现的与损伤 DNA 修复缺陷有关的疾病,患病率达 1∶65 000～1∶100 000。

第七章 药物遗传学

导学

群体中,不同个体对某一药物可能产生不同的反应,甚至可能出现严重的不良副作用,这种现象产生的原因相当部分取决于个体的遗传背景。患者所服药物在体内要经过吸收、分布、代谢和排泄,才能完成药物发挥药效的过程。在此过程中,许多环节都与酶和受体的作用密切相关。决定这些酶或受体蛋白的基因出现变异或缺陷,必将导致药物代谢发生异常反应。深入了解遗传变异对药物反应的影响及其分子基础,并据此预测对药物异常反应的个体,从而进行有效的防治。

药物遗传学(pharmaco genetics)是生化遗传学的一个分支学科,它研究遗传因素对药物代谢动力学的影响,尤其是在发生异常药物反应中的作用。临床医生在使用药物时,必须遵循因人而异的用药原则。因为在群体中,不同个体对某一药物可能产生不同的反应,甚至可能出现严重的不良反应,这种现象称为个体对药物的特应性(idiosyncracy)。特应性的产生是由于药物要经过吸收、分布、代谢和排泄,才能完成药物发挥药效的过程。① 水溶性药物的吸收,需要借助膜上的载体,因此膜蛋白异常会直接影响药物的吸收。如幼年型恶性贫血患者胃黏膜缺少内因子,因此影响消化道对维生素B_{12}的吸收。② 药物的分布要借助血浆蛋白的运输,如血浆蛋白异常,失去与药物结合的能力,将影响药物在体内的分布。如 Down 综合征患者血浆蛋白与药物结合力降低,导致水杨酸浓度升高。③ 有些药物需与靶细胞的相应受体结合后才能发生该药的效应,如受体异常会导致异常药物反应。如华法林耐受型患者肝中的华法林受体异常,与华法林结合力降低,故需要高于正常剂量 20 倍的浓度才能起抗凝作用。④ 大部分药物在肝脏中经转化而失去活性。如与药物转化(氧化、还原、水解、与葡萄糖醛酸结合和乙酰化等)、分解有关的酶异常,会影响药物的正常代谢。如酶活性过低,使药物或中间产物积累,损害正常生理功能;若酶活性升高,代谢速率过快,则不能达到有效浓度。

第一节 药物代谢的遗传基础

理想的药物应该是既能够有效地治疗或预防疾病又不产生毒副作用,而实际上几乎不存在这样一种针对所有个体疗效既好又安全的药物,因为个体遗传结构的多样性决定了对药物应答的差异。影响药物应答的因素包括两个大的方面,遗传因素包括与药物代谢动力学和药物效应动力学相关的基因及其功能,非遗传因素包括机体的生理状态、患者的年龄、性别、药物之间的相互作用、环境和营养因素等。

进行药物代谢的酶主要存在于肝脏,可以分为Ⅰ相酶和Ⅱ相酶,Ⅰ相酶主要是细胞色素P450家族(cytochromeP450, CYPs),通过对药物进行氧化、还原、水解或羟化作用修饰功能基团使多数药物失活,少数例外被活化。此套酶系统不稳定,个体差异大,且易受药物的诱导或抑制。Ⅱ相酶有谷胱甘肽-S-转移酶、N-乙酰转移酶(NAT)、尿苷二磷酸葡糖醛酸转移酶(UGT1A1)及硫嘌呤甲基转移酶(TPMT)等,其与药物的结合可以单独发生或者发生在Ⅰ相代谢之后。通过代谢将大量内源性极性分子连接到药物分子上,促进药物排泄。

一、异烟肼代谢

异烟肼(isoniazid)是常用的抗结核药,在体内主要通过N-乙酰基转移酶(简称乙酰化酶),将异烟肼转变为乙酰化异烟肼而灭活。按对异烟肼灭活的快慢,人群中可分出两类:一类称为快灭活者,血中异烟肼半衰期为45～110分钟;另一类称为慢灭活者,半衰期为2～4.5小时。此种差异是由于不同个体乙酰化酶的差异所致,此酶是由常染色体的一对等位基因控制。快灭活者(RR)与慢灭活者(rr)均为纯合子,杂合子(Rr)则具有中等乙酰化速度。由于异烟肼乙酰化速度的个体差异对结核病疗效有一定影响,如每周服药1～2次则快灭活者由于有正常的乙酰化酶,疗效较差,长期服用异烟肼后,由于异烟肼在肝内可水解为异烟酸和乙酰肼,它们对肝有毒性作用,所以一部分异烟肼快灭活者会发生肝炎甚至肝坏死。但从毒性作用看,慢灭活者缺乏乙酰化酶,导致异烟肼在体内累积,累积的异烟肼可与维生素B_6反应,使维生素B_6失活,从而导致维生素B_6缺乏性神经损害,故一般服异烟肼需同时服用维生素B_6可消除此种副作用。

二、琥珀酰胆碱敏感性

琥珀酰胆碱(succinylcholine, suxamethonium)是一种肌肉松弛剂,早期作为外科麻醉剂使用,一般人在使用它时骨骼肌松弛,呼吸肌麻痹而致呼吸暂停2～3分钟,然后恢复正常。但有极少数人(1/2 000)在用药后呼吸停止可持续1小时以上,如不行人工呼吸,往往导致死亡,这种个体称为琥珀酰胆碱敏感者。但若立即输血,琥珀酰胆碱敏感者呼吸可很快恢复。这是由于琥珀酰胆碱在血中可被血浆中假性胆碱酯酶水解而解毒,故作用短暂。琥珀酰胆碱敏感者,血浆假性胆碱酯酶活性缺乏或缺如,使琥珀酰胆碱作用时间延长,以致中毒。

表2-7-1 胆碱酯酶变异型

名 称	基 因 型	酶 活 性	反 应 时 间	发 生 率
典型	E1u E1u	60～125	正常	96/100
非典型	E1a E1a	<35	延长	1/3 500
沉默型	E1s E1s	0	延长	1/10万
耐氧化物型	E1f E1f	55	不延长	1/15万
K变异型	E1kE1k	66	不延长	1/100

三、葡萄糖-6-磷酸脱氢酶缺乏症

葡萄糖-6-磷酸脱氢酶(G6PD)参与红细胞戊糖旁路代谢途径,G6PD将6-磷酸葡萄糖的氢脱下交给辅酶(NADP)形成 NADPH，NADPH 再将氢交给谷胱甘肽(GSSG)而使其变为还原型谷胱甘肽(GSH)，GSH 可将 H_2O_2 转变成 H_2O，从而消除 H_2O_2 的毒性作用，保护红细胞和血红蛋白的巯基免受氧化，若 G6PD 缺乏，GSH 减少，导致血红蛋白变性形成变性珠蛋白小体(Heinz 小体)，含有 Heinz 小体的红细胞通过脾(或肝)窦时被破坏而发生溶血。G6PD 基因定位于 Xq28，G6PD 缺乏症属于 X 连锁不完全显性遗传，已鉴定的基因突变主要为点突变，可产生多种生化变异型，可分为 3 类：① 酶活性严重缺乏伴有非代偿性慢性溶血(属非球形细胞溶血性贫血)，无诱因作用即可反复发作慢性溶血。② 酶活性严重或中度缺乏，仅在服用伯氨喹等药物或食蚕豆后发病，我国大多数属于这一类型。③ 酶活性轻度降低、正常或升高，一般不发生溶血。

表 2-7-2　G6PD 缺乏者应禁用或慎用的药和、化学制剂及食物

药物种类	药物名称
抗疟药	伯氨喹，氯喹
磺胺药	磺胺，乙酰磺胺等
砜类药	氨苯砜，普洛明
止痛药	阿司匹林，非那西丁
杀虫药	β萘酚，锑波芬，来锐达唑
抗菌药	硝基呋喃类，氯霉素，对氨水杨酸
其他	蚕豆，丙磺舒，BAL，大量维生素 K 等

四、恶性高热

恶性高热是一种受体表达缺陷的遗传性疾病，临床上以接触诱发药物(主要是吸入麻醉药物和某些肌肉松弛药物)后迅速出现肌肉强直、高热、肌酶升高等症状为主要特征。由于骨骼肌处于持续的强直性收缩状态，消耗大量能量，导致体温持续快速增高。如无特异性治疗药物丹曲林(dantrolene)，而一般的临床降温措施又难以控制体温的恶性升高时，最终将导致患者的死亡。此症患者中 50% 为显性遗传，20% 为隐性遗传，30% 为散发型病例。麻醉药物是诱发恶性高热的最重要因素。常见的诱发药物主要有挥发性麻醉药物，如：氟烷、异氟醚、地氟醚等；去极化肌松药如琥珀酰胆碱；神经安定剂如氟哌啶醇、氯氮平等。它们可能直接作用于 RYR1 受体，使受体开放的概率增加、受体开放状态的时间延长，最终导致肌质网钙释放增加。

第二节　环境反应的遗传基础

环境中各种有害因子在人体内的代谢途径也可能受特定基因型的制约，而发生不同反应。

一、酒精中毒

人们对乙醇的耐受性有种族和个体差异。乙醇敏感者，当摄入 0.3～0.5 ml/kg 体重乙醇后，

就可表现为面红耳赤、皮肤温度升高、脉率加快等酒精中毒症状。而乙醇耐受者则不发生这些反应。乙醇在体内的代谢过程主要可分为两步：① 乙醇在肝中乙醇脱氢酶(ADH)作用下形成乙醛；② 乙醛在乙醛脱氢酶(ALDH)作用下进一步形成乙酸，乙醇在体内的代谢速度取决于肝中乙醇脱氢酶和乙醛脱氢酶的活性。乙醇脱氢酶为二聚体，由三种亚单位 α、β、γ 组成，α、β、γ 受控于三个不同的等位基因，即 ADH_1、ADH_2 和 ADH_3。ADH_2 具有多态性。多数白种人为 ADH_{12}，而 90％黄种人为 ADH_{22}，其酶活性比 ADH_{12} 高 100 倍以上，因此黄种人饮酒后，乙醇很快在高活性的乙醇脱氢酶作用下转化成乙醛，乙醛刺激肾上腺素、去甲肾上腺素的分泌，引起面红耳赤、心率加快和皮温升高等症状。而白种人产生乙醛的速度较慢，故多无这些症状。

乙醛脱氢酶主要有两种同工酶，$ALDH_2$ 的活性大于 $ALDH_1$。白种人几乎都有 $ALDH_1$ 和 $ALDH_2$；而黄种人中仅 50％的人有 $ALDH_1$，而无 $ALDH_2$，所以黄种人氧化乙醛的速度比白种人慢。具有 ADH_{22} 及 $ALDH_1$ 者对乙醇敏感，具有 ADH_{12} 及 $ALDH_1$ 者次之，具有 ADH_{12} 及 $ALDH_2$ 者最不敏感。黄种人较白种人易产生酒精中毒的原因是由遗传决定的。大多数黄种人在饮酒后产生乙醛速度快而氧化为乙酸的速度慢，故易产生乙醛蓄积而中毒。大多数白人则与此相反，故不易发生酒精中毒。

二、吸烟与肺癌

吸烟者易患肺癌，但远非所有嗜烟者均患肺癌。研究表明吸烟者是否患小细胞肺癌与个体遗传基础有关。烟叶中含有致癌的环状芳香碳氢化合物，但致癌性较弱。这些物质进入机体后通过细胞微粒体中的芳烃羟化酶(AHH)的作用可转变为具有较高致癌活性的致癌环化物。如果吸烟的多少相同，AHH 活性高的人更易发生肺癌，缺乏 AHH 的抽烟者不会患小细胞肺癌。

纸烟中所含的一氧化碳、一氧化氮、丙烯醛等物质可增加癌变的易感性，亚硝胺类、苯并芘等则是强烈的致癌物质。烟草中的亚硝胺是一种非常强的致癌物质，对肺组织有高度的特异性，可通过不同的机制诱发 DNA 的损坏，导致 DNA 错误的复制和突变，由其所导致的 $p53$ 突变率在非小细胞肺癌为 40％～60％，而在小细胞肺癌则高达 70％～100％。ras 基因是将化学致癌因素与肺癌联系到一起的第一个基因，ras 是一原癌基因，其激活方式为点突变，K-ras 的 12 密码子是烟草致癌化学物质的特定作用位点，在该位点中 G→T 的转变最为常见，通过基因扩增、缺失和点突变等方式均可激活 K-ras 原癌基因。

第三篇

实验指导

实验一 显微镜的使用方法和细胞的基本结构

【目的要求】

(1) 掌握光学显微镜的主要结构和功能。

(2) 掌握低倍镜、高倍镜和油镜的使用方法,做到操作迅速而准确。

(3) 熟悉光学显微镜的保护方法。

(4) 熟悉光镜下细胞的基本结构及几种细胞器的形态。

(5) 学习临时玻片制作技术。

【标本、试剂和器材】

(1) 显微镜、载玻片、盖玻片、解剖剪、解剖镊、解剖针、牙签、滴管、擦镜纸、吸水纸、香柏油。

(2) 高尔基体(兔脊神经节)切片标本、线粒体(小白鼠肠上皮细胞)标本、中心体(马蛔虫子宫横切)玻片标本等。

【实验内容和步骤】

(一) 显微镜的结构和使用方法

1. 显微镜的结构　光学显微的结构分为三部分:机械部分、光学部分和照明部分(图3-1-1)。

(1) 机械部分

1) 镜座(base):位于显微镜基座,略为方形,用以稳定和支持整个显微镜。

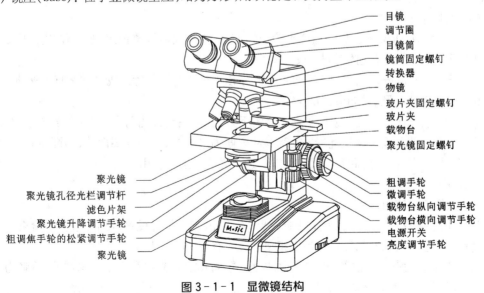

图 3-1-1 显微镜结构

2) 镜柱(pillar)：是镜座向上垂直的短柱，联系着镜座和镜臂。

3) 镜臂(stand)：连接镜柱，便于手握的弓形结构。

4) 调焦器(adjustment)：位于镜柱下方两侧，呈同心圆排列，有大小两种螺旋，一般顺时针旋转时镜台下降，逆时针旋转时镜台上升，借助镜台的升降以调节焦距。大螺旋为粗调焦器(coarse adjustment knob)，转动时可使镜台作较大距离和较快地升降，通常在使用低倍镜时用它迅速找到物象；小螺旋为细调焦器(fine adjustment knob)，转动时可使镜台缓慢地升降，一般是在调节高倍镜和油镜或分辨物象清晰度时使用。

5) 镜筒(cylinder)：位于镜臂上方的圆筒，上端装有目镜，下端装有物镜转换器。安装目镜的镜筒有单筒型(monocular)和双筒型(binocular)两种。

6) 物镜转换器(revolving nosepiece)：物镜转换器是一个凹形的圆盘。斜装在镜筒下端，其下面有 3～4 个物镜孔，可以安装放大倍数不同的物镜。旋转物镜转换器时，即可更换物镜。

7) 镜台(stage)：镜台位于镜臂前方，为一方形的平台，是玻片标本安装处。台中央有一通光孔，用以通过光线。镜台上装有标本推动器，可固定并推动载玻片，在镜台下方一侧有两个螺旋，转动时可分别使载玻片前后左右移动。

(2) 光学部分

1) 目镜(eyepiece)：直接插入镜筒上端。一般备有放大倍数不同的 2～4 个，上面刻有 5×、10×、15×等符号，表示其放大倍数。可以根据需要更换使用。有的目镜中有一个指针，用以指示视野中标本的某一部分。

2) 物镜(objective)：装在物镜转换器上。一般分低倍镜、高倍镜、油镜三种。低倍镜镜筒最短，镜孔的直径最大，上面刻有放大倍数 4×或 10×；高倍镜镜筒较长，镜孔直径较小，放大倍数为40×、45×或 60×；油镜最长，镜孔直径最小，放大倍数为 90×或 100×。有些显微镜的物镜上还刻有镜口率，以 EA 示之 10×物镜的 EA 为 0.25，40×物镜的 EA 为 0.65，100×物镜的 EA 为 1.25oil，其数字越大，放大倍数越大。

显微镜放大倍数的计算方法：目镜放大倍数×物镜放大倍数。例如，所使用的目镜是 10，物镜是 10，则放大倍数为 100 倍。

(3) 照明部分

1) 聚光器(condenser)：聚光器位于镜台的下面，有一或数块透镜组成，其作用是把反光镜射来的光线聚集，并从通光孔照射到载玻片上的标本。

2) 光圈(diaphragm)：位于聚光器的下方，系由十余片金属薄片组成，其外侧有一小柄，移动小柄可以开大或关小光圈，以调节光量。

3) 反光镜(mirror)：反光镜位于聚光器的下方，安装在镜柱的前方，可以向各个方向转动，使从各个方向来的光线反射入聚光器。反光镜的一面为平面镜，一面为凹面镜，凹面镜有聚光作用，适于光线较弱时使用。平面镜只有反射作用，适于光线较强时使用。

2. 显微镜的使用方法

(1) 低倍镜的使用方法

1) 取用显微镜：打开镜盒，用右手握镜臂，左手托镜座，将显微镜取出轻放在实验桌上自己身体的左前方，镜臂朝向自己，以镜座后端距桌面边缘有 3～5 cm 为宜。

2) 光源：显微镜有不带光源和带光源两类。前者用自然光源和人工光源调节；后者为电光源照明，电光源灯一般装在镜座里，可以使用镜座侧面的电压调节器调节光源强度。

3) 对光：先旋转粗调节器，将镜台略略升高，再旋转物镜转换器，使低倍镜正对载物台中央的通光孔(注意，此时物镜转换器与固定卡相碰而发出轻微的振动声音)，同时感到有阻力，表示物镜已到位。将聚光器上升，开大光圈。用左眼对准目镜(同时右眼亦张开)，用手转动反光镜对向光源取光，达到目镜视野内明亮均匀为止。

4) 安放载玻片：取玻片标本，先用肉眼认清标本在载玻片上的位置、正反面和标签，然后将有标本的一面向上，将玻片平放于镜台上，用标本推动器将玻片固定，然后使要观察的部分正对通光孔之中央。

5) 调节焦距(调焦)：先从显微镜的侧面注视低倍镜，同时转动粗调焦器，使低倍镜镜头距玻片约 0.5 cm 为止。然后用左眼从目镜中观察，慢慢转动粗调节器，直到出现物象。若物像不大清晰，再用细调节器调节，使物象更为清晰。

6) 玻片标本与光圈的调节：如果物像不在视野中央时，可利用推动器将玻片前后左右移动调至中央，注意玻片移动方向与物像移动方向相反。反复练习可使动作随心自如；如果光线太强或太弱可将光圈慢慢关小或开大，也可调节聚光器手轮，达到合适的光度。

(2) 高倍镜的使用方法：高倍镜的使用必须在调好低倍镜的基础上进行。

1) 用低倍镜找到物象后，将其中要用高倍镜放大观察的部分移动到视野中央。

2) 从显微镜的侧面注视，转换高倍镜。

3) 从目镜中观察，可见视野中有不太清晰的物像。调节细调节器，即可得到清晰物像。注意，使用高倍镜时，不能随意旋转粗调节器，以免镜台上升幅度太大而损坏玻片或镜头。使用高倍镜所需光度比低倍镜要强，试调节光圈。如果在高倍镜下调节没有观察到物象时，则应从低倍镜重作。

(3) 油镜的使用方法：油镜的使用必须在调好高倍镜的基础上进行。

1) 将拟用油镜观察的部分，移动到视野中央，旋转物镜转换器，使高倍镜转开，眼睛注视侧面，直接滴上少许香柏油在所观察标本的部位，转换油镜，这时油镜镜头已浸入油中，将光圈完全打开。从目镜中观察，并转动细调节器直到视野出现清晰物像为止。

2) 观察完毕后，必须用拭镜纸蘸二甲苯少许，将镜头和载玻片上的香柏油轻轻擦净，无盖玻片的标本(如血涂片等)，不能擦拭，以免损坏标本。临时制片因有水分，不能使用油镜。

3. 使用显微镜的注意事项

1) 拿用显微镜时，必须用一手握镜臂，一手托镜座，紧贴前胸，切勿单手提取，以免零件脱落(特别是目镜易滑落)。

2) 不要随意取出目镜，以防灰尘入镜筒，禁止拆卸零件，以防损坏。

3) 显微镜清洁。光学部分如有不洁，可用拭镜纸擦拭，切不可用手帕、手指或其他纸张擦拭，以免损坏玻面；其他部分如有灰尘，可用绸布擦净。

4) 使用显微镜时，必须两眼睁开，两手并用，边观察、边记录和绘图等。

5) 显微镜使用后，先将镜台下降，取下玻片标本，放回原处。旋转转换器，使每一个物镜都不对着通光孔，再上升镜台，使镜头固定在镜台上，将反光镜镜面竖直。最后将各部分擦净，检查零件有无缺损，然后放还镜箱内。

(二) 细胞和细胞器观察

1. 高尔基复合体的观察　　取家兔脊神经节切片，置于低倍镜下观察。可见许多淡黄色椭圆形或不规则的神经细胞。在高倍镜下可见细胞中央几乎无色的圆形细胞核，有的核内可见染成淡黄色的核仁,在细胞核的周围细胞质中有许多染成深褐色呈弯曲的线状、颗粒状和网状的结构,这就是高尔基复合体(图3-1-2)。

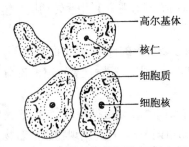
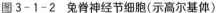

图3-1-2   兔脊神经节细胞(示高尔基体)

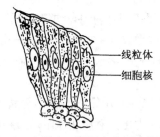

图3-1-3   小鼠十二指肠上皮细胞(示线粒体)

2. 线粒体的观察   取小白鼠十二指肠横切片,置于低倍镜下观察,可见许多皱襞。换高倍镜观察,可见上皮细胞呈柱状,细胞界限不很清晰。换油镜观察,细胞核位于细胞的中央,在细胞的两端有蓝色的线状或颗粒状结构,这就是线粒体(图3-1-3)。

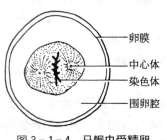

图3-1-4   马蛔虫受精卵
(示中心体)

3. 中心体的观察   取马蛔虫(Parascaris equorum)子宫横切片,在低倍镜下寻找其受精卵分裂期的细胞,然后换成高倍镜观察,可见分裂中期细胞两极各有一颗深蓝色的圆形小粒,为中心粒。在中心粒周围的明亮区,为中心球。在中心球周围隐约可见许多纤细的、辐射状分布的星射线。中心粒和中心球,合称中心体(central body)(图3-1-4)。

(三) 生物学作图要求和方法

(1) 生物学作图前应仔细观察标本,严格要求依照实物绘制,不能随意增添、减少。但可根据标本的大小予以适当放大或缩小,但图中各构造的大小应与实物成比例。不能抄袭书上或他人的图。

(2) 生物学作图以点线为主,画图时一般将报告纸放在显微镜右侧,两眼睁开,左眼观察标本,右眼看纸画图,先用铅笔在纸上轻轻勾出结构的轮廓,然后逐渐加以修正再用点、线正式绘出,用点之疏密表示明暗,不能涂阴影。注意加点时铅笔要求竖直点。

(3) 图作好后必须标注。画图位置一般偏向纸的左侧,右侧用尺子引出直线,并将其名称注于直线的末端,一般应横列而不直写,所画之线最好与图画纸上下边缘平行,切忌互相交叉。

[附] 人口腔黏膜上皮细胞标本的制备及观察

(1) 取载玻片、盖玻片各一张,擦拭干净,取消毒牙签1根轻轻刮取口腔颊部上皮细胞少许涂抹在载玻片中央,滴一滴2%碘液染色,盖上盖玻片,然后用吸水纸吸取多余的染液,置于低倍镜下观察。

(2) 可见呈不规则形状的细胞,在高倍镜观察,在细胞中央有一卵圆形的细胞核,细胞膜极薄,细胞质均匀一致(图3-1-5)。

【实验报告】

在显微镜图上,注明其结构名称。

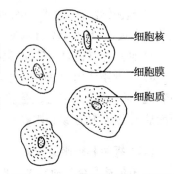

图3-1-5   人口腔黏膜上皮细胞

实验二 细胞的有丝分裂

【目的要求】

(1) 观察动植物细胞有丝分裂,掌握细胞分裂各时期的形态特征。

(2) 进一步熟练掌握显微镜的使用方法和绘图方法。

【标本和器材】

(1) 洋葱根尖细胞有丝分裂切片、马蛔虫卵细胞有丝分裂切片。

(2) 显微镜、拭镜纸、二甲苯、改良石炭酸品红染液等。

【实验内容和步骤】

(一) 植物细胞有丝分裂

取洋葱根尖的纵切片标本,先用肉眼找到根尖的部位,然后在低倍镜下找到着色较深的生长点。(图3-2-1)该处细胞排列紧密,是细胞分裂旺盛的部位,选择分裂细胞最多的部分移到视野中央,转换高倍镜,仔细寻找不同时期的细胞并观察其形态特点。

间期:细胞核较小,核膜清晰,核仁明显,细胞质及细胞核内的染色质均匀分布。

前期:细胞进入分裂时,核膨大,核内染色质浓缩,形成纤细的染色丝,逐渐缩短变粗,成为具有一定形态的染色体。前期末,核膜破裂,核仁消失。

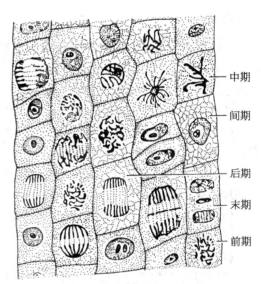

图3-2-1 洋葱根尖细胞(示有丝分裂各期)

中期:染色体移向细胞中央,并排列在赤道部位,每条染色体的着丝点位于赤道的平面上,构成赤道板,在赤道板的两侧形成纺锤体。这时的染色体已纵裂成两条染色单体,中间借着丝粒相连。

后期:染色体在纺锤丝的牵引下分成相等的两组,分别拉向细胞两极。

末期:到达两极的两组子染色体,通过解旋,伸长变细成为染色丝。晚期末,染色丝逐渐恢复成染色质,核膜形成,核仁出现,纺锤体消失,在两核之间出现新的细胞壁,分成两个子细胞,又进入到间期状态。

(二) 动物细胞有丝分裂(示教)

取马蛔虫子宫横切片,置低倍镜下观察,(图3-2-2)可见视野内有许多受精卵,每一受精卵的外围有一层较厚的卵壳,壳内有宽大的围卵腔,受精卵细胞悬浮在围卵腔中,换高倍镜可看到不同分裂时期的分裂象。

前期:中心粒分裂为二,分别向细胞两极移动,细胞核膨大,染色质逐渐浓缩成染色丝,进而缩短变粗形成染色体,核仁、核膜消失。

中期:染色体排列在细胞赤道面上,形成赤道板。此时的极面观,可见染色体排列如菊花状,可以清楚地观察到染色体的数目。此时的侧面观,可见染色体排列在细胞中央,两极各有一个中心粒,其周围有星射线和中心球,中心粒之间有纺锤丝与染色体着丝粒相连。

后期:纵裂后的染色体受纺锤体的牵引,分别向细胞两极移动,细胞中央部分的细胞膜开始内陷。

末期:两极的染色体逐渐解旋,伸长形成染色丝。晚末期,染色丝变成染色质,核仁、核膜重新出现,形成新核,纺锤丝、星射线消失。细胞膜的内陷逐渐加深,最后以横缢方式,形成两个子细胞。

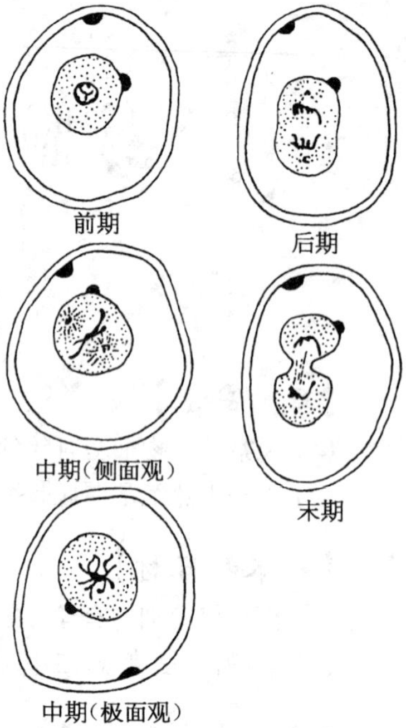

图 3-2-2 马蛔虫受精卵细胞
(示有丝分裂各期)

(三) 新鲜洋葱根尖细胞有丝分裂标本的制备及观察

(1) 取材:选择培养好的洋葱根尖,截取根尖的游离端 1 cm 长。在上午 11 点以后取出。

(2) 固定:将取下材料立即放入固定液(甲醇:冰醋酸＝3:2)中固定 2～3 小时。

(3) 漂洗:将固定好的材料放入 95% 乙醇中漂洗一二次,以洗去附着的固定液(如暂不制片,可将材料放入 70% 乙醇做短期保存)。

(4) 水解:上述材料放入 60℃ 1 mol/L HCl 中水解 10～15 分钟。使根尖组织变得疏松,便于在制片时将细胞散开。

(5) 低渗:将材料经水洗后放入蒸馏水中低渗 30 分钟,使细胞膨大,染色体散开。

(6) 取根尖:将材料放在载玻片上,小心剪取根尖末端乳白色部分(约 0.3 cm),弃去其余部分。

(7) 染色:用改良石炭酸品红染液染色。

(8) 压片:慢慢盖上盖玻片,不使气泡产生,再加盖吸水纸,左手按住吸水纸将盖玻片固定,不使滑动,右手用铅笔的后端轻轻敲玻片上的吸水纸,把细胞压开。用力不要太猛,以免压碎玻片。

(9) 观察:将切片置显微镜下观察,寻找根尖细胞有丝分裂的各期。

【实验报告】

(1) 绘洋葱根尖有丝分裂各时期典型的细胞。

(2) 动、植物细胞有丝分裂过程有何异同?

实验三 蟾蜍红细胞内 DNA 和 RNA 的显示与观察

【目的要求】
(1) 熟悉光学显微镜的使用方法。
(2) 学习临时玻片制作技术。
(3) 了解 DNA 和 RNA 在细胞内的分布。
(4) 了解细胞化学实验的基本原理。

【标本、试剂和器材】
(1) 显微镜、载玻片、盖玻片、解剖剪、解剖镊、解剖针、滴管、擦镜纸、吸水纸、香柏油。
(2) 改良石炭酸品红染液、2%碘液。
(3) 蟾蜍、70%乙醇、染色缸、丙酮、甲基-哌罗宁混合染液。

【实验原理】
利用化学试剂与细胞中的某些物质结合,产生有色沉淀,来确定细胞中某些化学成分的分布,是细胞化学实验的基本原理。由于 DNA 和 RNA 两种核酸的聚合程度不同(DNA 分子比 RNA 分子聚合程度高),在用两种特异性染料甲基绿-哌罗宁染液混合时,两者发生竞争,DNA 与甲基绿结合被染成绿色,RNA 与哌罗宁结合被染成红色,据此反应特点,就能立即使细胞中的两种核酸从形态反面区别开来。

【实验内容和步骤】
(1) 取一只活大蟾蜍,处死。打开蟾蜍胸腔,剪开心脏,取一小滴血于载玻片的一端,另取一张载玻片的一端边缘浸在血滴内待血沿边缘展开后,以 45°角均匀用力迅速地向前推,使血液在载玻片上形成均匀的薄层血膜。晾干,置于显微镜下观察,可见蟾蜍血细胞呈椭圆形,细胞质呈浅红色,细胞核呈椭圆形(图 3-3-1)。

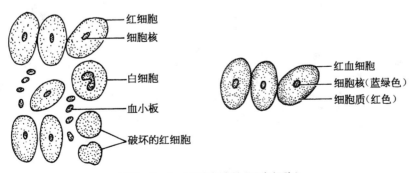

图 3-3-1 蟾蜍血涂片(示血细胞)

（2）另外制作一张血涂片，在70％乙醇中固定5～10分钟。

染色：待血涂片干后，滴数滴甲基绿-哌罗宁混合染液与涂片上，染色20分钟，再用蒸馏水或自来水洗去多余的染液，用吸水纸吸去涂片上多余的水分，但血膜处不可吸得过干。

分化：将涂片在纯丙酮中进行分化约2分钟即可观察。

镜下观察：用高倍镜进行观察，可见到血细胞中的核仁和细胞质被染成红色；细胞核被染成蓝绿色。

［附］试剂配制

甲基绿-哌罗宁混合染液

（1）0.2 mol／L醋酸缓冲液（pH4.8）

冰醋酸1.2 ml，加蒸馏水至100 ml。

醋酸钠（NaAc、$3H_2O$）2.72 g，溶于100 ml蒸馏水中。

使用时两液按2：3比例混合。

（2）2％甲基绿染液

甲基绿（Methyl Green）　2 g

0.2 mol／L醋酸缓冲液（pH4.8）　100 ml

注：甲基绿粉中往往混有影响染色效果的甲基紫，它们必须预先除去，其方法是将配置溶液用分液漏斗加等量氯仿洗数次，静置一夜，置4℃冰箱保存备用。

（3）1％哌罗宁染液

哌罗宁（吡罗红G，或焦宁G，pyronic G进口分装）　1 g

0.2 mol／L醋酸缓冲液（pH4.8）　100 ml

临用时将2％甲基绿和1％哌罗宁液按5：2比例混合，即为甲基绿-哌罗宁混合染液。

【实验报告】

绘制蟾蜍血细胞DNA和RNA显示并注明各部分名称。

实验四 细胞膜的通透性

【目的要求】

了解相对分子质量、电解质溶液对细胞膜透性的影响。

【实验原理】

细胞膜在不断变化的环境中，必须保持自身的稳恒状态，才能生存。细胞膜允许一些物质通透，又能降低甚至阻挡另一些物质的通透，所以细胞膜具有选择通透性。水分子可以自由通过细胞膜，当细胞处于低渗环境时，水分子大量渗到细胞内，使细胞膨胀，进而破裂，血红蛋白释放到介质中，由不透明的红细胞悬液变为红色透明的血红蛋白溶液，这就是溶血现象。

不同浓度的 NaCl 溶液，有不同渗透压，发生溶血者为低渗液，所以把发生溶血的前一管溶液的浓度视为红细胞等渗。

红细胞置于乙二醇、丙三醇、葡萄糖等摩尔浓度的高渗液中，丙三醇等分子进入红细胞，使细胞内的渗透性活性分子的浓度大为增加，继而导致水的摄入，使细胞膨胀，膜破裂，发生溶血。

溶血现象发生的快慢与进入细胞的物质的相对分子质量大小有关。相对分子质量大的进入细胞慢，发生溶血所需时间也长。

【试剂和器材】

(1) 动物血浆。

(2) 1 mol/L 乙二醇、1 mol/L 丙三醇、1 mol/L 葡萄糖高渗液、不同浓度的氯化钠溶液 2 ml。

(3) 试管、试管架、滴管、显微镜等。

【实验内容和步骤】

(一) 相对分子质量大小对膜通透性的影响

(1) 在编号的 3 支试管中，分别用吸管吸取 2 ml，1 mol/L 乙二醇、1 mol/L 丙三醇、1 mol/L 葡萄糖高渗液。

(2) 先后分别用注射器滴加两滴血液，混匀。

(3) 观察溶血时间，最长延至 10 分钟。

(4) 将实验结果列入如下所示的表格中。

溶 液	相对分子质量(Da)	溶血时间
1 mol/L 乙二醇	62	+++
1 mol/L 丙三醇	92	++
1 mol/L 葡萄糖	180	—

相对分子质量越小的物质进入细胞的速率越快,相对分子质量越大的物质进入细胞的速率越慢。

(二) 电解质溶液对细胞膜透性的影响

(1) 将试管编号,按编号分别加入不同浓度的氯化钠溶液 2 ml。

(2) 每管用注射器滴加两滴血液,混匀。

(3) 室温放置 15 分钟,观察发生溶血的浓度,确定等渗浓度。

(4) 将实验结果列入如下所示的表格中。

溶质	物质的量浓度(mol/L)						
	1/9	1/10	1/12	1/13	1/14	1/16	1/18
NaCl					不溶血	溶血	

实验五　生殖细胞减数分裂

【目的要求】

(1) 掌握动植物生殖细胞减数分裂过程和各期特点。

(2) 进一步熟练临时玻片制片技术。

【标本、试剂和器材】

(1) 蝗虫精巢固定标本、蚕豆花蕾固定标本。

(2) 载玻片、盖玻片、镊子、醋酸洋红染液、吸水纸、显微镜。

【实验内容和步骤】

(一) 蝗虫精巢精母细胞减数分裂的制备与观察

1. **取材与固定**　雄性蝗虫($2n=23$)腹部末端向上,形似船尾,雌性蝗虫($2n=24$)腹部末端分叉。在夏秋季可用新鲜材料,采集成熟雄性蝗虫,剪去头、翅及后肢,剪开腹部末端的背侧,取出腹腔中的 2 个精巢,放入 Carnoy 氏固定液(无水乙醇与冰醋酸按 3∶1 混合即可)30 分钟到 1 小时,再移到 95% 乙醇中 15 分钟,最后移到 70% 乙醇中即可使用,也可长期保存备用。

2. **染色与压片**　取一小段精巢,用解剖针挑取少量(1 mm 以内)精巢小管放到载玻片上压碎,滴醋酸洋红染液一滴,染色 20 分钟,盖上盖玻片,上覆 1～2 层吸水纸,用左手手指和中指按住盖玻片边缘(防止错动),用铅笔橡皮头轻轻扣压盖片。

3. **镜检**　将标本放在低倍镜下找到分裂象,并移至视野中央,换成高倍镜观察减数分裂各个时期形态特点(图 3 - 5 - 1)。

第一次减数分裂包括:前期Ⅰ、中期Ⅰ、后期Ⅰ、末期Ⅰ四个时期。

前期Ⅰ:时间较长,染色体变化复杂,可分为 5 个时期:

细线期(leptotene):细胞核较大,染色体细长,绕成一团,难分辨。

偶线期(zygotene):同源染色体开始靠拢配对(联会)形成二价体。配对时先从染色体一端开始,然后扩展到整条染色体,形成二价体。

粗线期(pachytene):配对的染色体缩短变粗、姐妹染色单体可见配对的同源染色体形成四分体,同源非姐妹染色单体之间出现交叉。

双线期(diplotene):同源染色体开始分开,但交叉部位仍在一起。

终变期(diakinesis):染色体变得更加粗短,核仁、核膜消失。

中期Ⅰ:各二价体排列在赤道面上,形成赤道板,纺锤体出现(因压片关系,纺锤不易见)。

后期Ⅰ:配对的同源染色体分开,分别向两极移动,其中一组是 11 条染色体,另一组是 11 + X,出现了染色体减半现象。

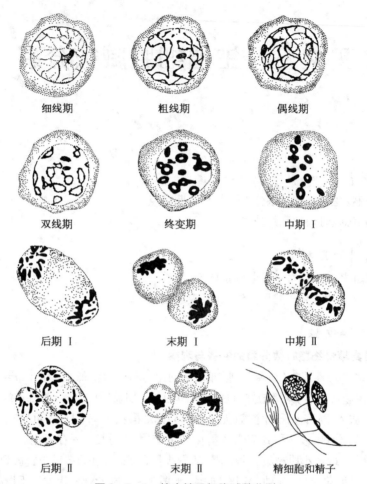

细线期　　　　　　粗线期　　　　　　偶线期

双线期　　　　　　终变期　　　　　　中期Ⅰ

后期Ⅰ　　　　　　末期Ⅰ　　　　　　中期Ⅱ

后期Ⅱ　　　　　　末期Ⅱ　　　　　精细胞和精子

图 3-5-1　蝗虫精母细胞减数分裂

末期Ⅰ：染色体到达两极,形成染色质,核膜、核仁出现,细胞膜中部溢缩,形成 2 个次级精母细胞。第二次减数分裂的过程与有丝分裂相似。

通过 2 次分裂,一个初级精母细胞形成 4 个精细胞。精细胞经过变态形成精子。

(二)蚕豆花粉母细胞减数分裂片的制备与观察

1. 取材与固定　蚕豆采集刚现蕾的花序,放于 Carnoy 氏液固定(方法同蝗虫)。

2. 染色与压片　从固定好的花序中取呈现白色,大约 1 mm 左右的花蕾,用镊子剥开花蕾,取出花药 2 个,放在载玻片上,滴一滴醋酸洋红在花药上,用解剖针轻压花药,挤出花粉母细胞,使花粉母细胞散开,除去花药外壳,加上盖玻片后,用吸水纸盖在盖玻片上,用拇指适度压下,使材料分开,并吸干周围的染液。

3. 镜检　蚕豆染色体 $2n=12$ 条,在镜下观察减数分裂各期形态特点。

植物生殖细胞减数分裂的过程基本和动物生殖细胞相同,从略。

【实验报告】

绘制动物生殖细胞的减数分裂图。

实验六　ABO 血型和 PTC 尝味能力的遗传分析

一、ABO 血型的遗传分析

【实验目的】

(1) 进一步掌握 ABO 血型的遗传规律。

(2) 学会血型鉴定的基本操作。

【实验准备】

1. **材料**　人外周血。

2. **仪器和器材**　显微镜、双凹玻片、高温消毒载玻片、采血针、特种铅笔、强力碘消毒棉球、高温消毒干棉球。

3. **试剂**　抗 A、抗 B 血型单克隆抗体、生理盐水、五种浓度的 PTC 溶液(1/300 万、1/75 万、1/40 万、1/5 万、1/2.4 万)。

【实验原理】

ABO 血型是红细胞的一种血型。它是根据红细胞膜表面存在的不同种类的特异性抗原来确定的。这种抗原(凝集原)的主要化学成分是糖蛋白和糖脂,且具有遗传性。在高等动物及人体的血清中,存在着具有抗御异己的特殊蛋白质,总称为抗体。侵入体内的外来物质,因其可引起机体产生抗体,总称抗原。抗体的产生,为动物对外来的物质的一种防御反应,其作用在于消灭外来物质,以免其危害生命,称为免疫反应。这种免疫反应不仅见于异种的动物,也存在于同种的不同个体之间,人类的血清对于不同个体的红细胞,也常具有破坏的作用,使异体的红细胞凝集,最后导致其解体。现已知人类的红细胞膜上有两种抗原,叫作凝集原 A 和 B,血清中有相应的两种抗体,叫作凝集素 α 和 β,凝集素 α 可使含有凝集原 A 的红细胞凝集,凝集素 β 可使含有凝集原 B 的红细胞凝集。一个人的血清中只能含有不会使自己红细胞凝集的抗体。凡红细胞中含有凝集原 A 的,血清中则含有凝集素 β,红细胞中含有凝集原 B 的,血清中则含有凝集素 α,红细胞中含有 A 和 B 的,血清中必然没有抗体,红细胞中不含任何抗原的,血清中则含有凝集素 α 和 β。因此根据红细胞中抗原的种别及有无,人类的血液可分为四型:A、B、AB 及 O 型。人类决定 ABO 血型的基因位于 9 号染色体 P 臂上。其具体情况可见表 3-6-1,表 3-6-2。

表 3-6-1　ABO 血型的构成

血　型	A	B	AB	O
红细胞表面抗原	A	B	AB	—
血清的抗体	β	α	—	α、β

表 3-6-2 抗 A、抗 B 血型单克隆抗体做 ABO 血型鉴定

与抗 A 单抗反应	与抗 B 单抗反应	判定血型
+	−	A
−	+	B
−	−	O
+	+	AB

单克隆抗 A、抗 B 抗体是应用现代生物技术制备的,用以检测人体 ABO 血型,与人血清制备的抗体用法完全一致。

【实验步骤】

(1) 取一洁净的双凹玻片,在两凹的上方用玻璃铅笔分别标上 A 和 B。

(2) 在 A 凹内滴一滴抗 A 单抗,在 B 凹内滴一滴抗 B 单抗,注意两种单抗应严格区分不得混用及混合。

(3) 将受检者耳垂和一次性采血针分别用强力碘棉球消毒,耳垂在消毒时按离心方向进行,待干后用采血针刺破耳垂,用消毒载玻片的两端的一角分别采血,然后,将一端的血与抗 A 单抗混合,另一端的血与抗 B 单抗混合,静待置 3 分钟。注意,两凹中的液体绝对不能相互混合,一旦混合必然重做。在耳垂采完血后,应马上用高压消毒的干棉球压在采血创口上,防止继续出血和感染。

(4) 取上述双凹玻片,用肉眼或低倍镜观察。看有无凝集现象出现。观察时可将玻片震动数次,如果有凝集发生,则越动凝集块越大,如无凝集,则振动后,血球均匀分散。

(5) 为了准确起见,若 10 分钟过后仍无凝集现象,可延长几分钟,以免造成假阴性的错误。因为有时血型单抗存放时间较长效价降低,或红细胞抗原敏感性低,因此反映时间可能延长。

【实验报告】

(1) 写出自己的实验结果,并判断自己的血型。

(2) 统计全班同学的 ABO 血型不同类型的比例。

(3) 根据子女出现的血型(合子的表现型)按伯恩斯坦(F. Bernstein, 1924)的复等位基因学说推论父母有关血型基因型。

二、PTC 尝味能力的遗传分析

人类对苯基异硫脲(Phenyl-thio-carbamide,PTC)的味觉反应不同。这种味觉识别能力是遗传的。PTC 是一种白色晶状体药物。具有苦涩味(也有少数人感到甜味)。有人能尝出苦味,叫 PTC 尝味者,这决定于显性基因 T 的存在,有的人不能尝出苦味,叫作味盲,这决定于纯合的隐性基因 tt。在中国人中,味盲约占 1/10。基因型 TT 和基因型 Tt 的人,都有尝味能力,但纯合子 TT 的个体对 PTC 的尝味能力高,杂合子 Tt 个体对 PTC 的尝味能力较低,味盲的人尝味能力最低,甚至连 PTC 结晶也尝不出来。

每人取浸泡五种浓度 PTC 的纸片(1/300 万、1/75 万、1/40 万、1/5 万、1/2.4 万),自低浓度到高浓度分别尝味。将你尝味后的结果记录于表 3-6-3。

表3-6-3　尝味能力记录表

PTC溶液浓度	味　　觉
1/300万	
1/75万	
1/40万	
1/5万	
1/2.4万	

　　根据对PTC尝味能力的高低,可以推测出该性状的基因型。其判断标准是:尝味能力在1/300万~1/75万之间者的基因为显性纯合子(TT),在1/40万~1/5万之间者为杂合子(Tt),在1/2.4万以上者为隐性纯合子(tt)。按这个标准,判断你自己的基因型。然后由同学统计全班几种结果的总人数。计算其结果填于表3-6-4。

表3-6-4　结果统计表

	1/300万~1/75万 TT	1/40万~1/5万 Tt	>1/2.4万 tt
总人数			
百分比			

【复习思考】

什么叫不完全显性遗传?

实验七　小白鼠骨髓细胞染色体标本的制备和观察

【实验目的】

(1) 掌握小白鼠骨髓细胞染色体的制作方法。

(2) 熟悉小白鼠染色体的形态和数目。

【实验准备】

1. **材料**　小白鼠。

2. **仪器和器材**　解剖剪、解剖镊、5 ml 注射器、4 号针头、10 ml 刻度离心管、试管、毛细滴管、培养皿、冰水载玻片、托盘天平、恒温水浴箱、离心机、显微镜。

3. **试剂**　500 μg/ml 秋水仙素、0.075 M 氯化钾溶液、甲醇、冰醋酸、姬姆萨染液、香柏油。

【实验原理】

　　小鼠骨髓细胞具有旺盛的分裂能力。把秋水仙素溶液注射小鼠体内,破坏细胞分裂过程中纺锤体的形成,分裂细胞被阻截在中期。染色体(chromosome)是在细胞分裂过程中,染色质高度螺旋化后的一种形态。它由长臂(q)和短臂(p)两部分组成,中间被着丝点分开。根据长短臂的大小及着丝点位置的不同,将染色体分为 3 类,即:中央着丝粒染色体、亚中央着丝粒染色体和近端着丝粒染色体。不同的生物其染色体的组成类型不同,如人类的体细胞染色体具有全部 3 种类型,而小白鼠的体细胞染色体则全部都为近端着丝粒染色体,其数目为 $2n=40$(图 3-7-1)。

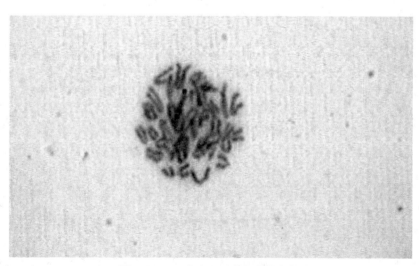

图 3-7-1　小白鼠骨髓细胞染色体

【实验步骤】

1. 取材　向小白鼠腹腔内注入秋水仙素(5 μg/g),4~8 小时后用脱臼法处死小白鼠,解剖,取出股骨,刮净骨上的肌肉并洗净,剪去股骨的两端,用注射器吸取预温 37℃的氯化钾溶液,缓慢冲洗骨髓腔,将骨髓冲入离心管,然后,将毛细滴管插入离心管内缓慢地反复抽吸,使骨髓细胞团冲散,制成均匀的细胞悬液。

2. 低渗　向上述离心管内注入预温 37℃的氯化钾溶液至 9 ml,混匀后置 37℃水浴箱内水浴 30 分钟。

3. 离心　将两离心管配平后,对称放入离心机内,2 000~4 000 rpm/min 离心 10 分钟,取出,弃上清液,留 0.5 ml 沉淀物,用弹指法将细胞分散,制成细胞悬液。

4. 固定　向离心管内加入新配制的固定液(甲醇：冰醋酸=3∶1)至 5 ml,充分混匀后,室温下固定 25 分钟,然后再离心固定两次,最后一次看细胞多少留取适量沉淀物,混匀制成细胞悬液。

5. 制片　取少量细胞悬液,由高处(30 cm 左右)滴到预冷的载片上,每片两滴,用口吹散,晾干。

6. 染色　将标本放入培养皿内,用姬姆萨染液覆盖于载玻片上,15 分钟后取出载片,清水冲洗晾干。

7. 观察　首先,将制好的标本放在低倍镜下寻找分散良好的中期分裂相,再转高倍镜或油镜观察。通过观察可见小白鼠染色体全部呈"V"字形,或"U"字形,都为近端着丝粒染色体,短臂很难看出。

8. 注意

(1) 小白鼠的体重最好在 22 g~25 g 之间,因其体重较大,股骨相对较大,便于取材(骨髓)。因小白鼠的后足相对较长,有的同学取材时误把胫腓骨当成股骨,而把股骨从中间剪断,而无法取到骨髓。

(2) 冰水载玻片以冰水上面结一层薄冰为宜。

【实验报告】

(1) 绘制小白鼠骨髓细胞染色体图。

(2) 说明小白鼠骨髓细胞染色体的主要制备过程。

(3) 在本实验中,秋水仙素、低渗液、固定液和冰片的作用是什么?

实验八　人类染色体的核型分析

【实验目的】
掌握正常人染色体核型特征及其分析方法。

【实验准备】
1. **材料**　正常人体细胞中期分裂相照片。
2. **器材**　剪刀、镊子、培养皿、糨糊、牙签。

【实验原理】
人类正常体细胞染色体数为46条,其中22对为常染色体,1对为性染色体。依着 D 体制:根据染色体的相对长度和着丝粒的位置,将其中44条常染色体两两配合成对,形成同源染色体,共22对,同时将它们按大小顺序编号(No.1～22)并分成 A、B、C、D、E、F、G7 组,其中性染色体 X 放在 C 组,Y 放在 G 组,每组染色体都有其特定的形态特征。

1. **A 组(No.1～3)**　是最大一组染色体。

No.1 是一对最大型的中央着丝粒染色体。

No.2 较 No.1 稍短,是一对最大型的亚中央着丝粒染色体。

No.3 是该组中最短的一对中央着丝粒染色体。

2. **B 组(No.4～5)**　比 A 组短,是二对亚中央着丝粒染色体,长短臂区分明显,组内两号不易辨别。

3. **C 组(No.6～12 和 X 染色体)**　是中等大小的亚中央着丝粒染色体。该组只有最大的 No.6 和最小 No.12 容易识别,其余各号间难以区别。以下特点可供识别时参考:No.6、7、8、11 着丝粒近于中央,No.9、10、12 长短臂区别明显。

4. **D 组(No.13～15)**　中等大小,是较大近端着丝粒染色体,短臂末端有随体,组内各号间不易识别。

5. **E 组(No.16～18)**　这 3 对染色体各有特点,彼此间容易区分。

No.16 是本组最大的一对中央着丝粒染色体。

No.17 为亚中央着丝粒染色体,稍大。

No.18 是本组最小的一对亚中央着丝粒染色体。

6. **F 组(No.19～20)**　是两组最小的中央着丝粒染色体,彼此间不易区别。

7. **G 组(No.21～22 和 Y 染色体)**　是一组最小的近端着丝粒染色体,21 和 22 号短臂末端有随体,彼此不易区分。Y 染色体属于 G 组,形态与前者不同,它稍大,两长臂互相平行,无随体。

【实验内容】

取同一细胞的两张照片,一张贴在报告纸上方中央,另一张则将染色体逐个剪下(注意防止丢失),然后按 Denver 体进行染色体分组配对,并按顺序排列起来,贴在同一报告纸的下面,注意应将长臂放于短臂下端,而且末端对齐(图 3-8-1、图 3-8-2)。

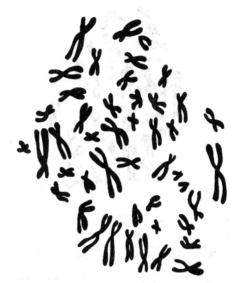

图 3-8-1 男性淋巴细胞分裂中期染色体

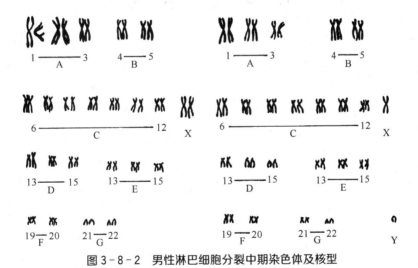

图 3-8-2 男性淋巴细胞分裂中期染色体及核型

【实验报告】

核型剪贴。

要求:

(1) 染色体不能丢失。

(2) A 组、E 组各号鉴别必须准确,其他各组间不能混淆。

(3) 粘贴整齐有序。

（4）卷面清洁。

核 型 分 析 版

被检者姓名：   性别：   年龄：   标本来源：
日期：   编号：   核型：

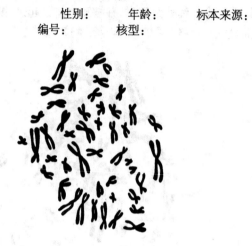

1	2	3	4	5

6	7	8	9	10	11	12

13	14	15	16	17	18

19	20	21	22

分析者：

实验九　细胞组分的化学反应

【实验目的】

(1) 掌握 Brachet 反应及碱性蛋白、酸性蛋白的细胞化学染色方法。

(2) 了解核酸、蛋白质的细胞化学反应原理。

【实验用品】

1. **材料和标本**　蟾蜍、小白鼠。

2. **器材和仪器**　光学显微镜、解剖器材、载玻片、吸水纸、染色缸、盖玻片、水浴箱。

3. **试剂**　PBS 缓冲液(pH7.2)、70％乙醇、5％三氯醋酸、0.1％碱性固绿、0.1％酸性固绿、无水乙醇、95％乙醇、冰醋酸、Giemsa 染液、2.2％柠檬酸钠溶液、甲醇等。

【实验内容】

细胞化学方法,是研究细胞成分常用的方法之一。它是利用化学试剂与细胞内的某些物质进行化学反应,从而在细胞局部形成有色沉淀物,再通过显微镜对组织内的生物化学成分进行定性、定位、定量研究。

(一) 核酸细胞化学

1. **方法与步骤**

(1) 做涂片:脱臼法处死小鼠,取睾丸,剪碎,加几滴柠檬酸钠溶液制成细胞悬液,取细胞悬液作涂片,自然晾干。

(2) 固定:甲醇固定液固定 10 分钟。

(3) 染色:滴加 Giemsa 染液染 25～30 分钟。

(4) 冲洗:自来水冲洗干净后蒸馏水稍洗。

(5) 观察。

2. **观察结果**　染色质或染色体呈蓝紫色,细胞质呈淡蓝色。

3. **思考题**　Giemsa 染液主要用来显示细胞内何种成分?

(二) 细胞内碱性蛋白和酸性蛋白的显示

1. **原理**　由于不同的蛋白质分子所带的碱性和酸性基团的数目不同,在 pH 不同的溶液中,蛋白质分子所带的净电荷多少不同。如在生理条件下,整个蛋白质所带负电荷多,则为酸性蛋白质;带正电荷多,则为碱性蛋白质。据此,可将标本经三氯醋酸处理提出核酸后,用不同 pH 的固绿染液分别染色,细胞内的酸性蛋白和碱性蛋白质显示出来。

2. **方法**

(1) 以破坏脊髓法处死蟾蜍,将其腹面向上放入蜡盘中,剪开胸腔,打开心包。小心将心脏剪一小口,取心脏血一滴滴在干净载玻片一端,推片,按此法制备二张血涂片,室温晾干。

(2) 将涂片作好标记放在 70％乙醇中固定 5 分钟,室温晾干。

(3) 放入 60℃,5％三氯醋酸中 30 分钟,抽提出核酸。

(4) 清水冲洗多次(3 分钟以上),以冲去痕迹的三氯醋酸。

(5) 滤纸吸干玻片上水分。

(6) 一张片放入 0.1％碱性固绿(pH8.0～8.5)中染色 10～15 分钟,另一张片放入 0.1％酸性固绿(pH2.0～2.5)染色 5～10 分钟。

(7) 清水冲洗,盖上盖片镜检。

3. **结果**　经碱性固绿染色片中,胞质、核仁不着色,细胞核大部分被染成绿色,是为碱性蛋白质存在处(参照照片)。经酸性固绿染色片中,因胞质和核仁中有酸性蛋白,被染成绿色。

实验十　人类染色体及核仁形成区的观察

【实验目的】

(1) 掌握人类染色体的形态、数目及性别差异。

(2) 了解人类染色体银染核仁形成区的显微形态特征。

【实验准备】

1. **材料**　人外周血液淋巴细胞染色体标本。

2. **仪器和器材**　显微镜、水浴箱、培养皿、吸管、染红。拭镜纸。

3. **试剂**　5 mol/L HCl、50% $AgNO_3$（用时现配）、0.1%甲酸。

【实验原理】

人体外周血液淋巴细胞是成熟的免疫细胞,在正常情况下是处于 G_0 期的。PHA (Phytohemagglutinin,植物血凝素)是人和其他动物有丝分裂的刺激剂,它能使处于 G_0 期的淋巴细胞转化为淋巴母细胞,从而转入旺盛的有丝分裂,如果在细胞有丝分裂的高峰加入秋水仙素那么就可以破坏细胞中的纺锤体形成,使细胞停止于细胞分裂的中期,这样再通过一系列的制片过程,即可获得清晰且分散良好的人类染色体玻片标本。

正常人类的染色体共有 46 条,按其着丝点所存在的位置不同可分为三种,即：中央着丝粒染色体、亚中央着丝粒染色体和近端着丝粒染色体。在近端着丝粒染色体的短臂区,由于存在有转录的 rRNA 的基因,并且该基因在间期细胞核中是形成核仁的基本成分,因而称其为核仁形成区(Nucleolus organizer region, NOR)。在该区中,由于存在有可将 Ag^+ 还原为 Ag 的某种酸性蛋白质,因此可通过银染的方法,将该区镀上呈棕黑色的银,即为银染核仁形成区(AgNOR)。它的数量可在某种程度上反映出该细胞 rRNA 基因的活性。

近年来,通过生化和免疫化学的研究证明,能与 Ag^+ 特异性结合的某些酸性蛋白质为 RNA 聚合酶 I,其功能是催化 rDNA 转录成 rRNA,进而形成核仁。

【实验内容】

(一) 人体外周血液淋巴细胞染色体玻片标本的观察

取已制备好的人染色体玻片标本,放于载物台上。通过低倍镜观察,可见大小不等的蓝紫色圆形结构,这即为淋巴细胞的间期核,其中呈棒状的结构就是染色体。注意由于此玻片标本几乎整片都有细胞分布,并且没有盖片,因此在观察时应分清正反面,以免将标本擦掉或无法在高倍镜下观察到分裂象。当在低倍镜下,按一定顺序寻找到较好的染色体中期分裂相时,再转高倍镜和油镜仔细观察并计数。在计数时,为了避免遗漏或重复,可将一个细胞内的全部染色体按自然分布划分成小区,分别计算各小区的染色体数,再相加即得出该细胞内的染色体总数。注意在观察和计数时,要区分好男女性别。

(二) 人类染色体银染标本的制备及观察

(1) 取少许已制备好的处于中期的人外周血液淋巴细胞悬液,滴1~2滴于刚从冰水中取出的冷载片上,吹散悬液,使细胞均匀分布于载片上,空气干燥制成染色体玻片标本。

(2) 将制成的染色体玻片浸入装有5N HCl溶液的染缸中,常温处理5分钟。取出,用水反复冲洗,晾干后将标本面朝上放于培养皿中。

(3) 0.1%甲酸和$AgNO_3$,按1:1配制成50%的$AgNO_3$溶液,取该溶液0.5 ml滴加到标本上,盖上拭镜纸,放于56℃的水浴箱中处理3~5分钟,至镜纸呈棕色,取出载片,去掉拭镜纸,用水反复冲洗,室温晾干,镜检。

(4) 在低倍镜下,可见标本背景呈浅黄色,染色体着色较深,其中NOR区呈现棕黑色。选择一染色体分散良好的中期分裂相,转换高倍镜和油镜继续观察,并精确计数10~20个细胞中,每个细胞各有多少条染色体的NOR区染成棕黑色,计算AgNOR的平均数。正常人的AgNOR值为4~8个/核型。一般说来,细胞中的AgNOR数量可在某种程度上反映出该细胞rRNA基因的活性。

【实验报告】

(1) 绘制一个人的外周血液淋巴细胞中期分裂象图,并注明A、D、F、G组的组别或号数。

(2) 计算出你所观察的人类染色体的AgNOR数:

$$AgNOR 均值 = \frac{N 个核型中含 AgNOR 染色体的总数}{N 个核型}$$

实验十一　人类性染色质检测

【实验目的】

(1) 掌握 X 染色质标本的制备方法。

(2) 熟悉 X 染色质的形态特征和计数方法。

(3) 了解 Y 染色质的形态特征及制备方法。

(4) 熟悉性染色质检查的临床意义。

【实验用品】

1. **仪器**　显微镜、水浴箱、载玻片、盖玻片、牙签、烧杯、镊子、蒸馏水、拭镜纸、吸水纸、染色缸、记号笔。

2. **标本**　人口腔黏膜上皮细胞。

3. **试剂**　95％乙醇、5 mol/L HCl、Mcllvaine 缓冲液(pH5.6)、硫堇染液、甲醇、0.005％氮芥喹吖因。

【实验原理】

性染色质是在间期细胞核中染色体的异染色质部分显示出来的一种特殊结构。人类性染色体有 X 和 Y 两种,所以性染色质也有 X 染色质和 Y 染色质。

(一) X 染色质

根据 Lyon 假说,人类间期细胞的 X 染色质只有一条有转录活性,当多于一条时,其多余的 X 染色质将形成异固缩染色质块(X 小体)存在于细胞核的边缘,经过染色处理,可在显微镜下看到这一结构。正常女性体细胞中有两条 X 染色体在间期只有一条有活性,另一条失活呈异固缩状态,即形成 Barr 小体,又称 X 染色质或 X 小体。X 染色质大多位于核膜内侧缘,1 μm 左右,深染。正常女性间期细胞中,X 染色质阳性检出率为 20％～70％,大多数为 30％～50％,高时可达 70％以上,男性细胞中则平均低于 1％。可采取口腔黏膜细胞,绒毛细胞,羊水细胞等进行检查。

(二) Y 染色质

男性间期细胞用荧光染料染色时,可以看到细胞核中有一个大小 0.3 μm 左右圆形或卵圆形的强荧光小体,称之为 Y 染色质或 Y 小体。在正常男性一个细胞中可检测到 1 个 Y 染色质,一般阳性涂片中检出率应达细胞数的 25％～50％。正常女性细胞中不存在。

在临床上,X 染色质和 Y 染色质的检测是性染色体数目异常患者的辅助诊断手段。

【实验步骤】

(一) X 染色质的制备和观察

1. **取材**　受检女性用清水漱口 3 次,将口腔内杂物漱出。然后用牙签的钝面刮取口腔颊部黏膜上皮细胞。

2. **涂片** 将刮取的上皮细胞,均匀涂在洁净的载玻片上,并用记号笔标上记号,以识别标本正反面。

3. **固定** 将涂片置入 95％乙醇溶液内固定 20～30 分钟,用蒸馏水洗 3 次,取出晾干。

4. **染色** 将固定后的标本浸入蒸馏水中片刻,再浸入 30℃的 5 mol/L 的 HCL 溶液中水解 20 分钟,取出用蒸馏水洗 3 次(换水)。待干后加入硫堇染液染色 30 分钟。再用蒸馏水漂洗 3 次,稍干后盖上盖玻片,用手指轻轻压,用吸水纸吸去盖玻片周围的余液。

5. **镜检** 在低倍镜下,可见口腔上皮细胞核为圆形或卵圆形,染成紫蓝色,胞质不着色。换油镜,选择典型的可计数细胞进一步观察。在可计数细胞内,仔细寻找 X 染色质。X 染色质的特征是:染色深,轮廓清晰,呈平凸形、圆形、扁平形或三角形,大小约 1.5 μm,多位于核膜内侧缘。统计 X 染色质的阳性率(至少应观察 100 个细胞)。

(二) Y 染色质的制备和观察

1. **取材** 涂片同 X 染色质的制备(男性受检)。

2. **固定** 将涂片在甲醇中固定 30～50 分钟,取出后用蒸馏水洗 3 次(换水)。

3. **染色** 在 0.005％氮芥喹吖因中染色 5～10 分钟。用自来水冲洗 3 分钟,再用 Mcllvaine 缓冲液(pH 5.6)冲洗,洗去染液、分色。在标本上滴 2～3 滴 Mcllvaine 缓冲液(pH5.6),然后加盖玻片并用吸水纸吸去多余的缓冲液。

4. **镜检** 静置 30 分钟后,用荧光显微镜观察。低倍镜下,可见散在的口腔上皮细胞,核染成黄色;换油镜寻找 Y 染色质。Y 染色质的特征是:黄色荧光亮点直径约为 0.3 μm,可位于核膜内缘,也可位于核中央。统计 Y 染色质的阳性率(至少应观察 100 个细胞)。

【实验报告】

(1) 观察 100 个可数细胞,计算 X 染色质或 Y 染色质检出率。

(2) 绘制你所观察到典型的 X 染色质或 Y 染色质的形态特征和在细胞中的分布状况。

［附］

1. 蟾蜍骨骼结构

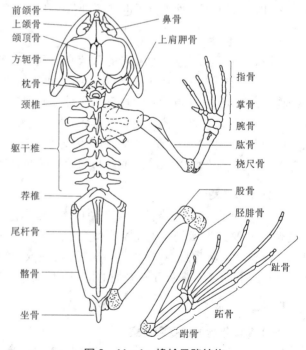

图 3-11-1 蟾蜍骨骼结构

2. 小鼠骨骼结构

(a) 整体骨骼侧面观

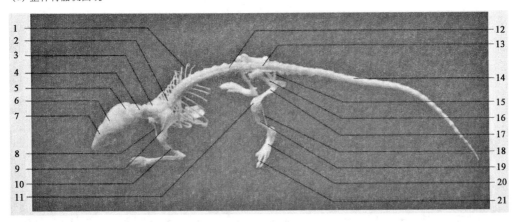

(b) 整体骨骼背面观

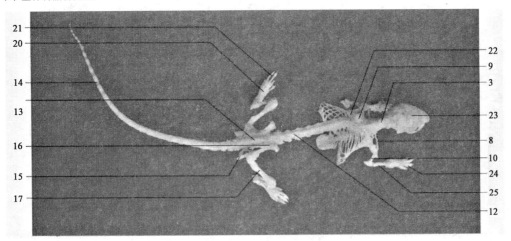

图 3-11-2 小鼠骨骼结构

1. 背肋；2. 胸椎；3. 颈椎；4. 顶间骨；5. 顶骨；6. 额骨；7. 鼻骨；8. 锁骨；9. 肩胛骨；10. 肱骨；11. 髌骨；12. 腰椎；13. 荐椎；14. 尾椎；15. 坐骨；16. 髂骨；17. 股骨；18. 腓骨；19. 胫骨；20. 距骨；21. 趾骨；22. 胸肋；23. 头骨；24. 指骨；25. 桡骨